SECOND EDITION

알기쉬운 심전도

Introduction to 12-Lead ECG: The Art of Interpretation

Tomas B.Garcia,MD

전국응급구조학과 교수협의회

군자출판사

알기쉬운 심전도 판독법(둘째판)

첫째판 1쇄 발행 | 2005년 8월 01일
첫째판 2쇄 발행 | 2006년 7월 25일
첫째판 3쇄 발행 | 2008년 1월 30일
첫째판 4쇄 발행 | 2009년 9월 01일
첫째판 5쇄 발행 | 2011년 9월 02일
첫째판 6쇄 발행 | 2012년 8월 31일
첫째판 7쇄 발행 | 2014년 3월 26일
둘째판 1쇄 발행 | 2016년 3월 02일
둘째판 2쇄 발행 | 2018년 2월 21일
둘째판 3쇄 발행 | 2019년 4월 05일
둘째판 4쇄 발행 | 2020년 9월 08일
둘째판 5쇄 발행 | 2022년 2월 23일
둘째판 6쇄 발행 | 2023년 9월 20일

지 은 이 Tomas B. Garcia, MD
옮 긴 이 전국응급구조학과 교수협의회
발 행 인 장주연
출판기획 군자기획부
편집디자인 군자편집부
표지디자인 김재욱
발 행 처 군자출판사(주)
등록 제 4-139호(1991. 6. 24)
본사 (10881) 파주출판단지 경기도 파주시 회동길 338(서패동 474-1)
전화 (031) 943-1888 팩스 (031) 955-9545
홈페이지 | www.koonja.co.kr

ORIGINAL ENGLISH LANGUAGE EDITION PUBLISHED BY
Jones & Bartlett Learning, LLC
5 Wall Street
Burlington, MA 01803
Introduction to 12-lead ECG : the art of interpretation, Tomas B. Garcia, MD © Copyright 2015 by Jones & Bartlett Learning, LLC.
ALL RIGHTS RESERVED

ISBN 979-11-5955-012-6

개요

12유도 심전도에 관한 포괄적인 수준에 입문한 것을 환영한다.

이 교재는 한 분의 내과전문의, 한 분의 의료보조자, 그리고 Jones and Bartlett 출판사와의 합작의 결과물이다. 심전도 판독법의 지식이 전혀 없는 초보자를 위하여 디자인된 이 교재는 심전도판독에 관한 기초를 제공한다. 응급구조사나 간호사 그리고 의과대학생 혹은 심전도에 관한 학습을 시작하기를 원하는 내과전문의에게 이 책은 그 필요를 충족시켜 줄 것이다.

이 교재는 아주 많은 실제와 동일한 크기의 심전도영상과 심화를 담고 있다. 저음 8장은 심전도에 관한 기본적인 요소를 제공할 것이다. 9장에서 13장은 실제와 같은 크기의 심전도영상과 그림에 대한 해석하기 학습을 시작하게 할 것이다. 각 장을 인생을 짧아서 여러분들이 시작하게 할 것이다. 각 장은 앞에서 배운 것을 테스트하기 위한 복습문제와 심전도 자가 테스트를 담고 있다.

이 책에서 배운 지식을 강화하고 싶다면 웹사이트 www.12leadECG.com을 접속해 보라. 이 사이트에 접속해 보면 온라인 용어집과 온라인 심습 심전도를 포함한 이 교재를 위한 학습도구와 자세교재인 12-lead ECG : The Art of Interpretation을 발전하게 될 것이다. 각 장들의 주제에 대해서 더 알기를 원한다면 현재 사용하고 있는 교재를 간단하게 선택한 주 그 장을을 링크하고 링크되어 있는 곳을 참조해 보라.

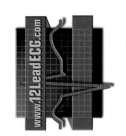

심전도를 읽는 방법에 대한 전 과정을 학습하고 싶다면 다음 장인 "이 책의 이용방법"을 읽어 보라. 얼마 지나지 않아 이 텍스트마다에 학습 체계의 어려운은 한발 앞선 심전도해석자가 되어 있음은 물론 사람의 목숨을 살리는데 더 훌륭하게 무장이 되어 있을 것이다.

이 책의 이용방법

이 책은 심전도에 입문하는 초보자를 위하여 기술되어있다. 전체적인 편성체계는 한 생들이 한 번에 한 입씩 떼을 수 있는 정보만 제공하므로 학생 스스로 학습속도를 조절할 수 있도록 했다. 쉽고 부드러운 톤으로 쓰여 졌기 때문에 읽는 동안 편안한 기분으로 읽을 수 있다. 전체를 통하여 여러 가지 유머와 즐거움 포진되어 있는데 그 이유는 인생은 짧아서 여러분들이 인생을 즐거워 할 이유가 있기 때문이다. 이러한 점은 근방식의 여러분들의 암기체험을 강화하고 학습을 촉진할 수 있기를 바란다.

이 책은 두 부분으로 나뉘어져 있다.

· 1부는 심전도와 그 측정수치를 포함해서 군(complex)과 파(wave) 그리고 간격(interval)에 대한 기본적인 정보를 제시한다. 또한 기본적인 진동이나 군에 대해서 학습하고 전기전도 체계와 심장의 기본적인 해부에 대해서 검토하게 될 것이다. 그리고 몇 가지 도구를 이용하는 방법을 배우게 되면 심전도 해석에 매우 유용하게 사용할 수 있을 것이다.

· 2부는 각각의 파와 군의 간격, 축과 몇 가지 율동장에의 12유도 읽기 방법을 제시하는데 초점이 맞추어져 있다. 이 책은 모든 교형을 하습하도록 만들어진 것이 아니고 입문수준에 적합한 것들만 만족하도록 하였다. 2부는 급성심근경색

이 다양한 힘에 대한 심전도의 기술을 함축하고 있으며 각각의 예를 제공한다.

·3부는 이 12유도 심전도 10사례를 보고 판독하는 기술을 연습하는데 도움이 되었으면 한다. 이 파트에서 12유도 심전도 판독하기를 실제 적용해 보기위하여 추가되었다.

이 책은 심전도해석에 내포되어 있는 기본적인 개념을 소개하고 본래 크기의 실제 사람의 심전도와 심전도선을 보여주며 심전도를 해석하기 위한 분석도구들을 제공

하기 위하여 만들어졌다. 이 책은 여러분의 발전에 지속적인 도움을 줄 것이며 교재에 대해서 편안한 수준에 다다를수록 그리고 여러분의 지식이 증진될수록 반복적으로 읽혀지기를 원한다. 교재를 반복해서 읽으면 읽는 만큼 여러분의 지식이 발전하게 되고 여러분은 교재에서 더 많은 것을 도출할 수 있을 것이며 그것을 보다 더 위대한 곳에 사용할 수 있도록 간직할 수 있도록 될 것이다.

목차

1부 : 기초학습

📖 1장   해부(Anatomy) / 4

📖 2장   전기생리학(Electrophysiology) / 15

📖 3장   벡터(Individual Vectors) / 21

📖 4장   실제 심전도: 용지와 잉크
(The Actual ECG: Paper and Ink) / 29

📖 5장   심전도 도구(ECG Tools) / 33

📖 6장   기본 심박동(The Basic Beat) / 38

📖 7장   박동수(The Rate) / 54

📖 8장   리듬들(Rhythms) / 58

2부 : 심전도의 해석

📖 9장   기본 심박동: 임상과의 관련
(The Basic Beat: A Clinical Correlation) / 78

📖 10장   전기축(The Electrical Axis) / 117

📖 11장   각차단과 반차단
(Bundle Branch Blocks and Hemiblocks) / 126

📖 12장   비대(Hypertrophy) / 148

📖 13장   급성 심근경색
(Acute Myocardial Infarction(AMI)) / 172

3부 : 최종 복습

📖   최종 복습(Final Review) / 213

📖   약어(Acronyms) / 228

📖   용어풀이(Glossary) / 229

📖   색인(INDEX) / 235

저자 감사의 글

나는 "12유도 심전도 : 심전도 해석학"이라는 오리지널 작업을 우리가 알고 있는 의술을 우리에게 물려준 임상의들과 교육자들에게 감사하는 마음으로 시작하였다. 나는 이러한 가르쳐준 청년들, Mark Cruz, Howard Klemmer, Scott Lasner, Senthil (Happy) Alagarsami, Oscar del Rio, 그리고 Brent Cannon 에게 감사를 보내고 싶다. 더하여 나의 멘티인 Douglas Morrison, J. Patrick Griffin, Boykin Robinson 그리고 Gregory Gilbert에게 특별히 감사의 마음을 전한다. 내가 이 청년들에게 할 수 있는 말이 전부는 최소한 여러분들은 가드놀이도 해야 할 줄 알고 심전도를 해독할 줄 안다는 것이다. 여러분 모두를 사랑한다.

Jones and Bartlett 출판사의 CEO인 Clayton E. Jones와 심전도에 관해서는 다른 영역에서 있었던 두 명의 젊은 저자와 함께하는 일에 선견지명을 보여준 모든 스텝들에게 또한 감사를 드리고 싶다. 특별히 우리책의 편집자인 Kimberly Brophy와 Carol Brewer, 그리고 Loren Marshall에게 가슴에서 우러나는 감사와 사례를 드리고 싶다.

Kimberly, 이 원고를 옮기느데 수많은 시간을 우리와 함께 해준 당신에게 감사를 드린다. Carol, 당신의 지칠 줄 모르는 일에 대한 열정에 내가 보내는 감사와 온정은 그 어떤 말로도 표현할 수가 없다. Loren, 나의 유머를 적절하게 옮겨준 것과 그것을 빛나게 해준 당신의 탁월한 통찰력에 감사를 보낸다. 나는 이 책이 앞으로 다가오는 몇 년 안에 여러분 모두에게 자긍심이 될 수 있기를 희망한다.

Tomas B. Garcia, MD

나는 "12유도 심전도 : 심전도 해석학"이라는 오리지널 작업을 우리가 알고 있는 의술을 우리에게 가르쳐준 임상의들과 교육자들에게 감사하는 마음으로 시작하였다. 나는 이러한 기회를 통해 그 감사하는 마음을 더욱 공고히 하게 될 것을 매우 고무적으로 생각한다. 나는 이 교재가 작은 의미에서는 우리가 그들에게 지고 있는 도저히 갚을 수 없는 감사의 빚을 갚아가는 시작이 되기를 바란다.

나는 개인적으로 Ms Barbara Binns에게 감사를 드리고 싶다. 그녀는 나에게 용기를 주었으며 Miami 대학에서 의과대학생으로 시작할 수 있도록 지원해 주었다. 경험 많고 인슬한 메이지 않은 하생들과 함께 할 수 있었던 기회를 갖게 된 것도 하생들에게 자신의 허실을 돌아 볼 수 있는 기회를 주었으며 Jackson Memorial 병원에서 그의 탁월한 레지던시 프로그램을 수련할 수 있도록 나에게 기회를 준 Dr. Mark Gelbard에게도 감사를 드린다.

내가 아가데미 경력을 가질 수 있도록 도와준 Dr. Laurence B. Gardner에게 대해서는 말로 표현하기 어려운 정도의 가슴에서 우러나는 감사를 드리며, 존경과 감사와 영원한 우정을 받친다. 나에게 의술이 시야와 기술, 그리고 지극을 확장할 수 있도록 도와준 Dr. Julio Ferreiro와 Dr. Michael Gordon 두 분 에게도 심심한 감사의 맘씀을 드리고 싶다. 두 사람의 관심과 이해로 인내덕분에 많은 사람들이 변화를 경험했지만 나는 유감스럽게도 단 한 가지 밖에 전해 준 것이 없다. 수년에 걸쳐 가르쳤던 수 백명의 수련의들에게 내가 말한 것은 오직 하나 "작음을 가져라."뿐이었다.

정말로 두 사람과 함께 일을 할 수 있었고 그리고 그 비통을 두 사람에게 넘겨 줄 수 있었던 것은 나의 영광이었다. 그 호예를 다른 사람을 돕고 더 많은 사람들을 가르치므로써 되갚을 수 있기를 바란다.

헌사와 저자약력

나의 삶에서 그 어떤 것보다 나와 함께 해온 이 책을 나의 아들 Daniel에게 바친다. 우아하기 그지없는 윌 스미스! 아빠는 너를 사랑한다!

Tomas B. Garcia, MD

Tomas B. Garcia박사는 학사과정을 플로리다국립대학에서 받았다. 의대에 다니는 동안 Garcia박사는 플로리다주에서 EMT로 실습과정을 거쳤고 자격증을 획득했으며, 마이애미대학에서 MD과정을 획득했다.

마이애미, 플로리다의 잭슨 메모리얼병원에서 인턴과정과 레지던트과정을 이수했으며 동시에 내과와 응급의학 두 군데에서 위원회의 인증서를 받았다. Garcia박사는 브리검의 응급학부와 여성병원, 보스톤의 하버드 의대, 메사추세츠와 그래디 메모리얼 병원, 아틀란타 조지아의 에모리 의과대학 등에서 가르치고 실습과정을 거쳤다.

그가 관심을 보이는 전공분야는 응급심장간호이며 이와 관련된 이슈에 관련해서 전국적으로 강의를 하고 있다. 현재는 응급심장간호문제와 의료교육에 전념하고 있는 인터넷 사이트인heartstuff.com의 대표로 재직 중이다.

이솝은 예술일까 과학일까? 이에 관한 질문이 과거에 수 천 번이나 있었고 오늘날까지도 질문은 계속되고 있다. 나는 이 질문에 대한 답이 질문의 횡간에 숨어 있다고 생각한다. 그것은 바로 예술과 과학의 중간지점인 "and"이다. 우리는 과학을 우리에게 객관적인 해답을 주는 약물이나 도구 그리고 사실을 판명하기 위해 사용한다. 의료과학은 누구나 습득할 수 있으며 그렇게 하는데 단지 열심히 단지 노력하는 것과 인내만을 요구한다.

그러나 우리가 원하는바 정말로 좋은 임상의가 되기 위해 인간적인 감정을 느끼고 애정을 받고 성숙한 인간으로 양성되고 마침내 인정받게 하는 것은 의료예술이다. 내가 의대생들에게 신체진단을 가르칠 때 그들은 약간의 개념를 두고 단순히 환자를 관찰하는 것만으로 처음 몇 주를 보내게 한다.

하생들은 환자에게 답을 얻어서도 안 되고 그들을 검사해서도 안 된다. 하생들이 해야 할 유일한 임무는 하나의 단순한 질문에 대답하는 것이다.

그 질문이란 "환자가 아픈가, 그렇지 않은가"이다. 하생들은 이 질문에 대한 답을 결정하는데 단지 10초에서 15초 동안의 시간만 허용되는데 그 정도의 시간은 이성적으로 합리적인 대답을 하기에는 너무도 부족하다. 그들의 결정은 본능적으로 이루어져야 하며 의식적이든 무의식적이든 그들이 환자를 관찰함으로써 얻은 정보에 바탕을 두고 있어야 한다.

듣기에는 매우 복잡해 보인다. 그러나 하생들은 지금까지 이러한 직무를 얼마나 빨리 배울 수 있는가와 그리고 얼마나 효과적으로 이런 수업을 적용할 수 있는가를 나에게 보여줌으로써 나를 매료시켰다. 이런 내면적인 결정요인은 우리 모두에게 내재해 있는 부분이며 결단코 여러분을 그릇된 곳으로 인도하지 않는다.

우리 모두가 해야 할 일은 이런 능력을 개발하는 것이다.

그렇다면 우리는 이러한 능력을 심전도와 함께 어떻게 어떤 용도로 활용해야 하는가?

간단하다. 심전도를 올바로 배우는데 사용하기 위한 것이다. 심전도를 배우는 유일한 길은 심전도를 수 천 번 이상 관찰하는 것이며 "아픈가, 아프지 않은가"에 대해서 답을 내리는 것이다. 심전도에 관한 대부분의 책들이 이와 같은 간단한 사실을 잊고 있으며 그럼에도 불구하고 심전도에 연급하면서 수십 페이지를 나가다가 발견할 수 있는 변화라는 다음에 열거하는 하나의 예만 인용한다. 즉, 심전도에 나타나는 사항은 "지문처럼 독특한 것은 아니지만 그러나 사람에 따라 조금씩 다를 수 있다는 것이다. 만약에 여러분이 각각의 병리학에 대한 심전도 전문을 단 하나만 열람하고 여러분이 인생에서 반복하여 완벽한 심전도 전문을 보지 않는다면 여러분은 결코 심전도진단을 할 수 없게 될 것이다.

심전도에서 사용되는 복잡한 용어는 여러분을 혼란스럽게 하고 심지어 암도할 수 있다. 대부분의 하생들이 심전도에 대한 최신판을 구입한 후 읽기 시작하다가 바로 포기한다.

여러분의 경우와 비슷한가? 여러분은 심전도분야에 있어서는 대단히 탁월한 재능을 가지고 있어야만 발생 가능한 변동사항을 모사하고 있는 기술만을 이해할 수 있다. 심전도를 학습하는 간단하면서도 묵하이용중인 유일한 방법은 다양한 방향으로 보면서 여러분이 본 것에 대하여 느낌을 개발하는 것이다. 잠시 후에는 여러분이 본 누이 환자가 아픈지 안아픈지를 말하는 것을 느끼게 될 것이다. 심전도해석을 배우는 과정은 공 던지기를 배우는 것과 다르지 않다. 여러분은 공이 날아가는 궤도와 회전각 그리고 정확도 등을 읽을 수 있겠지만 그러나 및 개의 공이 날아가는 것을 보지 않는다면 그리고 그 공을 여러분 스스로 던져 보지 않는다면 제대로 공을 던지는 법을 배울 수 없을 것이다. 같은 방법으로 수 백, 수 천 장의 심전도그래프를 마주하여 비로소 각각의 심전도용어범례에서 만족함만한 느낌을 얻게 될 것이다. 여러분이 이 책을 끝낼 즈음에는 심전도용어범례의 기본개념에 대해서 이해하하기 시작했다는 것을 느끼게 될 것이다. 심전도에서 발견되는 특수한 사항은 늘 다양한 질병과정을 나타낸다는 것을 기억하는 것이 필요하다. 잠재적인 질병목으로부터 심전도상에서 발견된 각각의 문제에 대한 상이한 진단목록을 개발하게 될 것이다. 우리는 여러분에게 양쪽 심실비대와 우심실 비대, 우측부의 긴장 등을 진단하는 방법을 가르쳐 줄 것이다.

우리는 승모판협착증을 진단하는데 필요한 기본정보를 제공해 주겠지만 환자에게 진단명에 대해서 통고한다는 것은 전적으로 여러분에게 달려 있으며 이것이 정확한 진단을 알아보기 위해 환자를 검진하는 것도 여러분의 몫이다. 심전도를 해석할 때 이것이 바로 실시간 해석이 필요하며 살아 있는 환자를 완벽하게 지각하기 위한 이유가 되는 것이다. 예를 들어 증세가 있는 환자에게 ST분절을 해석하는 것은 때때로 곤혹스러울 것이다.

부드러운 ST분절을 해석하는 것은 때때로 곤혹스러울 것이다.

나는 경색에 의한 것인가 아니면 순상에 의한 것인가? 경색에 의한 LVH에 대한 확신한 기준이 있지만 가끔은 보이는 것만큼 명확하지 않다. 이럴 경우 환자를 여러분 앞으로 데리고 오면 해답은 더욱 간단해진다. 만약에 환자가 발끝에 상처 때문에 여러분 앞에 와 있다면 이런 경우는 아마도 경색에 의한 LVH을 가능성이 많다. 환자가 발한성이 있고 가슴을 움켜쥐고 있다면 상해나 국소빈혈로 진단이 나올 수도 있는 경우 반대로 이들 환자는 심장을 심전도 을바르게 이끌어내 갈 수 있다. 나는 한 장의 심전도를 보여주면서 임상의들의 신체검사 시에 중미로운 발견을 취합해서 내릴 것이다. 그 중은 예가 심실동맥류에 관한 것이다. 우리가 제공하는 해석은 우리가 획득한 것으로 내린 해석이다. 여러분은 그들 중 몇 가지에 대해서는 우리의 견해에 동의하지 않을 수도 있다. 그렇다 할지라도 여러분의 견해는 옳다. 심전도에는 엄격하고 변동 불가한 규칙이 있지만 여러분이 심전도를 어떻게 해석하는가 하는 것은 여러분 능한 몇 가지 규칙이 있지만 여러분이 심전도를 어떻게 해석하는가 하는 것은 여러분이 느끼

이 어떻게 교육을 받았느냐에 따라 심전도를 해석하는 바로 그 시점에서의 정서상태에 전적으로 의존한다. 여러분은 한 장의 심전도에 대해서 20명의 심장전문의에게 조언을 구할 수 있으며 아마도 다양한 대답을 들을 수 있을 것이다.

만약에 여러분이 동일한 심전도를 다음날 다시 보여준다고 해도 동일한 그룹에서 여러분은 다른 답을 얻을지도 모른다. 해석의 문제에 직면하면 사람들은 단지 않은 이제와는 다른 답을 얻을지도 모른다. 해석의 문제에 직면하면 사람들은 단지 않은 부분에서 서로 동의하지 않는 것처럼 보인다. 이런 문제를 해결하는 열쇠는 우리가 여러분에게 주기를 원하고 여러분이 매일의 심습에서 사용하기를 원하는 개념을 이해하는 것이다. 한 장의 심전도는 환자에 관해서 매우 풍성한 지식을 제공하게 될 것이다. 즉 그것은 환자의 과거와 미래의 예후들을 여러분에게 말해 줄 것이다. 전해물질 문제와 인체조직의 실행, 그리고 해부학에 관한 것도 말해 줄 수 있다.

환자 바로 옆에서 실행한 간단한 테스트지로는 그리 나쁘지 않다.

나는 매년 수 백 명의 하생들로부터 그들이 진성으로 알아야 할 필요가 있는 것을 가르쳐 달라는 요청을 받는다. 나는 매우 간략한 진술로 그 대답을 요약할 수 있다. "여러분은 특정 환자가 심전도상에서 여러분들에게 제시하는 변화를 아는 것이 필요하다." 여러분은 여러분이 가지고 있는 과거의 경력에서는 결코 한 가지도 중요한 것을 알지 못할 것이다. 즉, 단 한 가지 요소가 환자에게는 생명을 담보로 할 수 있으며 그럴 경우 여러분은 이루 해아릴 수 없는 시간을 조제검에 빠지게 될 것이며 그것을 토으로 마치면 아마도 수백만 달러로 발랄 것이다.

심전도해석은 응급구조나 준의료종사자, 간호사, 배지먼트, 수련내과의 죽은 심장전문의가 시행을 하더라도 모두 동일하다. 여러분은 여러분이 획득해야 할 만큼 중분히 배울 수 없다. 준의료종사자나 간호사들이 지방적인 부정맥을 유발하는 정확률의 변화에 대해서 얼마나 알 필요가 있는가? 베지니먼트가 신체졸작 죽의 이동이 심장정촌이나 심장병이 중요한 장후가 될 수 있는 것을 알아야 할 필요가 있는가? 낭가로운 섬유속 엉어리기 완전한 심장덩어리로 문제화되어 국소빈혈을 형성하여 아마도 심장무수축을 발생하게 한지도 모른다는 것은 누구 아는 것이 더 중요한가? 이 것은 여러분에게 중요한 사항이다. 우리는 심전도의 기본인 과학을 여러분이 이해할 수 있도록 도와 줄 것이다.

우리는 프로그램화된 학습시스템을 사용하여 여러분을 가르칠 것인데 우리가 느끼

는 바 그 프로그램은 여러분이 가진 능력에 맞추어 학습하기 쉽게 만들어 줄 것이다. 한꺼번에 모든 것을 해치우려 하지 마라. 그렇게 할 경우 여러분이 압도당할지 모르기 때문이다. 이 책은 여러 번 반복해서 학습하도록 만들어졌다. 여러분이 이 책을 이용할 때 마다 부가적인 지식의 진주를 얻게 될 것이다. 마지막으로 나는 여러분이 여러분의 위치에서 모든 것을 바라보기를 원하며 심전도를 해석 할 때는 여러분 스스로를 신뢰하라는 말을 하고 싶다.

"여러분이 알고 있는 것이 진실이라는 것을 다른 사람으로 하여금 말하게 하지마라."

단지 그들에게 미소를 띄워주고 진단에 관한 여러분의 견해를 설명하는데 끈질기게 묵임하라. 여러분은 실못된 길로 가지 않을 것이다. 전문가는 여러분이 할 수 있는 것보다 "한 가지 더 많은 사실"을 알고 있는 사람이라는 것을 기억하라. 그러나 그 "한 가지 더 많은 사실"이 여러분에게는 적용되지 않도록 할 때 여러분은 진정한 전문가가 될 수 있을 것이다.

Thomas B. Garcia, MD

대표역자

고봉연   동남보건대학 응급구조과

공동역자

김은미	마산대학교 응급구조과	박진우	나사렛대학교 응급구조학과
노상균	선문대학교 응급구조학과	신동민	한국교통대학교 응급구조학과
유순규	을지대학교 응급구조학과	탁양주	한국교통대학교 응급구조학과
권혜란	광주보건대학교 응급구조과	김지희	강원대학교 응급구조학과
문준동	공주대학교 응급구조학과		

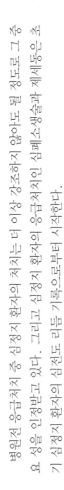

병원 응급처치 중 심정지 환자의 처치는 더 이상 강조하지 않아도 될 정도로 그 중
요성을 인정받고 있다. 그리고 심정지 환자의 응급처치의 심폐소생술과 제세동은 초
기 심정지 환자의 심전도 리듬 기록으로부터 시작한다.

《알기쉬운 심전도 판독법》은 우리나라에 응급의료체계 및 병원전 응급처치가 체계
적으로 도입될 지, 만 10 년이 지나는 시점인 2005년에 처음 출간되었다. 당시에는 응
급구조사들에게 필요한 심전도 기록 및 판독법에 관한 쉬운 지침서가 많지 않은 실정
이었다. 본 도서는 그로부터 10여 년간 12유도 심전도 해석에 관한 쉬운 지침서로 널
리 사랑받아 왔다.

그리고 Introduction to 12-Lead ECG: The Art of Interpretation second edition을 다
시 번역하게 되었다. 응급구조하을 공부하는 학생들과 소방에서 근무하는 구급관련자
들이 《알기쉬운 심전도 판독법 둘째판》 개정판을 통해 심정지 환자의 초기상황에 심
전도를 기록하고 판독하는데 도움이 되기를 바란다.

이 책은 1부 기초학습, 2부 심전도의 해석으로 구성되며, 1부는 심전도에 대한 기본
적인 개념 및 심전도의 실제적인 이해에 필요한 부분으로 되어 있고, 2부는 심전도의
해석에 필요한 지식이 쉽게 언급되어 있다. 이는 심정지 환자의 초기 리듬을 심

전도 기록지로 기록하고 분석하여 제세동의 기본이 되는 리듬이 되는 지점이 되며, 나아가 전문 심
장 성을 인정받고 있다. 그리고 심정지 환자의 심폐소생술과 제세동은 초
장구조술을 시행하는 데 기본 리듬을 이해하는 기초가 되리라고 본다.

본 역서가 응급구조하과와 관련되 모든 사람들에게 심전도를 이해하는데 기초가 될
수 있는 기본서가 되기를 바라는 마음이다. 또한, 전국의 구급대원들이 심정지 환자
의 초기 리듬기록과 제세동기 사용률을 높여 심정지 환자의 소생에 기여하였으면 하
는 바람이 간절하다.

그동안 번역에 참여해주신 교수님들과 짧은 시간 내에 책이 출판되도록 많은 예정
을 가지고 격려해주신 군자출판사 장주연 사장님과 응급구조 분야에 열정을 가지고 해
을 편찬하기 위해 동분서주하는 군자출판사 담당자분들이 노고에 깊이 감사드린다.

2016년 2월
역자대표 고 봉 연

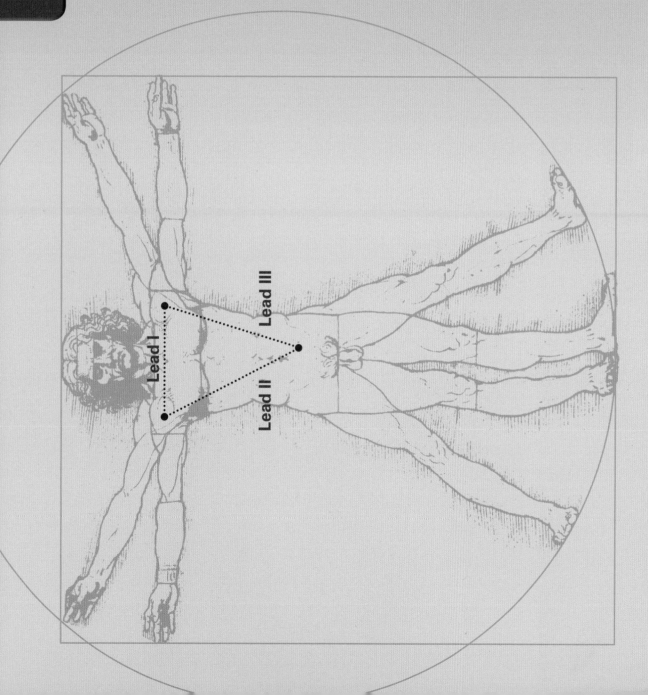

1부

기초학습

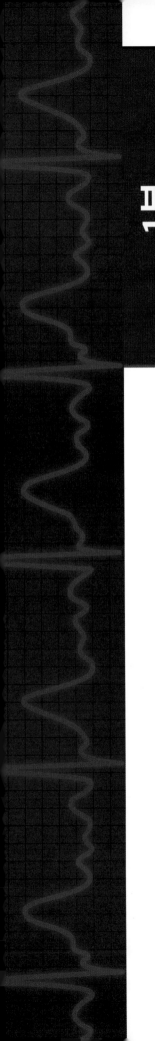

1부

기초학습

1부는 심전도의 기초에 관한 부분입니다. 심전도를 다루고 있는 사람이라면 누구나 이 부분에 실린 정보에 아주 친숙해져야만 합니다. 2부로 넘어가기 전에 이 내용을 철저히 이해하길 바랍니다.

심전도 판독법

이 책의 주요한 부분은 심전도와 복합체(domplexes)의 다양한 세성을 설명하는 쪽으로 방향이 맞추어져 있다. 각 장들은 심전도가 무엇을 제시하는지 그리고 그것이 반영하는 기질이 어떤 것인지에 관해서 가르쳐 준다. 각각의 세성들은 병리학적 과동과 간격에 관하여 발생 가능한 리스트를 축정하는 것과 이것들이 다른 근거에 관계에서 어떻게 결정되느가 하는 것으로 구성되어 있는, 문제가 과생하는 장과 접근방식을 사용한 리스트를 감별진단(differential diagnosis)이라고 한다. 이 발생 가능한 리스트를 만들어 보라.

심전도에 대해서 검토하고 첫처럼 여러분이 심전도 안에서 기형이 될 기형을 만들어 보고 각각의 파와 간격에 대해서 관찰해 보라. 그렇게 하면 여러분은 몇 개의 리스트를 연을 수 있을 것이다. 그리고 그 모든 리스트는 공통적으로 질병과 증상이 어떤 것 들인지 찾아보며 그 질병과 증상들은 아마도 거의 완벽하게 진단내용과 일치한다는 것을 알게 될 것이다. 이 책의 학습을 시작하기에 앞서 심전도 해석에 여러분을 안내하기 위한 아래의 과정을 제안하고 싶다. 이 일련의 과정들을 검토와 학습 후에 만드는 2차적인 과정이 될것이다. 몇 몇 익숙하지 않은 용어에 대해서는 걱정하지 않아도 좋다. 여러분이 각 장을 읽어감에 따라 곧 그 용어에 익숙해 질 것이다. 현재 상태에서 가장 중요한 과제는 심전도해석과 검사에 논리적인 접근을 개발하는 것이다. 여러분은 이 체계를 적용하여 여러분의 필요로 하는, 여러분의 특별한 스타일을 개발할 수 있다.

1. 맨 먼저 떠오르는 전체적인 인상을 파악하고 염두에 두라.

심전도를 몇 초 동안 관찰한 후 가장 중요한 요소로 무엇이 여러분에게 강한 인상을 주는지 알아보라. 허혈, 부정맥, 전해질 장애, 박동장애 등이거나 혹은 다른 요소들일 것이다. 세부적인 사항에 얽매당하지 말고 그림을 먼저 그려 보라 후 심전도를 해석하는 쪽으로 여러분의 마음을 움직여 보라. 점진적으로 해석을 유추해 낼 수 있을 것이며 마침내 심전도를 설명하는 방법을 배우게 될 것이다.

2. 심전도를 순차적으로 그리고 분단위로 관찰해 보라.

이 부분은 아래에 모든 과정을 포함하고 있는 두 번째 개념이다. 시각하게 되면 – 아마도 여러분의 학습을 훨씬 쉽게 만들어 줌 – 유도와 관련지어 바탕에 움직임을 가지고 있는 심전도를 직접 이용해보라. 전동을 관찰해 보라. 그 진동의 파장이 각각 다르게 보이면 일단 무시해 버리고 어떤 진동이 정상적인 진동이며 어떤 진동이 비정상적인 것인지 알아보라. 여러분이 선택한 비정상적인 진동을 발생할 했는지 않아보라. 그 다음 비정상적인 진동을 관찰해 보고 무엇이 비정상적인 진동을 발생케 했는지 않아보라. 그 이유가 심방조기수축, 심실조기수축, 전도장애, 박동 혹은 다른 무엇인가?

- 오른쪽 혹은 왼쪽에 병행패턴이 있는가?

7. 허혈이나 경색의 징후가 있는가?

- 국부적인(regional) T파에 의한 비정상적인 요소가 있는가?
- 국부적인 ST분절에 의한 비정상적인 요소가 있는가?
- 국부적인 Q파가 있는가?

8. 어떤 방식으로 이 모든 것들을 하나로 묶을 것인가?

발견해 낸 모든 것들을 고려해 보라. 여러분이 지금까지 학습해 온 감별진단에서 서로 맞물리는 공통점을 찾아내 보라. 모든 사안에 대해서 생각해 보고 어느 것도 무시 하지마라. 속도와 리듬, 축, 이상비대, 비정상적인 요소를 찾는 간격, 차단, 그리고 ST와 T파의 비정상적인 요소들에 대해서 자세히 고찰해 보라.

9. 환자의 징후와 증상들을 하나로 묶을 수 있는가?

심전도상의 진단과 발견사항은 환자가 드러내 보이는 징후와 증상을 알려 주는가? 심전도는 심전도 진단 이전의 상태를 야기한 것이 무엇인가 어떤 것이 문제가 되었는지 보여주는가? "환자를 직접적게 치료하기 위해서 관련정보를 어떻게 사용할 것인가"에 대하여 스스로 물어 보라.

10. 최종진단은 무엇인가?

최종진단 리스트를 만들고 감별진단에 대한 축약된 리스트를 만들어 보라. 결론적으로, 심전 도를 해석하는데 많은 소요되는 시간의 징을 향상 기억하라.

위에서 언급한 몇 가지 개념들은 현재 여러분이 수준보다 위에 있을지도 모르지만 그러나 그렇게 오랫동안 그 상태로 있지는 않을 것이다. 여러분이 이 책을 학습하면 할수록 여러분은 점 점 더 발전할 것이다. 마지막으로 즐겁게 공부하라. 인생은 짧다.

3. 박동속도는 어떤가?

- 빠른가 혹은 느린가?
- 불규칙하다면 범위는 어떤가?
- PR, QRS, QTc, PP, 혹은 RR 간격은 어떤가?
- 간격마다 PR 하강과 같은 불규칙한 요소들이 있는가?

4. 리듬은 어떤가?

- 빠른가 혹은 느린가?
- 규칙적인가 불규칙적인가?
- 그룹을 형성하고 있는가 그렇지 않은가?
- P 파가 보이는가 모두 동일하게 보이는가?
- P파 하나와 QRS복합체 하나의 1:1 유도가 발생하는가?
- 넓은가 혹은 좁은가?

5. 축은 어떤가?

- 몇 사분면으로 떨어지고 있는가?
- 등전압의 사지유도는 어떤가?
- 전흉부 이서의 전이지역은 어떤가?
- 정확한 축을 계산해 보라(숙련된 응급구조사는 P, T 그리고 ST축을 계산할 수 있어야 한 다).
- 정확하게 계산된 축은 무엇을 말하고 있는가?

6. 이상비대의 징후가 있는가?

- 왼심방인가?
- 오른심방인가?
- 양쪽 모두 인가?
- 왼심실인가?
- 오른심실인가?
- 양쪽 모두 인가?

1 장

육안해부

심전도에 관한 책을 읽어 있기 때문에 여러분은 어디론가 어느 정도 해부학에 관한 지식을 습득하고 있다고 생각된다. 그러나 한편 더 제음을 해 보는 것이 결코 나쁘다고 할 수 없으므로 기본적인 심장해부학을 공부한 후 전기유도체계에 대해서 접중하려고 한다. 심장은 가슴의 한 가운데 자리하고 있는데 약간 각진 부분(angle point)은 아래로, 왼쪽으로 그리고 실짝 앞쪽으로 기울어있다. 그림 1-1을 보라.

이제 심장과 그 자체를 관찰해 보자. 우선 정면에서 본 그림을 보고 다음에는 횡단면의 그림을 보자.

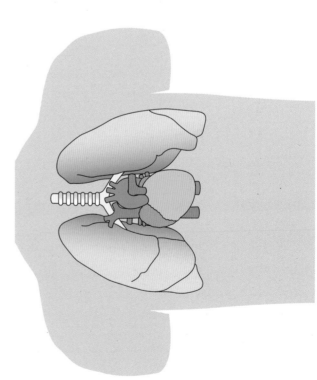

그림 1-1: 가슴속의 심장의 위치

앞면그림

오른심실(RV)은 앞면그림의 전부를 차지한다. 심실 대부분의 앞면표면은 오른심실의 표면으로 구성된다. 기억해야 할 요점은, 바로 오른심실이 앞면방향에서 보이는 것 전부를 차지한다 할지라도 왼심실(LV)은 전기적 장치의 전부를 차지한다는 것이다. 이점에 대해서는 뼈대에 관해서 논의할 3장에서 더 자세하게 검토하게 될 것이다.

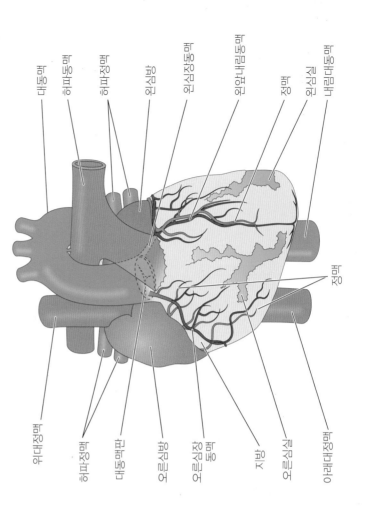

대동맥 · 허파동맥 · 허파정맥 · 왼심방 · 왼심장동맥 · 왼앞내림동맥 · 정맥 · 왼심실 · 내림대동맥 · 정맥

위대정맥 · 허파정맥 · 대동맥판 · 오른심방 · 오른심장동맥 · 지방 · 오른심실 · 아래대정맥

그림 1-2: 심장의 앞면

4

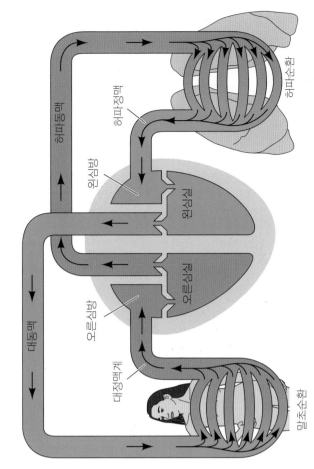

펌프역할을 하는 심장

심장은 네 개의 방으로 구성되어 있는데 두 개는 심방, 두 개는 심실이다. 심방은 대응하는 심실로 흘려 들어간다. 오른심방은 맞조순환계로 흘려 들어가고 오른심실은 허파순환계로 흘려 들어간다. 정맥이 혈액을 심장으로 나르는 동안 동맥은 혈액을 심장 밖으로 내보낸다. 그림 1-4에서 보듯 이것은 폐쇄된 체계이다. 혈액은 이 폐쇄된 체계 안에서 지속적으로 반복하여 허파하여 산소를 실어와 맞조조직에 공급한다. 위의 설명은 아주 복잡한 체계에 대해 가장 간단하지만 해심을 잘 보여주는 설명이다.

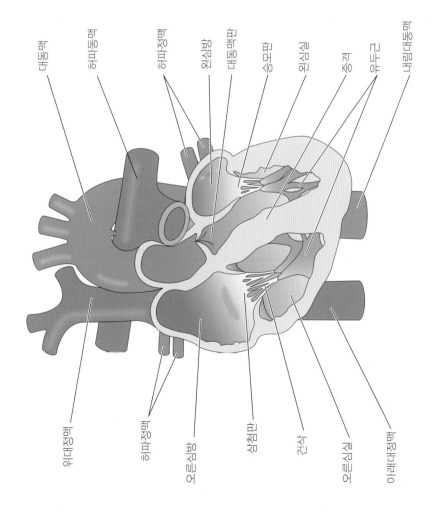

그림 1-4: 펌프역할을 하는 심장

심장의 횡단면 그림

여기 심장의 횡단면 그림이 있다(그림 1-3). 아래의 설에서 확습할 것이며 매우 상세하게 전기유도체계에 대해서 검토하게 될 것이다.

이 기능에 대해서 확습할 것이며 매우 상세하게 전기유도체계에 대해서 검토하게 될 것이다.

그림 1-3: 심장의 횡단면

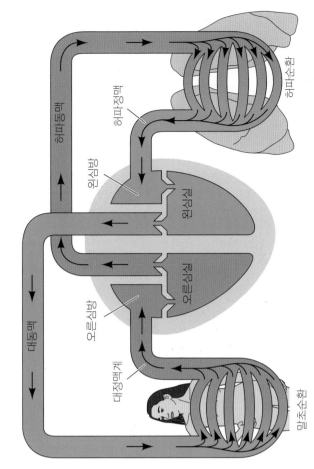
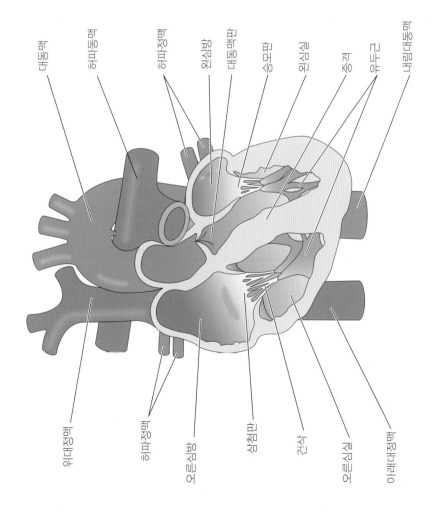

단순화된 펌프 기능

상호 연결된 펌프와 파이프의 체계에 대해서 엔지니어들이 종종 인용하는 순환계를 생각해 보는 것이 가장 간단할 것이다. 그림 1-5를 보자.

순서대로 네 개의 펌프가 놓여 있는 것을 볼 수 있다. 앞에 있는 두 개의 작은 펌프는 심방인데 심방의 유일한 목적은 작은 분량의 혈액을 큰 방이 심실로 몰아넣는 것이다. 심실은 크기가 각각 다르고 생산해 낼 수 있는 압력의 크기도 각자 다른데 그 이유는 정맥체계에서 발견되는 일방판과 때문에 혈액이 한 방향으로 흐를 수 있기 때문이다.

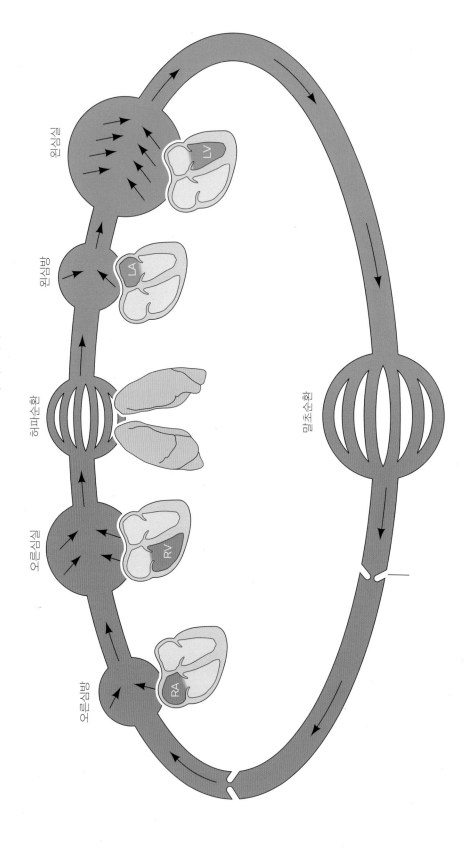

그림 1-5: 순환계의 단순화된 펌프기능(푸른색은 탈산소화된 혈액을 나타내고, 붉은색은 산소화된 혈액을 나타낸다)

전기전도계

심장의 전기전도계는 특수한 세포로 만들어져있다. 이 세포들은 일정한 진동을 만드는 기능을 가진 세포로 특화되어 있는 것도 있고 그 진동을 타고 흐르는 박동을 전달하는 것도 있다. 아래의 절에서는 이에서 아래에서 언급한 체계를 완벽하게 습득하게 될 것이며 매우 상세하게 각 부분의 기능을 묘사하게 될 것이다.

이 체계의 주요한 기능은 전기박동을 만들어 낸 후 그것을 심근의 중심기에 조직화된 방법으로 전달한다. 이것은 심전도를 실행할 때 진득용을 구축한 후 전기에너지를 만들어 내는 전기화학적 과정이다(3장에서 더 상세히 다룸).

특수화된 전도계는 심근조직 자체처럼으로 직조되고 현미경 아래서 차색을 한 후에야 식별이 가능하다. 그림 1-7을 보고 이 장기가 실제로는 심벽안에 있다는 것을 기억하여라. 심방의 근세포는 한 세포에서 한 세포로 직접적인 접촉에 의해서 자극을 받는다. 즉, 처음세포가 두 번째 세포를 자극하면 두 번째 세포는 세 번째 세포를 자극하고 계속 같은 동작이 반복된다. 결절간 심방통로는 동방결절로부터 방실결절로 자극을 전달한다. 퍼킨제세포는 심장내막 바로 아래에서 전체 심실을 에워싸고 있으며 전도체계의 최종 구성요소이다. 퍼킨제세포는 심근세포 그 자체를 자극한다.

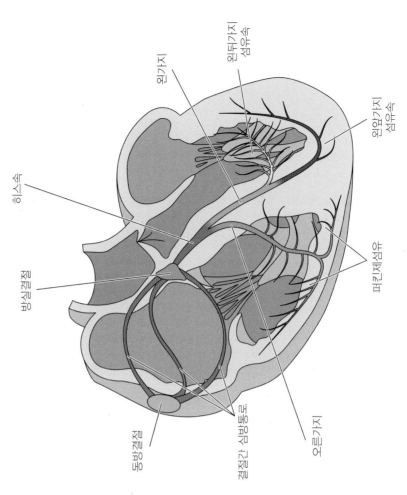

그림 1-7: 심장의 전기전도계

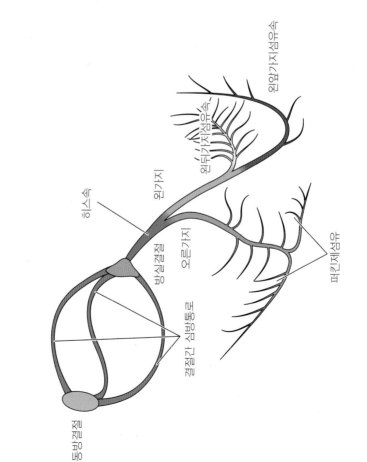

그림 1-6: 전기 전도계

심박조율기(pacemaker)의 기능

심장의 심박조율기 기능은 무엇이며 사람은 왜 이것을 필요로 하는가? 심박조율기는 혈액을 순환시킬 목적으로 심장의 펌프활동을 통해 심장이 어떤 비율로 순환할 것인지를 지시해 준다. 심박조율기는 효과적인 펌프활동을 하기 위해 정해진 순서대로 모든 심장세포의 일정한 진동을 만들어낸다. 비슷한 상황을 예로 들어 보자.

심장의 모든 세포들이 각각 한 명의 연주자들을 대신한다고 상상해 보라. 이런 연주자들이 수 심 명이 모이게 되면 심장이라는 오케스트라를 가질 수 있게 된다. 그러나 각각의 연주자들이 자기들의 현행 레퍼토리를 연주하기로 결정한다. 연주자가 연주를 멈도록 얻어들을 수 없는 난잡한 소리들 만들어 내게 될 것이다. 이러한 연주를 바자와 인제 모이고 인제를 중여해야 하는지를 지시해 주어야 하며 그들의 연주를 아름다운 멜로디로 승화시킬 수 있도록 조정하는 것이 필요하다. 음악에 있어서 조율기는 지하러에 이해 유지되는 낮은 비트에 달려있다. 박자가 빠른 부분에서는 비트는 증가한다. 부드럽고 느린 부분에서는 비트는 감소한다. 동일한 현상이 심장에서도 일어난다. 즉, 운동하는 동안 맥박은 올라가고 쉴 때는 낮아진다.

이에서 언급한 것처럼 전기적 진동을 만들어 내는 기능을 가진 특수한 세포들이 있고 그 세포들이 심장의 조율기처럼 행동한다. 이 중요한 기능을 담당하고 있는 주요한 영역이 바로 오른심방의 근육내에 자리 잡고 있는 동방결절이다. 이 영역은 신체의 필요에 부응하여 순환하여 내뿜며께, 신경에서 전달받은 정보에 기초하여 진동을 조절한다. 주요한 심박조율기는 60~100회/분을 유지하고 평균은 70회/분이다.

심박조율기 조정

우리가 인체에 대해서 알고 있는 한 가지는 인체의 모든 기관이 대체기능을 가지고 있다는 것이다. 진도상자의 모든 세포들이 박동의 조성이 가능하다. 그러나 각 세포의 내재율은 본질적으로 선행하는 세포보다 느리다. 이 많은 가장 빠른 심박가는 동방결절이고 다음으로 빠른 것은 방심결절 등으로 내려간다는 것을 못한다. 가장 빠른 심박가가 박동의 속도를 조절하는데 이유는 각각의 진동을 제조정하기 위하여 뒤따르는 모든 진동을 가장 빠른 심박가가 만들어 내기 때문이다. 이런 방식에 의해 더 느린 심박가는 별 다른 이유가 없는 한 작동하지 않는다. 몇 가지 이유에 의해서 더 느린 심박기가 작동하지 않게 되면 가장 빠른 심박가 다음으로 빠른 심박기가 더 정상에 가까운 기능을 확인하고 대체하기 위해 대기한다.

동방결절 60–100회/분
심방세포 55–60회/분
방실결절 45–50회/분
히스속 40–45회/분
가지 40–45회/분
퍼킨제세포 35–40회/분

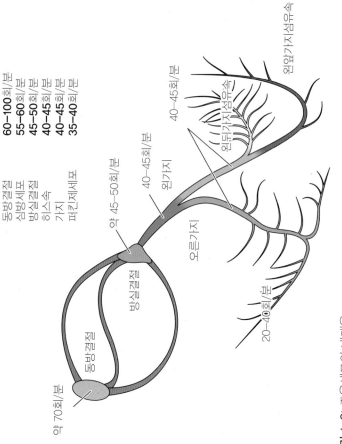

약 70회/분

동방결절

방실결절

약 45–50회/분

40–45회/분

오른가지

왼가지

오른뒤가지섬유속

20–40회/분

왼앞가지섬유속

그림 1-8: 조율세포의 내재율

동방결절(SA node)

심방의 주요한 조율기인 동방결절은 위대정맥과 위대정맥의 접합지점인 오른심방의 벽에서 발견된다. 동방결절의 혈액공급은 순환되는 혈액의 59%가 오른심장동맥에서온다. 38%는 왼심장동맥에서 발생하고 나머지 3%는 양쪽에서 균등하게 공급된다.

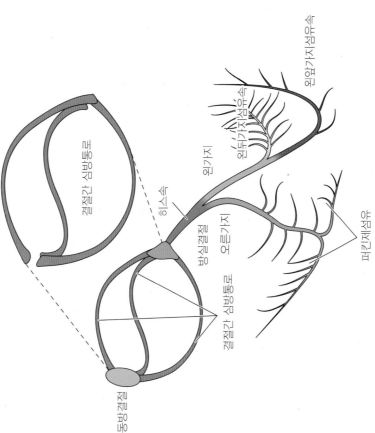

그림 1-9: 동방결절

결절간 심방통로

심방의 주요한 조율기인 동방결절은 위대정맥과 위대정맥의 접합지점인 오른심방의 벽에서 발견된다. 동방결절의 혈액공급은 순환되는 혈액의 59%가 오른심장동맥에서온다.

앞과 뒤 그리고 가운데, 세 개의 결절간 심방통로가 있다. 결절간 심방통로의 주요한 역할은 동방결절에서 방실결절로 박동을 전달하는 것이다. 그리고 심방간 마음따라 진동을 전달하는 바크만속이라고 하는 특수세포로 된 작은 관이 있다. 이러한 심방통로들은 오른심방과 심방간 심방간 막에서 모두 볼 수 있다.

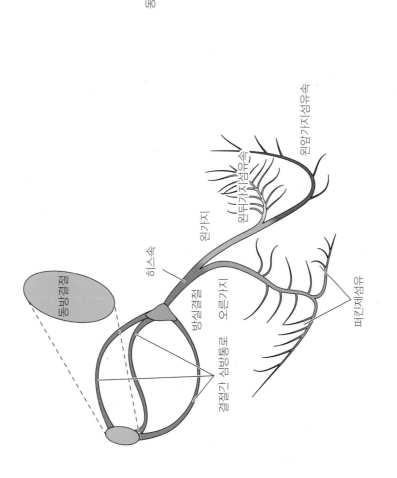

그림 1-10: 결절간 심방통로

방실결절(AV node)

방실결절은 심장의 가장 큰 혈관이며 삼첨판의 유두근 옆인 심장정맥굴의 바로 옆, 오른심방의 벽에 위치하고 있다. 이곳은 심장수축이 일어날 때 심방에서 심실로 진행되는 전도를 충분한 시간동안 지연시키는 역할을 하고 있다. 전도의 하강으로 심방에서 심실로 흘러들어오고 심장의 최대 충만 상태에서 박출되도록 한다. 방실결절은 항상 오른심장동맥에 의해 혈액을 공급받는다.

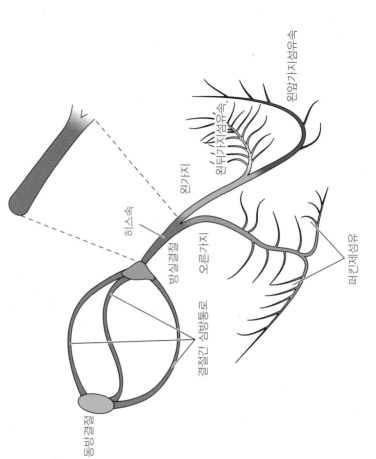

그림 1-11: 방실결절

히스속(His bundle)

히스속은 방실결절에서 시작하여 왼오른가지에서 점진적으로 증가한다. 히스속은 오른심방의 벽과 심실사이 중격에서 부분적으로 발견된다. 히스속은 심방과 심실사이의 유일한 교선통로이다.

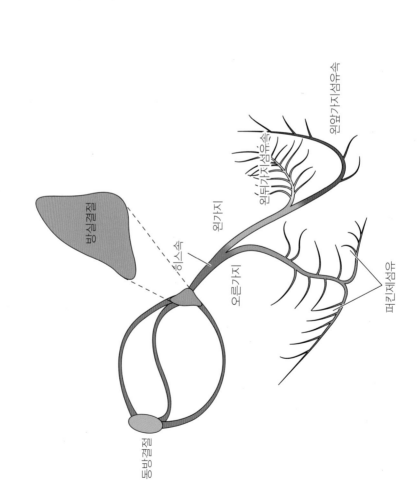

그림 1-12: 히스속

왼가지(Left Bundle Branch(LBB))

왼가지는 히스속에서 시작하여 심실사이 중격을 통해 이동한다. 왼가지는 왼심실과 심실사이 중격의 왼가지를 자극하는 섬유에서 증가한다. 이곳은 탈분극되는 첫 번째 영역인데 탈분극이란 심장세포의 작동을 의미한다. 왼가지는 왼앞가지섬유속과 왼뒤가지섬유속의 시작부(줄기부)에서 끝난다.

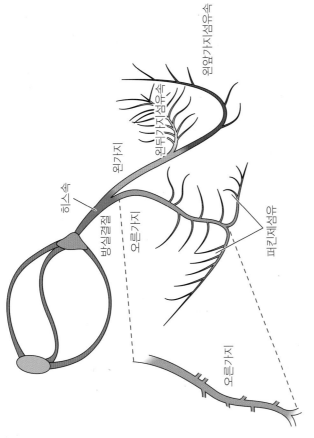

그림 1-13: 왼가지

오른가지(Right Bundle Branch(RBB))

오른가지는 히스속에서 시작하여 오른심실과 심실사이 중격의 오른쪽 면에서 증가한다. 오른가지는 연결되어 있는 퍼킨제섬유에서 끝난다.

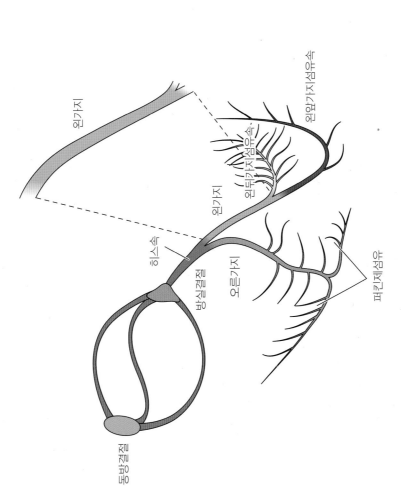

그림 1-14: 오른가지

왼앞가지섬유속(Left Anterior Fascicle(LAF))

왼앞가지섬유속은 왼심실을 가쳐 퍼킨제 섬유로 이동하며 왼심실의 앞면과 밑면을 자극한다. 이것이 한 줄로 된 섬유이고 왼뒤가지섬유속과 비교된다.

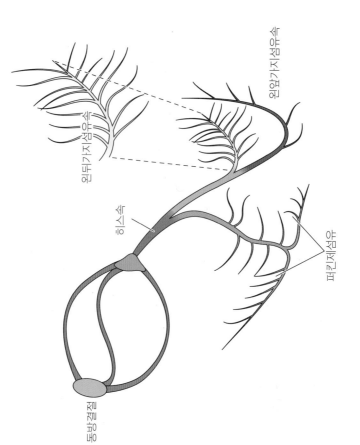

그림 1-15: 왼앞가지섬유속

왼뒤가지섬유속(Left Posterior Fascicle(LPF))

왼뒤가지섬유속은 부채처럼 생긴 구조물인데 퍼킨제 섬유까지 뻗어 있으며 오른심실의 뒷면과 아래면을 자극한다. 이 섬유를 구별하기는 매우 어렵다. 왜냐하면 단 한 줄인 왼앞가지섬유속에 비해 매우 광범위하게 분포되어 있기 때문이다.

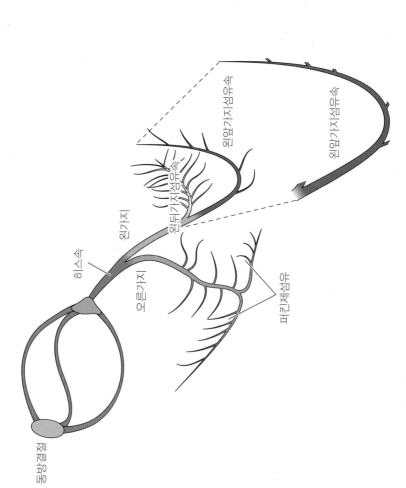

그림 1-16: 왼뒤가지섬유속

퍼킨제 시스템(Purkinje System)

퍼킨제 시스템은 심장내막 바로 아래 낱개의 세포들로 구성되어 있다. 퍼킨제 섬유
는 직접 심근세포로를 자극하고 심실 탈분극순환을 시작하는 세포이기도 하다.

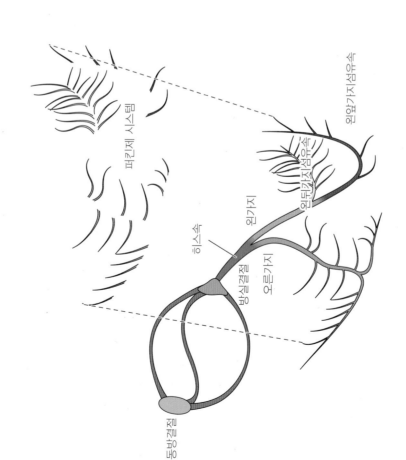

그림 1-17: 퍼킨제 시스템

복습문제

1. 육안으로 오른심실은 심장의 앞면을 차지하고 있다.
   참 또는 거짓

2. 오른심실은 혈액을 맏순환을 통해 폐 펴 올린다.
   참 또는 거짓

3. 다음 중 알맞지 않은 진술은 어느 것인가?
   A : 심장의 전기전도계는 특수세포로 만들어져 있다.
   B : 진도계는 심근조직으로 직조되어 있다.
   C : 진도계는 특별한 자세없이 현미경만으로도 볼 수 있다.
   D : 결절간 심방통로는 방실결절과 동방결절 사이에서 자극을 전달한다.

옳은 것 끼리 연결하라.

4. _____ 동방결절   A : 40~45회/분
5. _____ 심방세포   B : 30~35회/분
6. _____ 방실결절   C : 60~100회/분
7. _____ 히스속   D : 20~40회/분
8. _____ 퍼킨제 세포   E : 55~60회/분
9. _____ 심근세포   F : 45~50회/분

10. 방실결절의 혈액은 언제나 _____ 에 의해 공급된다.
    A : 왼쪽앞면 내림동맥(좌전면 하행동맥)
    B : 뒷면 내림정맥(후면 하행정맥)
    C : 오른쪽면 심장동맥(우면 관상동맥)
    D : 오른쪽면 굼은동맥(좌면 고부동맥)
    E : 첫번째 빗동맥(첫번째 사선동맥)

1. 참 2. 거짓 3. C 4. C 5. E 6. F 7. A 8. D 9. B 10. C

전기생리학(Electrophysiology)

2 장

심장 세포에 전기 에너지가 발생되는 것과 심전도에 전해질이 미치는 영향에 대해 알아야 한다. 그 이유는 심전도에 관하여 알기 전에 심전도기가 어떻게 정보를 얻게 되는지 이해해야 하기 때문이다. 전해질은 세포가 전기 자극을 일으키는 요인이다.

또한전해질 불균형이 생명을 위협하는 문제의 원인이 될 수 있으므로 이에 관한 지식을 터득해야 한다. 예를 들어 뾰족한 첨상 T파가 고칼륨혈증(K의 상승)을 의미하고, QT 간격의 지연은 저칼슘혈증 또는 저마그네슘혈증을 정후라는 사실을 통해 심각한 부정맥을 인지한다 되다. 어떤 경우는 첨상 T파가 나타난지 1분도 인돼서 부수축으로 발전되기도 한다(더구나 고칼륨혈증임에도 불구하고 조율세포가 반응을 하지 않는 경우도 있다). 전해질에 관한 지식과 전해질이 심전도에 미치는 영향에 관한 지식이 환자, 그리고 당신을 살리게 된다.

전해질이 비정상적일 때 심전도가 변화되는 이유가 무엇인지 알기 위해서 심근세포가 분극과 탈분극 또는 재분극 과정 및 심근세포가 수축하는 생화학적 기전을 복습할 것이다.

본 내용은 매우 기초적 과정이므로 필요하다면 생리학 교재를 더 참고하기 바란다.

수축 기전

심장이 작은 원통이나 세포 꾸러미로 이루어져 있다고 가정해 보자(그림 2-1). 각각의 원통을 반으로 나누어져 서로 겹쳐 있으며 서로를 연결해주는 부분(actin 이나 myocin 단백질)으로 붙어 있다. actin 임자는 운동을 벽의 외부 외부 경계에 붙어 있고 myocin 임자는 actin 임자 사이사이에 놓여 있다.

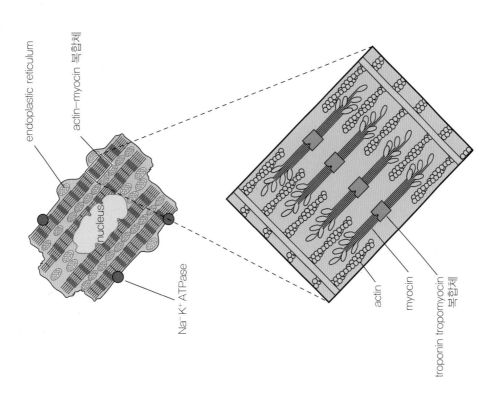

endoplastic reticulum

actin-myocin 복합체

nucleus

Na⁺ K⁺ ATPase

actin

myocin

troponin tropomyocin 복합체

그림 2-1: 심근세포 (근세포)

이온의 이동과 분극

원통형 세포 외부는 기다란 띠를 만들거나 근원섬유(myofibrils)를 만들기 위해 함께 융합되어 있다(그림 2-2). 이 띠들은 차례로 판(sheets)을 만들기 위해 판(겹체조직)으로 연겹되어 액체(세포외액)로 덮혀 있다. 띠의 주요 기능은 수축과 팽창을 하는 것이다. 원통형 심장 세포의 일부가 수축하면 전체 판이 약간 짧아진다. 원통 전체가 수축하면 판 전체가 현저히 짧아진다. 원통 모두가 이완되면 판은 원래의 크기로 되돌아간다. 판은 심장을 이루는 네 개의 주머니를 만들기 위해 배열되고 위에 있는 작고 얇은 두께의 주머니가 심방을 만들고, 아래의 크고 두꺼운 주머니가 심실을 구성한다.

원통 외부와 내부에 있는 액체에는 물, 염분, 단백질이 들어있다. 액체가 서로 다르므로 염분과 단백질 액체(세포외액)로 덮혀 있다. 액체 안의 염분은 양전하와 음전하를 띠는 입자, 즉 이온으로 분해된다(그림 2-3). 다시 말하자면 이온은 용액 내에 존재하는 양전하와 음전하를 띠는 입자이다. 인체에는 주로 양전하 이온인 Na⁺, K⁺, Ca⁺⁺이 있다. Cl⁻은 음전하를 띠는 대표적인 이온이다.

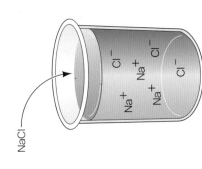

그림 2-3: 용매내 염분은 양성과 음성 이온으로 변한다.

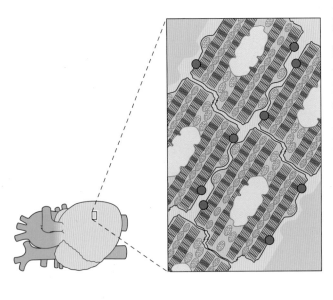

그림 2-2: 원통은 함께 펼쳐져서 근원섬유와 판을 만든다.

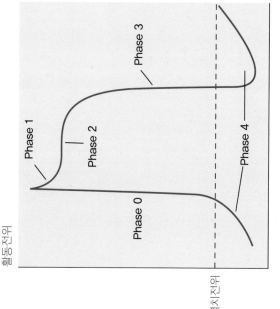

그림 2-4: 원통 안과 밖의 Na가 다르다. 펌프작용은 원통벽 양쪽의 적절한 이온의 수를 유지시킨다.

세포가 살아있지 않다면 모든 이온의 농도와 전위는 원통형막(세포막)의 양쪽이 같을 것이다. 그러나 살아있는 세포의 경우는 세포막 내외의 농도가 다르다(그림2-4). 세포 내부는 좀 더 K⁺ 농도가 높고, 세포 외부는 Na⁺ 농도가 높다. 세포 외부의 양전위가 높아질수록 세포 내부의 음전위도 높아진다. 세포벽의 외부는 Ca⁺⁺ 이온의 전위가 높아지지만 세포 내부의 양전위를 더해준다. 세포벽 내외의 이온 농도의 차이를 전위차(electricalpotential)라 한다.

전위와 이온은 자연스럽게 스스로를 내보내서 중성 전위를 유지하고자 한다. 세포막은 완전한 불투과막이 아니다. 세포막은 반투과막이므로 이온들이 세포 내외로 이동하는 미세한 통로가 있다. 일반적 경향으로 Na⁺는 들어가고 K⁺는 세포 밖으로 유리된다. 전위차를 유지하기 위해 세포는 이온을 원하는 방향으로 밀어내는 방법이 있다. Na⁻ K ATPase 펌프작용(그림의 파란 점)으로 들어간다. 이온은 휴지기 농도와

세포의 전위를 유지하고자 펌프작용으로 이온을 활발히 이동시킨다. 어떻게 펌프작용이 발생되는가? 펌프는 ATP를 사용하여 세계의 양전위를 받으며 세포 내부는 좀 더 K⁺이온(두께의 양전하를 받음을 줄이드린다. 그 결과 세포 외부의 양전위가 높아질수록 세포 내부의 음전위도 높아지게 된다. 다시 말하자면 세포 외액은 양전위, 반면에 내액은 보다 음전위를 띠게 된다. 이러한 펌프작용에 의해 휴식 중인 근세포의 전위차가 대략 −70 ∼ −90 mV가 된다.

시간이 정과되면서 세포내에서 중성 전위로 들어가는 이온의 수가 펌프의 효과를 상쇄하기 시작하고 세포내 음전위가 감소된다(증가되었던 양전한 Na⁺이온이 들어오면서 감소한다). 세포내의 전위가 점차 증가하는 양상을 활동전위(action-potential) 4단계라 한다(그림 2-5).

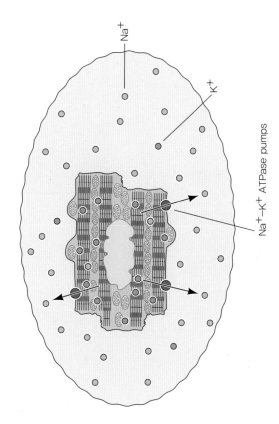

그림 2-5: 근세포 자극 단계

막 통로와 활동전위

세포가 양전하를 띄게 되면 세포은 통로을 통로가 열린다. 새로운 통로가 열리는 시점을 역지 전위라 하고, 통로는 빠른 소듐통로가 된다. 튜브 끝에 일 방향 밸브가 있는 셈이다. 세포내가 어느 정도 양전하의 수준이 되면 밸브가 열린다. 일 방향 밸브이기 때문에 이온은 세포내로 들어가기만 하므로, 세포 외부에는 어떤 이온이 많게 되는가? 소듐! 즉 소듐이 들어가게 되어 양전하가 되고 순환 고리는 계속되는다. 소듐 이온의 급격한 증가로 세포는 탈분극(Spike)하고 수축(Fire)을 시작한다. 이 단계가 0단계이다 (그림 2-5). 자극이 세포하방으로 전달되면서 앞 세포에 영향을 미치게 됨으로써 모든 세포가 수축되는 것이다. 이 지점에서 세포는 더 이상 분극되지도 않고 음전하가 될 수 없는 탈분극 상태기, 즉 전기적 양성을 띄게 되는 것이다.

다음 단계에는 세포가 양전하의 최고조 상태가 되는 1단계이다. 이 단계가 되면 음전하 이온 Cl-이 들어오게 되어서 Na+유입이 저하된다. 이러한 초기 소듐 유입 저하상태가 소듐통로를 단계 한다. 그리고는 소듐통로와 칼슘통로가 열린다. 그리고 느린 "Plateau단계"(상승─저하의 변동이 적은 단계) – 2단계가 된다. 느린 소듐통로로 소듐유입이 느려지게 되며 칼슘통로가 열려 칼슘이 세포내로 들어가기 시작한다. 칼슘은 두 개의 양이온을 띠고 있다. 칼슘이 유입되고 소듐유입이 저하되어 세포가 탈분극 상태를 유지하게 된다.

중요하은 단계로써 칼슘이 세포 수축에 관여한다는 것이다. 칼슘이 단백질 tropo-

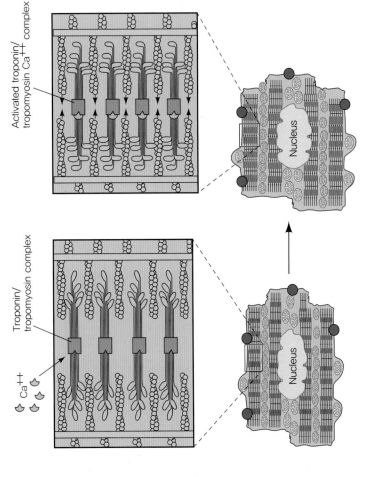

그림 2-6: actin-myocin 복합체의 ca작용

nin 과 tropomyocin으로 구성된 연결고리(clamp)를 활성화시키는 주 요인으로 작용한다. 연결고리가 두께의 틈니모양으로 배열된 단백질 actin과 myocin을 모아서 서로 가까이 이동시켜 세포를 수축하게 한다(그림 2-6). 감숨이 없다면 단백질 연결고리를 유리시키는 중요 배열이 없을 뿐만 아니라 지아가 맞물리 듯 가까이 actin, myocin을 인접시키지 못한다. 감숨이 낮으면 연결고리 활동이 빨라지며 수축기간이 더 오래 지속된다.

다음 3단계는 포타슘 통로가 열려 포타슘이 세포 밖으로 유출되는 단계다. 이 단계에서 빼른 재분극이 되고 포타슘 이온의 유출은 세포내에 음전하를 띄게 한다 (재분극단계).

세포가 안정전위에 도달한 후 안전한 과정이 다시 시작된다. Na$^+$ - K$^+$ ATPase 펌프 기전이 시작되어 소듐이 세포 밖으로 포타슘이 세포내로 서서히 서서히 역지 전위에 달하고 세포가 수축한다. 4단계의 이해가 중요 도모하는 중요 근세포 이해를 위해 다양한 심장은 해심은 다양은 중요 정보를 제공하는 것이다. 어떤 근세포가 우선적으로 억지 전위에 정도의 억지 전위에 도달한다는 것이다. 심장에서 심박조율 기능을 유지하는 동방결절 세포이다. 다음은 심방세포, 방실결절세포, 수지세포, 과진체 세포로 심실 세포이다. 이러한 전도체계 각각의 독자적 조율 찾수는 이전 체계보다 느려진다는 사실이 흥미롭지 않은가? 전도 체계 전체가 이런 체계로 조율기능을 하지 않는다는 것을 신체의 보호 기전이다. 동방결절 세포 모두가 체계를 있을 경우 신속하게 다음 4단계의 역할으로 심방 심근세포가 대신한다. 다른 세포 단계 전에 수축하고 다음 조율을 설정한다. 필요에 따라 이러한 단계가 계속된다.

독해

수백만의 활동전위가 심장에서 발생된다는 것을 생각해보자. 세포 각자는 분극 상태에서 70~100회/분 정도 재분극되고 몇 백만개의 근세포가 심장내에 있다. 이것은 수백만 ~ 수억의 활동전위가 분당 발생된다는 것이다. 놀라운 것은 이러한 모든 세포의 활동이 조화롭게 발생된다는 사실로, 제 1장에서 허숨된 전기전도체계에 감시해야겠다. 이 중재적으로 방출된 에너지의 힘이 하나의 큰 전기적 흐름이 되어 심장의 성의 죽음 만든다. 다음 내용은 심전도기가 어떻게 이러한 전기전위를 기록하는지, 이 기록의 변화요인이 무엇인지를 배우게 된다. 정상 심장이 만드는 고유 심전도파, 병적요인으로 어떻게 변화되는지 배울 것이다.

심전도 기초에 시간을 투자하는 것이 지루할 수도 있지만 심전도를 정확하게 이해하기 위해서는 중요하다. 심전도를 단순히 반복하는 것으로 종분하지 않다. 무엇이 전도로를 만들며, 병적 소견은 무엇인가를 알아야 진단을 위한 정보를 제공할 수 있다. 진단은 치료 지침을 제공할 것이고 적절한 치료를 제공하여 당신 환자의 생명을 살리게 될것이다.

학습문제

1. 다음 중 옳지 않은 것은?
   A. Na⁺
   B. K⁺
   C. Ca⁺⁺
   D. Cl⁻
   E. K⁺

2. 세포 내에는 소듐 이온 농도가 높다.
   참 또는 거짓

3. 세포 밖에는 포타슘 이온 농도가 높다.
   참 또는 거짓

4. 심근 휴식기 전기 전위는?
   A. +70～+90 mV
   B. +100～+120 mV
   C. 대략 0
   D. -70 ～ -90 mV
   E. -100 ～ -120 mV

5. 소듐-포타슘 APT 펌프작용에서 ATP는 두 개의 소듐이온을 세포 밖으로 한 개의 포타슘 이온을 세포 내로 이동시킨다. 결과적으로 세포 내에 이온은 음 전위를 띄게된다.
   참 또는 거짓

6. actin과 myosin은 단백질 물질로써 심근세포를 수축시킨다. 다음 어떤 이온이 troponin과 tropomyocin 복합체를 actin, myosin과 연합되도록 하는가?
   A. Na
   B. K
   C. Ca
   D. Mg
   E. Cl

7. 세포는 정상 휴식시에는 분극상태이다.
   참 또는 거짓

8. 세포는 활동전위가 상승하면 수축한다. 세포는 이 과정에서 분극상태이다.
   참 또는 거짓

9. 다음 중 가장 빠르게 심박조율 기능을 수행하는 것은?
   A. 동방결절
   B. 심방 근세포
   C. 방실결절
   D. 속가지
   E. 심실 근세포

10. 분극 – 재분극 전기활동은 심전도로 측정된다.
    참 또는 거짓

1. B 2. 가지 3. 가지 4 D 5. 참 6. C 7. 참
8. 가지 9. A 10. 참

3 장

벡터(Individual Vectors)

세포가 각자의 전류파를 생성한다고 가정해보자. 이 전류는 강도와 방향이 다르다. 벡터는 이러한 전기적 주진력을 나타낸다. 벡터는 전기적 중력의 강도와 방향을 화살표로 나타낸다. 예를 들어 일개 세포에 의해 생성되는 전기흐름이 1단위의 값어진다 가정할 때 일개 생방을 향하게 표시한다. 이 방향을 벡터 A라 하자(그림 3-1). 또 다른 세포에서 전파가 나오는 값을 2단위라 하고 이것이 오른쪽 위를 향한다면 그 방향을 B라고하며 벡터 2배의 크기로 표시될 것이다. 심장은 이러한 개별적 벡터를 수백만개 보유하고 있다(그림 3-2).

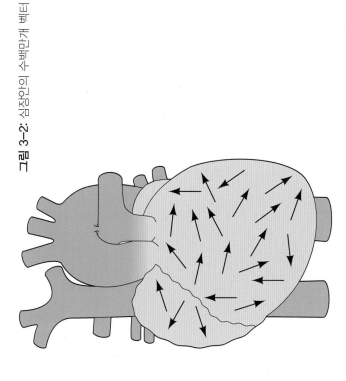

그림 3-2: 심장안의 수백만개 벡터

벡터의 가감

벡터는 에너지의 크기와 방향을 나타낸다. 같은 방향을 향하면 더해지고 서로 다른 방향이면 감해진다. 서로 각을 이루면 에너지가 가감되어 방향이 다른 축이 생겨난다 (그림 3-3). 이것은 벡터 기전에 관한 간단한 소개이다. 여러분은 물리학 책자를 통해 좀더 상세한 정보를 얻을 수 있을 것이다.

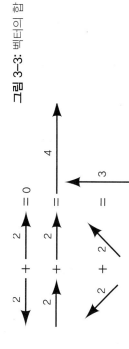

그림 3-3: 벡터의 합

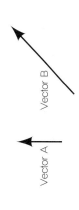

그림 3-1: 두 개의 벡터

심장의 전기축

심실에서 발생되는 수백만개의 벡터를 합해보자. 모두 더하면 몇 몇이 결리계된 다. 최종 벡터는 가감된 후 방향이 변화된 전기축이 된다(그림 3-4). 같은 방법으로 각파와 분절은 각각의 대표 벡터를 갖는다. 즉 P파 벡터, T파 벡터, ST분절 벡터, QRS파 벡터 등이다. 심전도는 이러한 각각의 전극 아래를 지나가는 주요 벡터의 전 기적 움직임을 나타낸다.

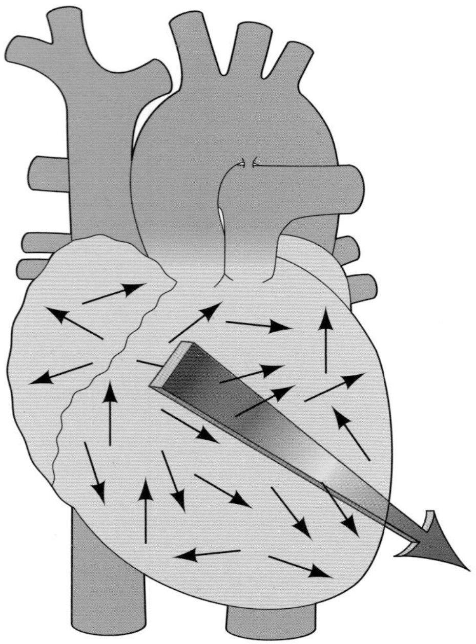

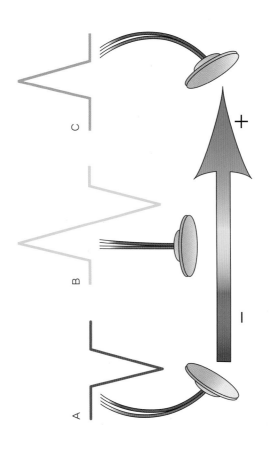

그림 3-4: 심실 벡터의 합 = 전기축

전극과 전파

전극은 전극 아래의 전기적 활동을 파악하는 감지 기구이다. 양성 전기 자극이 전 극 쪽에서 멀어져 가면(그림 3-5A) 심전도기는 음성(하향)파로 변환시킨다. 양성 전 기 자극이 전극쪽으로 향해가면 (그림 3-5C) 심전도기는 양성(상향)파로 전환한다. 전극이 중간에 있으면 (그림 3-5B) 전극을 향해가는 양성파는 상향으로, 멀어지가 는 음성파는 하향으로 나타난다. 이는 도플러 효과와 유사하다. 구급차가 사이렌을 켜면서 다가오는 경우가 이러한 효과와 같을 것이다. 즉, 차가 가까이 올수록 소리가 커지고 멀어질수록 소리가 약해지는 현상이다.

그림 3-5: 유도를 부착하는 위치가 다르면 심전도는 같은 벡터에 대해 다른 기록을 남긴다.

심장의 그림과 같은 유도

전극은 맥박의 전기활동을 인지하고 심전도는 파형으로 기록된다. 각각의 파형을 그림으로 생각해보자. 이제 카메라에 대한 특정 방향으로 다양한 전극을 부착한 상태로, 또는 카메라에 유주하면서 상상해보자. 심장이 다양한 그림을 얻게 될 것이다. 앨범의 사진으로 심전도를 생각한다면 이해가 쉬울 것이다. 좀더 중미를 더하기 위해 장난감 코끼리의 여러 사진을 가정해 보자. 그것들을 3차원 입체적으로 상상할 수 있느가? 심전도의 의미도 그렇다. 심장 전기축의 입체적 사진을 찍는 것이다. 경색, 비대, 차단 등 병리적 과정에 관한 모든 종류의 정보들을 얻을 수 있다.

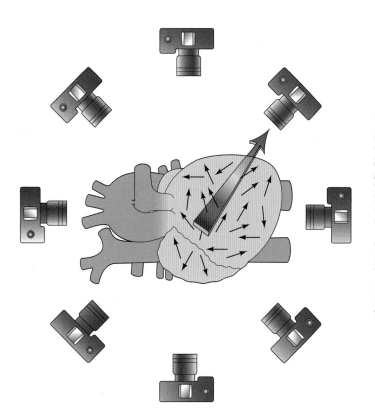

그림 3-6: 다른 각도에서 심장을 촬영하는 유도

전극의 위치(카메라의 방향)

카메라를 어디에, 전극을 어느 곳에 위치시킬 것인가? 그림 3-7에서 나타난 부위에 부착하게 된다. 사지유도는 오른쪽 팔(RA), 왼쪽 팔(LA), 오른쪽 다리(RL), 그리고 왼쪽 다리(LL)에 위치한다. 심장으로부터 적어도 10cm 떨어진 위치이다. 심장에서 10cm정도 떨어진 위치라면 팔이 전극을 어깨라든가 팔의 다른 곳에 부착되도 관하다. 그러나 중부으로는 정확한 부위를 선택해야 한다. V_1과 V_2는 제4갈비 사이 공간 부장뼈 옆면에 부착한다. 그 위치를 찾기 위해 루이스라는 점을 찾아야 한다. 이곳은 부장뼈 3분의 1지점으로 융기된 것이다. 부장뼈 위에서 만져 내려가오면 부장뼈라는 곳을 찾을 수 있다. 이곳이 제2갈비 사이에 연결됨 부위이다. 제2갈비뼈 바로 아래가 제2갈비뼈 사이이므로 제2갈비사이의 갈비사이 공간을 찾아 제4갈비 사이의 공간을 찾는다. V_4는 빗장뼈 중앙선을 따라 제5갈비사이 공간 지점이다. 나머지 위치는 그림에 따라 파악한다.

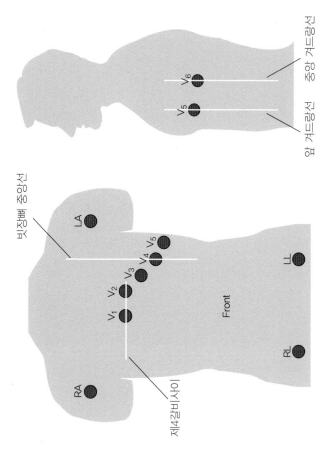

그림 3-7: 유도의 위치

두개의 유도체계

여섯개의 축방향

그림 3-9의 A와 B를 합성해보자. 유도가 평행이고 같은 극성이면 이동하는 이전 원리를 이용해서 6개 축방향을 얻게 된다(그림 3-10). 심장의 중심부를 앞쪽과 뒤쪽으로 절단한 상태로 분석해 보자. 우리 몸을 한쪽 귀에서 다른 한쪽 귀로 나누는 유리판이 있다고 가정한다. 즉 관상면으로 절단하는 것이다. 벡터가 심장이 전후의 심리판에 투영되는가 평가해 보아야 한다.

6개의 축방향이 되는 사지유도는 유도 I, II, III, aVR, aVL, aVF 이다. 전통적으으로는 유도의 측면이 양성 전극으로, 그 끝 방향에 유도의 이름을 얻는다(그림 3-9). 따라서 유도 I은 왼쪽 우측 방향, aVF의 양성 극은 하방에 있다. 또한 그 유도들은 30도 가량 떨어져 있다. 이것은 축에 관하여 논할 때 매우 유용한 내용이다.

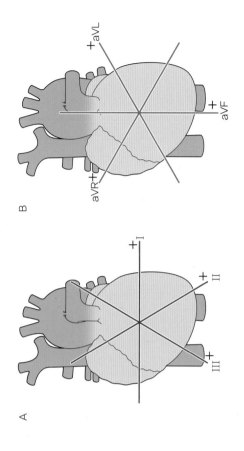

그림 3-9: 벡터를 조직하여 세 개의 유도를 더 얻는다.

심전도가 어떻게 유도를 인식하는가?

심전도가 유도 I, II, III를 만드는 사지 전극의 양성, 음성 극을 판독한다(그림 3-8). 다시 말하자면 카메라가 양성 축에 놓이게 되고 음성 극을 향하는 방향을 향하게 된다. 물리학에서 두개의 벡터는(이러한 경우 유도) 평행한 방향이면 강도와 극성이 동일하다. 그러므로 그림 3-8에서 보는 위치로부터 유도를 움직일 수 있고, 심장의 중심을 통해 방향 지점을 통과시키면 같아질 것이다(그림3-9A). 보다 복합적인 벡터 조각을 위해 심전도기는 세개의 추가적인 유도를 보게 된다(그림 3-9B).

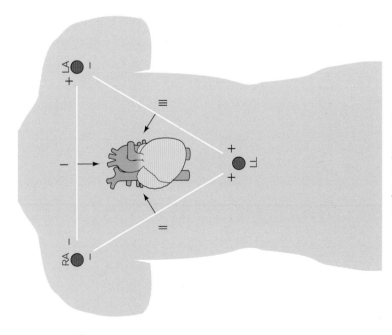

그림 3-8: 유도 I, II, III

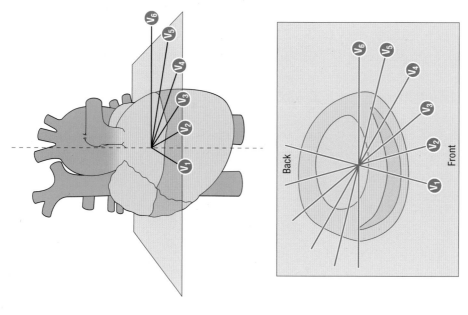

그림 3-11: 6개의 흉부유도

심장의 입체적 방향

이제 이 모든 것들을 종합해 보자면 심장을 관상면과 시상면으로 절단하여 심장에 3개 방향의 입체적 사진을 보게된다. 이러한 지식을 어떻게 활용하는가? 자가평가를 해 보자. 심장 아래쪽에 심근경색이 있을 경우 지속적으로 변화가 나타난다면 이 환

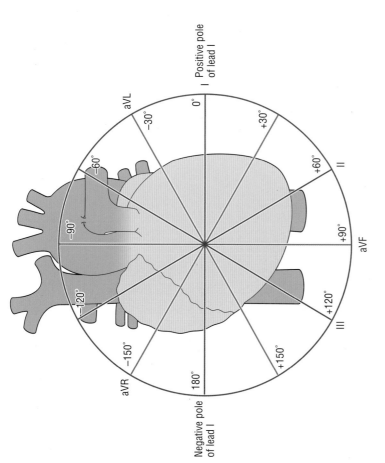

그림 3-10: 6개 축방향

흉부유도

흉부유도를 기억해보자서 이 유도는 사지유도에 대해 직각이다. 다시 유리판을 상상해 보자면 심장의 중심부를 아래 위로 가르는 것이다. 즉 시상면(sagittal plane)이다. 심장의 횡단면으로 6개의 흉부유도가 있다(그림 3-11).

자를 아래벽부(하벽)심근경색(IWMI) 환자로 판단할 것이다. 유도 V₁, V₂에 변화가 있다면 중격부에 발생한 심근경색이다. V₂, V₄라면 앞벽부(전벽부)이고 유도 I, V₅, V₆는 측면 유도이다. 이 각각의 유도 방향을 하나하나 살펴보자.

위치 지정 : 아래쪽 벽

심전도에서 유도 II, III, aVF 변화가 관찰된다고 예를 들자. 이 양성을 모르는다면 심장의 어느 부위에 문제가 있는지 모르는 것이다. 단순한 암기가 기억하는 최선의 방법이 아니다. 이런 방법은 90%가 명각되므로 보다 논리적인 이유를 알아야 한다. 6개 축방향의 중부유도를 기억한다면 심장아래쪽 벽과 관련된 유도를 기억하게 된다(그림 3-13). 심전도상 이러한 부위에 허혈이나 경색으로 변화가 나타나면 환자의 심장 아래쪽 벽에 허혈이나 경색이 있음을 시사하는 것이다. 이러한 체계를 이해한다면 심전도에 관하여 대부분을 파악하게 될 것이다.

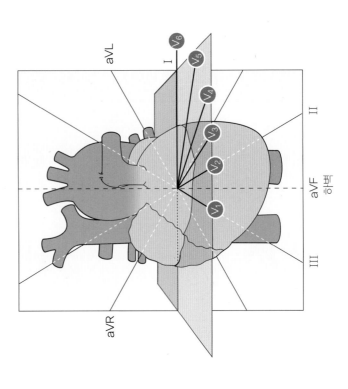

그림 3-12: 세 개 임체적 영역의 유도

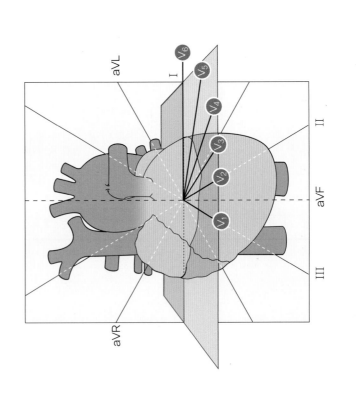

그림 3-13: 아래쪽 벽의 유지피악

다른 위치의 파악

여러분은 이러한 방법으로 앞쪽, 중격, 가쪽 (그림 3-14), 그리고 아래쪽 벽 문제

위와 같은 한 부위 이상의 문제와 관련된 위치를 파악할 수 있다. 유도와 관련된 위치
는 어떻게 알 수 있을까? 답변은 그림 3-15를 통해 알 수 있다.

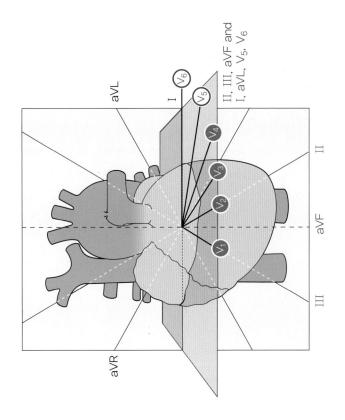

그림 3-14: 위치의 파악

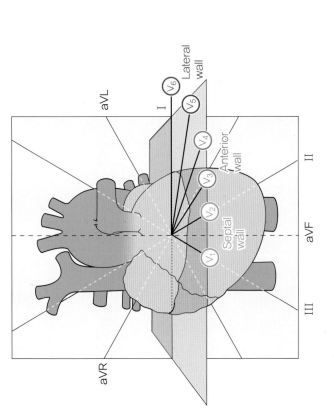

그림 3-15: 한 부위 이상의 문제와 관련된 위치

복습문제

1. 다음 설명 중 맞는 내용을 고르시오.
A. 벡터는 전기적 힘의 강도를 보여주는 것이다.
B. 벡터는 전기적 힘의 방향을 보여주는 것이다.
C. A와 B 모두 옳다.
D. A와 B 모두 틀리다.

2. 심장의 전기축은 심실 탈분극과 관련된 개인 벡터의 총합을 나타내는 벡터이다. 참 또는 거짓

3. 다음 설명 중 틀린 내용을 고르시오.
A. 전극은 전극 아래에서 발생되는 전기적 활동을 감지하는 기구이다.
B. 전극을 향해서 이동하는 양성 전기파로는 심전도상에서 양성파형으로 나타난다.
C. 심전도상에서 양성파형은 전극을 향해 이동하는 양성 전기파를 나타낸다.
D. 전극을 향해서 이동하는 양성 전기파는 심전도상에서 등장성파로 나타난다.

4. 전기유도는 특별한 전해에서 전기축의 사진을 촬영하는 카메라와 같다. 참 또는 거짓

5. V_3, V_4는 복장뼈의 반대방향이다. 참 또는 거짓

6. 루이스각은 아인토벤 삼각형의 아래 각을 의미한다. 참 또는 거짓

7. 사지유도는 I, II, III과 aVR, aVL, aVF이다. 참 또는 거짓

8. 사지유도가 관상면을 따라 심장 전기축의 9개로 나누어진다는 것이다. 참 또는 거짓

9. 흉부유도는 시상면에 따라 상부 반과 하부 반으로 나누는 것이다. 참 또는 거짓

10. 사지유도와 흉부유도는 심장 전기축방향의 임체적면을 만드는데 사용할 수 없다. 참 또는 거짓

1. C 2 참 3. D 4. 참 5. 거짓 6. 거짓 7. 참 8참 9. 참 10. 거짓

실제 심전도: 용지와 잉크
(The Actual ECG: Paper and Ink)

4 장

간격과 크기

펜은 용지 위에(2장에서 논의된) 심전도 파와 분절을 기록하게 된다. 간단하게 정리하기 위해 그림 4-1에 균을 나타내는 수평선을 똑바로 그어 놓았다.

심전도 용지는 펜 아래서 아래로 조당 25mm의 속도로 통과한다. 그러므로 각각의 작은 간은 25분의 1초 즉, 0.04초에 해당한다. 큰 간은 다섯 개의 작은 간으로 이루어져 있으며 이것은 5×0.04초 = 0.2초, 즉 다섯 개의 큰 간은 1초를 의미한다. 각각의 유모는 2.5초를 의미하고 실물크기의 심전도는 10v초 동안 기록된다.

용지는 상하로 3~4개의 심을 아래로 그리게 된다. 앞에서 언급한 위쪽으로 그어진 3

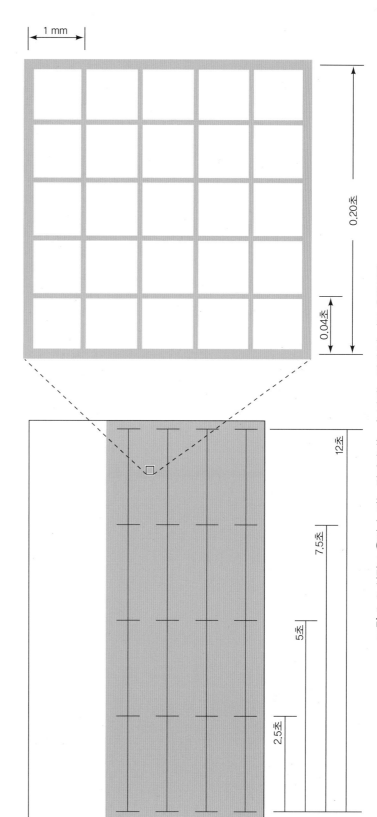

그림 4-1: 심전도 용지. 높이는 밀리미터(mm), 넓이는 밀리초(ms)로 측정된다.

줄은 열두 개의 유도로 표시된다. 각각의 유도는 쉽게 알아 볼 수 있도록 적합한 이름을 달고 있다. 아래에 있는 네 번째 줄은 율동선이다. 많은 심전도기계에서 이 리듬이 기계화면에 바로 위에 유도와 함께 나타난다. 그러나 몇몇 다른 기계들에서는 리듬이 동시에 나타나지 않는다. 이점에 대해서는 이 장의 후반부에서 다루게 될 것이다. 파나 분절의 수직높이에 관해서 언급할 때는 mm를 사용한다. 예를 들면 다섯 개의 칸을 가진 파동으로 실제로 5mm를 의미한다. 같은 의미로 철해진 다섯 개의 칸은 5mm를 나타낸다.

이 수치를 기억하고 있으면 매우 유용할 것이다. 심전도위의 모든 칸은 mm나 ms로 측정되는 칸이와 비율에 대해서의 넓이와 비율에 대해서 매우 유용할 것이다. 심전도위의 모든 칸은 ms로 측정치가 사용될 것이다. 을 함할 때, 여러분이 발견한 것을 서술할 때도 이러한 측정치가 사용될 것이다.

예를 들면 파는 15mm높이와 0.06초로 기술될 수 있다. 이것은 파의 높이가 15개의 작은 칸이나 높은 3개의 큰 칸으로, 그 폭은 1.5개의 작은 칸으로 이루어져 있다는 것을 의미한다. 약간의 연습만으로도 여러분은 이것을 마스터하게 될 것이다.

눈금측정

심전도선의 끝에서 눈금측정 칸이라고 부르는 발자국모양의 구조물을 언제나 발견하게 될 것이다. 이 표준간은 높이가 10mm이고 넓이가 0.2초에 해당한다(그림4-2A). 때로는 심전도가 절반 크기의 눈금으로 표맷(설정)이 되어 있는 것을 볼 때도 있을 것이다(그림 4-2B). 이런 경우도 일반적으로 큰이 너무 커서 서로 지닌는 경우에 일어난다. 그러므로 이런 상태가 발생되면 모든 상태가 절반가 절반 정도만 마무르고 있다는 것을 알아야하느니 정상적인 칸으로 회복하기 위하여 절반 크기의 절반 넓이를 확장하는 작업이 큰 뒤따르기 때문이다. 계단모양의 그림을 볼 때는 포맷이 절반에 마무르고 있는 것이다.

마지막으로 여러분이 알아야 할 다른 눈금은 용지의 속당이 조당 25mm대신 조당 50mm에 맞춰져 있는 것이다. 이 눈금의 경우 눈금의 칸 하나가 0.4초의 넓이를 의미하게 된다(그림 4-2C).

표시된 유도는 어디에 있는가?

그림 4-3은 대부분의 심전도에 있어서 정상적인 포맷 상태에서의 유도의 다양한 줄

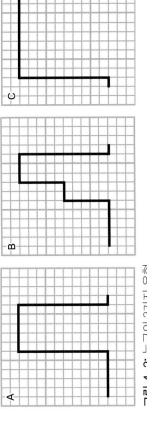

그림 4-2: 눈금의 3가지 유형

작동을 보여준다. 그러나 심전도 유도는 쉽게 알아 볼 수 있도록 적합한 이름을 달고 있다. 여러분은 여러분의 설정에 곧 익숙해져야만 할 것이다.

몇몇 포맷은 바탕에 리듬을 보여주지 않는다. 이것이 심전도 해석에 있어서 매우 불편한 점이라고 우리는 믿고 있다. 포맷에 있어서 또 다른 불편한 점은 리듬을 보여주기는 하지만 위의 리듬과 군의 일시적인 관계는 보여주지 않는다는 점이다(일시적 관계에 대해서는 다음에 설명할 것이다). 전극으로 유도의 동발적인 진동에서 정상적인 리듬을 이 모습에 매우 다양하기 때문에 이런 심전도의 동발적인 진동에서 일시적으로 관제되는 리듬이 심전도 구별하기는 매우 어려울 것이다. 아래의 장에서 일시적을 제시하는 것을 보여 줄 것이다. 이 해석에 매우 중요하다는 것을 매우 중요하다는 것을 제시하는 것을 보여 줄 것이다.

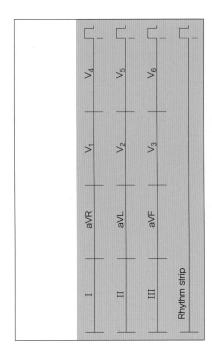

I	aVR	V₁	V₄
II	aVL	V₂	V₅
III	aVF	V₃	V₆
Rhythm strip			

그림 4-3: 심전도 용지에서 나타난 유도의 위치

줄을 열두 개의 유도로 표시된다. 각각의 유도는 쉽게 알아 볼 수 있도록 적합한 이름을 달고 있다. 아래에 있는 네 번째 줄은 율동선이다. 많은 심전도기계에서 이 리듬이 기계화면에 바로 위에 유도와 함께 나타난다. 그러나 몇몇 다른 기계들에서는 리듬이 동시에 나타나지 않는다. 이점에 대해서는 이 장의 후반부에서 다루게 될 것이다.

심전도의 일시적 관계

심전도의 맨 위에 위에 놓여 있고 그 위를 훑으면서 지나가는 붉은 선을 가진 하나의 선명한 자를 상상해 보라(그림 4-4). 종이를 따라 그 자를 움직여가면 일시적으로 다양한 모습을 가진 점들을 만나게 되는데 심전도의 시각 지점에서 발생했던 일련의 이벤트들이 이 점들의 끝에서 일어나기 때문이다. 그러나 위에서 연급한 붉은 선을 점하게 되는 각각의 이벤트는 모두 동일한 시간대에 발생한다. 심전도 기계장치의 컴퓨터는 시너개의 유도를 맞추는 동시에 측정할 수 있으며 심전도 스크린 위에 그 측정치를 동시에 나타낼수 있다. 붉은 선을 만질 때 나타나는 이벤트만이 동시에 발생한다는 것을 기억하라. 군의 끝은 언제나 심전도 종지 위의 동일한 수직선을 따라서 나타난다는 것을 항상 점하라. 이렇게 하는 것이 군의 해석에서 실수를 예방하는 일이다.

왜 일시적인 여백이 중요한가?

무엇 때문에 일시적 여백을 두는 것이 이토록 중요한 일인가? 그림 4-5에서 나타난 다른 상황을 한번 고려해 보자. 보다 더 간단하게 하기위해 군을 양쪽 각각 5개에서 6개로 지정된 별 모양으로 표시했다. 각각의 유도는 독특한 자기만의 색깔을 가진다는 것과 리듬은 유도 2번의 세상안에 있다는 것을 염두에 두라. 심전도를 해석해 가면서 아래 중에 다섯 개의 지점을 가진 곳에 비해 여섯 개의 지점을 가지고 있으므로 다섯 번째와 여섯 번째 군의 리듬을 적절하게 하는데 너무 쉽게 심전도의 작인 군이 서로 다른다는 것을 알려주는 리듬이 없다면 여러분은 너무 쉽게 심전도의 해석에 오류를 범하게 될 것이다. V₁에서 V₃에 이르는 유도를 가운데 나타나는 군을 해석할 때 움동신 때문에 QRS군의 형태가 다른 것과 차이가 난다는 것을 알 수 있으며 이를 바른 진단과 해석을 내릴 수 있는 것이다.

요점을 보다 더 확실하게 해보면, 이것에 관한 지식은 여러분의 최종 진단을 극적으로 수정하게 해 줄 것이다. 그리고 그것은 아무리 극적이어도 지나치지 않는, 환자의 생명을 연장하게 해 줄 것이다. 보다 적절한 예를 들기 위하여 10장에서 ECG 10과 12를 보라. 여러가지 다른 사안들 중에서도 일시적 여백은 리듬과 간격, ST 분절변화, 미성숙군, 그리고 동반적으로 전도된 진동을 결정하는데 매우 중요하다.

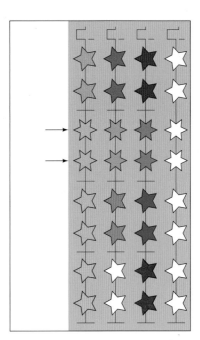

그림 4-5: 별들이 서로 다른 유형은 형태학적으로 다르다는 것을 의미한다.

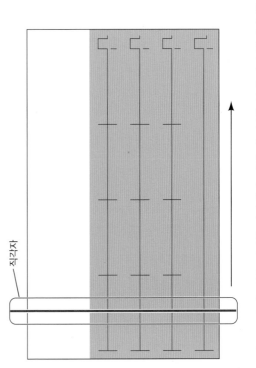

그림 4-4: 붉은 선은 일시적 시간을 나타낸다: 이벤트는 붉은 선에 닿자 동시에 일어난다.

학습문제

1. 심전도의 용지는 정상적으로 작동할 때 _____ 의 속도로 진행된다.

A : 초당 50mm
B : 초당 75mm
C : 초당 25cm
D : 초당 25mm
E : 모두 틀렸음

2. 작은 칸이 나타내는 폭은 얼마인가?

A : 0.04초
B : 0.02초
C : 0.4초
D : 0.2초
E : 모두 틀렸음

3. 정규 12-유도 심전도에서 한 개의 유도가 차지하는 시간은 몇 초인가?

A : 0.3초
B : 2.5초
C : 13초
D : 30초
E : 모두 틀렸음

4. 심전도 한 장을 표기하는데 걸리는 시간은?

A : 3초간
B : 6초간
C : 9초간
D : 10초간
E : 모두 틀렸음

5. 심전도 용지의 작은 칸은 어떻게 측정되는가?

A : 1cm에 0.2초
B : 1mm에 0.2초
C : 1cm에 0.04초
D : 1mm에 0.04초
E : 모두 틀렸음

6. 심전도 용지의 큰 칸은 어떻게 측정되는가?

A : 5mm에 0.2초
B : 1mm에 0.2초
C : 5mm에 0.04초
D : 1mm에 0.04초
E : 모두 틀렸음

7. 작은 칸 10개의 높이와 작은 칸 3개의 폭으로 표시되는 파동은 어떻게 표시되는가?

A : 1mm에 0.3초
B : 10mm에 0.12초
C : 12mm에 0.3초
D : 12mm에 0.1초
E : 모두 틀렸음

8. 큰 칸 2개의 높이와 2개의 작은 칸 폭 거리는 어떻게 어떻게 측정되는가?

표시 : V
높이 : 22mm
E : 모두 틀렸음

9. 심전도가 절반상태로 나타난다면 20mm를 나타내는 파동은 원래 어떻게 나타나야 하는가?

A : 10mm 높이
B : 20mm 높이
C : 30mm 높이
D : 40mm 높이
E : 모두 틀렸음

10. 모든 심전도는 용지 위에 같은 방법으로 형성된다.
참 또는 거짓

1. 심전도의 용지는 정상적으로 작동할 때 _____ 의

A : 초당 50mm
B : 0.22초의 폭
C : 0.48초의 폭
D : 4.8초의 폭
E : 모두 틀렸음

5 장

심전도 도구(ECG Tools)

심전도를 보다 쉽게 판독하고 해석하는데 사용되는 다양한 도구들이 있다(그림5-1).

1. 캘리퍼(Calipers)
2. 회전축측정자(Axis-wheelruler)
3. 심전도측정자(ECGruler)
4. 직각자(Straightedge)

이 장에서는 이런 도구들에 대해서 상세하게 언급하게 될 것이다. 도구에 대해서 간단히 언급을 하자면, 비록 도구들이 판독을 보다 더 수월하게 해주겠지만 그것은 전적으로 여러분의 노력에 달려있다. 열심히 한다면 도구가 없다 하더라도 필요를 느끼지 못할 것이다.

캘리퍼: 심전도 해석에 가장 유용한 도구

우리가 제시한 도구들 중에서도 특히 캘리퍼를 사용하지 않고 정확한 각의 측정을 요구하는 심전도의 판독은 거의 불가능하다(그림5-2). 매우 강한 노조지만 사심이 다. 캘리퍼없이 파(waves)나 간격, 간의 밀도를 평가하는 것도 가능하다. 군의 넓이와 높이를 다른사람에게 얼릴 목적으로 용지위에 간양자세의 마크를 하는 사람들을 많이 보아왔다. 그러나 정확성과 신뢰를 확보하느니 캘리퍼를 사용하는 것보다 더 좋은것은 없다. 캘리퍼세트를 가지고 있지 않다면 가까운 의료용품점이나 지정공급처에서 한 세트 구입할수 있고, 향상 곁에 두난면 편히 사용할 수 있다. 캘리퍼를 어떻게 사용할 것인가? 측정하려고 하는 문제의 끝에 한쪽 핀을 꽂는 우

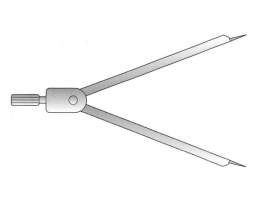

그림 5-2: 캘리퍼로 심전도 간격(거리)를 측정한다.

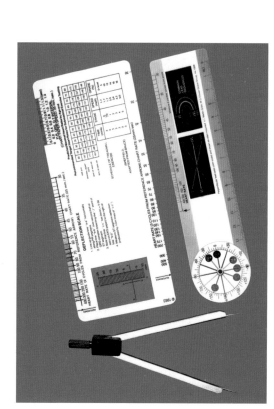

그림 5-1: 캘리퍼와 회전축 측정자, 직각자를 포함한 심전도 측정자(ECGruler)

다른쪽 핀을 물체의 끝을 물려 이동시켜 심전도 파형의 시간이나 높이를 정확하게 측정할 수 있다. 아래의 그림은 캘리퍼의 간단한 사용방법이다.

캘리퍼 사용방법

캘리퍼를 사용하여 거리를 측정해 본 적이 있다면 심전도용지 위에서 시간을 나타내는 간격을 계산하는 것이 훨씬 쉬울 것이다(그림5-3). 큰 간은 0.2초, 작은 간은 0.04초를 나타내며 작은 칸 두 개 반을 합쳐서 0.1초를 나타낸다.

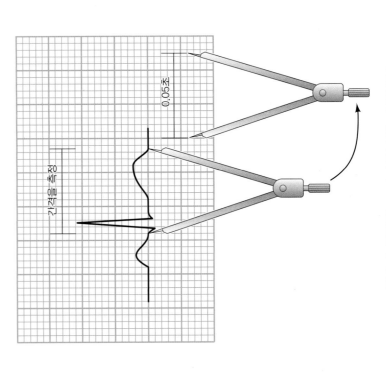

그림 5-3: 전체군(complex)의 넓이는 0.5초이다.

이제 세 개의 군 사이에 놓인 캘리퍼를 앞고 싶다고 가정해보자. 우선, A군과 B군의 캘리퍼를 측정한다. 그리고 오른쪽 핀을 베지 말고 왼쪽 핀을 돌려서 B와 C의 거리가 같은지 않아보라(그림5-4). 오른쪽 핀을 움직이지 않고도 그 거리가 같다는 것을 확신할 수 있을 것이다. 한 판에서 다른 핀으로 핀을 옮겨가는 것을 "워킹"이라고 한다.

여러분은 군의 규칙을 확인하기 위해 심전도를 이리저리 가로지러 캘리퍼를 앞으로 뒤로 움직이게 할 수 있다. 그리고 여러분이 원하는 어떤 장소와 어떤 거리드 셀 수가 있다. 이런 기술은 3등분된 심장의 비정상적 인을을 결정하는 데 매우 유용하다. 캘리퍼를 듣고 2부에 나오는 몇 종류의 심전도를 연습해보자. 즉 점이 아주 정확하다는 것을 확신할 것이다.

파의 높이 비교

파가 하향인지 상향인지를 알아보기 위해 그리고 파의 높이를 측정하기 위해 캘

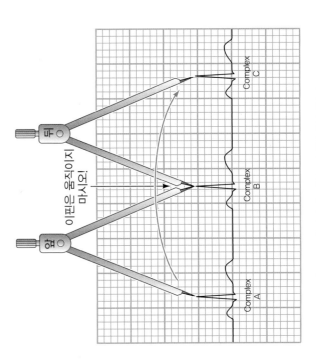

그림 5-4: 캘리퍼의 작동. 간격은 동일하다.

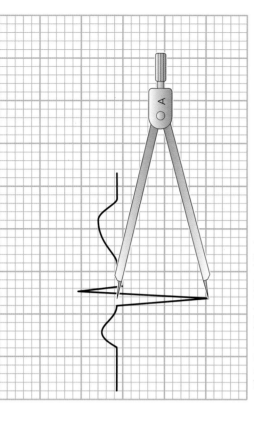

그림 5-6: 두 파의 높이를 더하기

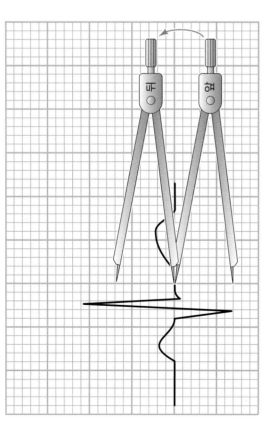

그림 5-5: 전체군(complex)은 하향파 보다 상향파가 3.8mm 더 높다.

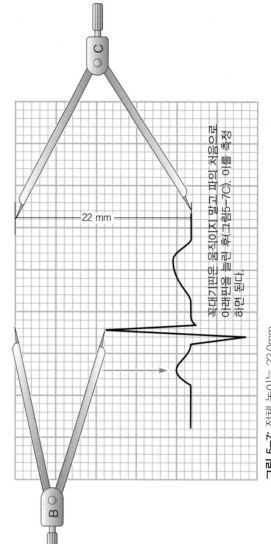

의 캡션 영역: 꼭대기핀은 움직이지 말고 파의 처음으로 아래파를 옮긴 후(그림5-7C), 이를 측정 하면 된다.

그림 5-7: 전체 높이는 22.0mm

리퍼를 사용할 수 있다. 그림5-5에서 하향파(첫번째)의 길이가 7mm이고 상향파(두번째)의 높이는 10.8mm라는 것을 알 수 있다. 파의 크기가 유사할 때 이 방법은 정말로 유용하다. 켈리 퍼를 작동시키거나 아래로 높이를 높하는 것만으로도 어떤 것이 더 큰 지 금방 알 수 있다. 이것은 심장의 축을 측정할때 매우 유용하게 쓰인다.

파 높이 더하기

한 파의 하향 길이를 다른 유도에 있는 상향의 높이에 더하고 싶을 때에는 처음 유도에서 균의 하향파를 먼저 측정해야한다. 켈리퍼를 그림5-6에 나타난대로 놓고 그 크기를 측정해보라. 이제 A로부터 크기리를 유지한 상태에서 두 번째 유도에 있는 상향군의 꼭대기로 켈리퍼를 옮겨보라(그림5-7B).

기억할 것!

항상 캘리퍼를 소지하고 다녀라

회전축 측정자

회전축 측정자는 분절파 파의 실제축을 계산하는데 매우 도움이 된다(그림5-9). 우리가 아는 한 이 도구들은 모두 제작회사 등에서 구입할 수 있는 것들이다. 이 도구는 자의 뒷부분에 6가지 축 측정체계를 가지고 있다. 앞면에는 화살표를 가진 선명한 원은 선이 있다. 도대체 저 바퀴를 어떻게 사용하는지 지금 당장 고민할 필요는 없다. 그림에 나타난 대로 전기축의 상세한 설명은 10장에서 할 것이다.

심전도 측정자

그림5-10이 심전도측정자는 회전축 유행의 자를 제외하고는 모두 쓸만한 플라스틱으로 만들어진 무용지물이라고 생각한다. 이것들은 단 한편의 캘리퍼만 가지고 있다. 대부분의 자는 한 면에서 그 비용을 제는 것이지만 임제는 다른 면에서도 측정을 함 수 있다. 만약에 한 세트의 캘리퍼와 심전도용자를 가지고 있다면 위에서 언급한 것 모두를 가지고 있는 것과 같다. 몇몇 도구들은 정규직인 지식을 요구하는 심전도 기준의 어느 부분에도 소용이 닿지 않는 것들이다. 그러나 이동할 때, 이런 도구들을 넣고 다닐 공간이 무게가 조금 더 늘어나는 것을 크게 신경쓰지 않는다면 가지고 다니는 것도 과히 과히 나쁘지 않다.

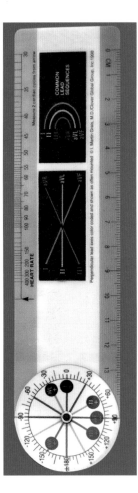

그림 5-9: 회전축 측정자

촉 비교

이것에 대한 설명은 조금 지나쳐 설명은 추가되었다. A캐리어와 같거나 조금 더 길다고 하고 여러분은 그 것을 측정하기를 원한다고 가정한다(그림5-8). A캐리를 측정하기 위한 캘리퍼의 위치를 정한 후에 거리를 정확하게 전달할 수 있도록 옮겨서 B캐리가 A캐리와 같은지 앉아보라.

방심차단이나 이탈율동, 심방조기수축이나 심실조기수축 등을 비교하는데 이 기술을 다양한 용도로 사용할 수 있다. 여전히 무슨 뜻인지 이해가 가지않더라도 크게 걱정하지 말아라. 여러번 복습하기만 하면 된다.

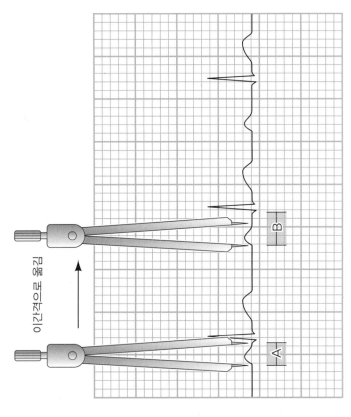

이간격으로 옮김

그림 5-8: A와 B의 간격은 동일하지 않다.

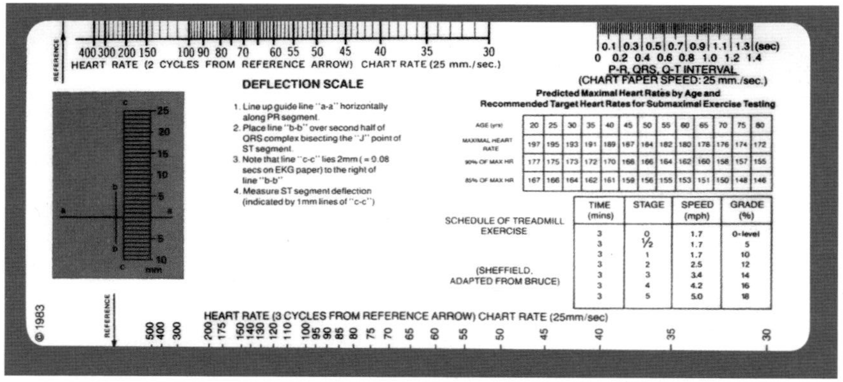

그림 5-11: 심전도 직각자

정상인 경우 QRS파의 폭이 넓어지고 정상적인 유지 위에 있게 된다
만일 QRS군이 유지 안에 있다면 이는
각 차단(bundlebranchblock)이다.

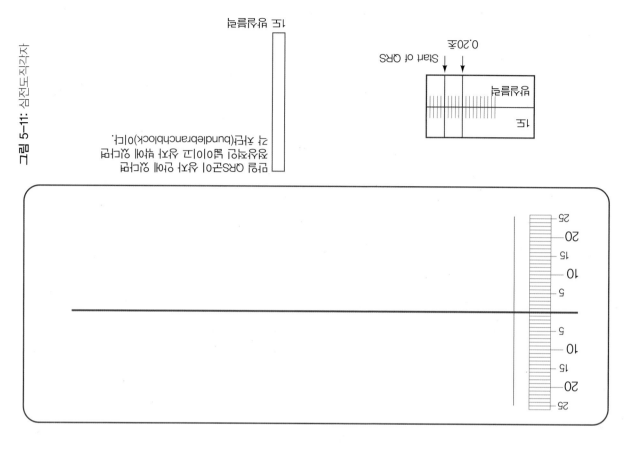

그림 5-10: 심전도 측정자

직각자

직각자는 상승과 하강의 현재 상태를 측정하는데 그리고 바탕선의 계산에 매우 필요한 도구이다. (여기쯤에 기입된 심전도를 읽기가 다소 개복하고 종이가 구겨지지 만 않았었다면)심전도용지가 스스로 접혀져서 여러분 앞에 놓여진다 항진되라도 그냥 일 반적인 종이를 사용해도 된다.

가장 좋은 직각자는 중앙에 있는 선들이 매우 깨끗하고 어떤 군이든지 방해받지 않 고 문제가 될 영역을 잘 볼 수 있게 해주는 것이다. 바탕선을 계산하기 위해 직선을 활용할 수 있다. 만약에 주변에서 자를 찾을 수 없다면 그림5-11의 그림을 사용하라. 여기에 새깜을 넣는 것도 여러분 주위의 복 사 가게가 오히려 여러분을 도와줄 것이다.

OHP필름위에 놓고 복사해서 사용하라. 기기에 새깜을 넣는 것도 여러분 주위의 복 사 가게가 오히려 여러분을 도와줄 것이다.

6 장

기본 심박동(The Basic Beat)

이장을 공부한 후 여러분은 ECG를 판독하기 위한 준비를 하게 된다. 각각의 선들이 이미하는 것들에 대해 확인하고 기본 리듬과 군(complex)부터 시작하게 될 것이다. 우리는 심장의 전기적 복합체를 각각의 구성요소로 분류하고 그 구성요소들의 개념을 소개하려고 한다. 2부에서는 임상적으로 다양하게 나타나는 심전도의 실례를 보게 될것이다.

기본 구성요서의 소개

그림 6-1에서는 기본적인 심전도를 보여준다. 파는 심장의 전기적 자극들을 가져 선(baseline)을 중심으로 편위된 방향을 보여준다. P파는 심방의 탈분극을 나타내며, 분점은 심전도상에서 나타나는 특징한 부분이다. 예를들면 P파의 분부부터 Q파의 시작까지는 PR 분절이다. 간격이란 거리(distance)로써 시간으로 나타내며 두 개의 심장사건(cardiac events)사이에서 일어난다. P파의 시작부터 QRS군 시작까지는 PR 간격이라고 한다. PR 간격은 곧 PR 분절이다.

그림 6-1에서는 연급되지 않았으나 R'(R prime), U파 등도 볼 수 있다.

파(wave) 명명법

파는 심방 탈분구이나 심방 재분구, 심실 탈분구, 심실 재분구 또는 히스속(His-bundles)을 통과하는 전도 등의 심장의 전기적인 사건들을 나타내는 것이다. 파는 언제나 독립적이며 양성 또는 음성 편위이다. 파는 기저선에서 편위되어 나타나는데 여기서 기저선이란 무엇인가? 이것은 한 개의 TP분절에서부터 다음 TP분절로 이어지는 선을 말한다.

그림 6-2에서 그것이 의미하는 것이 무엇인지 살펴보자. QRS 복합체는 두 개 표는 이상의 파로 이루어진 복합체이다. 정확하게 말하자면 이 파는 크기나 위치, 편위된 방향 등에 따라서 이름지워지는데 QRS 복합체에서 크기나 깊은 파들은 Q, R, S, R'등과 같이 대문자를 사용하게 되며, 작은 파들은 q, r, s, r'등과 같이 소문자를 사용한다.

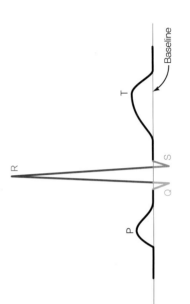

그림 6-2: QRS군

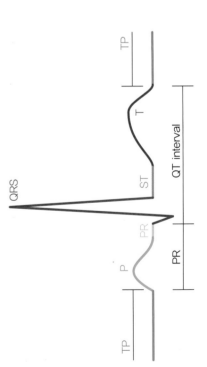

그림 6-1: 심전도의 기본 요소

있다면 이는 R'이라고 부른다. 이후에 나타나는 음성편위파는 S'파이다. S'파 다음에 나타나는 상향파는 R"(R double prime)이라고 부른다(그림 6-3).

ECG 군(Complex)의 구성요소들

P파

P파의 의미는 심방이 수축하는 첫을 말한다(그림 6-4). P파는 심방의 탈분극을 나타내며 동방결절이 전기적 자극이 시작될 때 시작된다. P파는 대개 양심방의 전기적 탈분극을 나타내는데 이 P파는 동방결절에서 시작되며 시작되며 3개의 결절내 전도로, 바크만 속, 심방심근세포를 각각 통과하는 전기적 중추의 전도를 포함한다.

이 P파는 정상 성인의 경우 0.08에서 0.11초 동안 지속되며 대개 P파의 죽은 좌하방 인데 이는 방실결절과 심방부속기를 통과한 전기적 자극들의 방향이다.

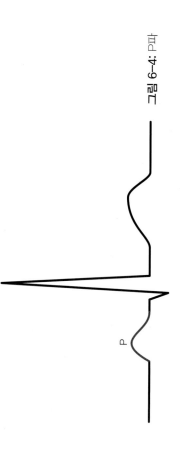

기억할 것!

P파의 심장 상황: 심방 탈분극
정상 범위: 0.08 ~ 0.11초
축 : 0 ~ +75°작향

그림 6-4: P파

용한다. 그림 6-2에서는 QRS파라는 이름으로 보여진다. 우리는 매소문자들로 되어 있는 표준 명명법을 따를 것이다.

R' and S' 파

이제 중미로운 QRS 파의 일부 문제들에 대해 살펴보자. QRS군에 발생하는 변화를 은 이상한 복합체들을 만들어 낼 수 있으며 이 파는 방향의 변화나 기저선을 교차하는 등에 따라 다르게 붙이워진다. 예를 들어 X'파는 실제 존재하는 파라기보다 R 또는 S파라는 용어로 붙이워진다. R'와 S'파는 QRS 복합체에서 볼 수 있는 특이한 파 (extra waves)이다. 정의하자면 P파 다음에 나타나는 첫 번째 음성편위파(negative deflection wave)를 Q파라고 하며, P파 다음에 나타나는 첫 번째 양성편위파(positive deflection wave)는 R파라고 한다. 여기에 우리가 잎고 넘어가야 할 것이 있다. S파는 R파 다음에 오는 첫 번째 음성 편위파이다. 만약 여기서 또 다른 상향파를 확인할 수

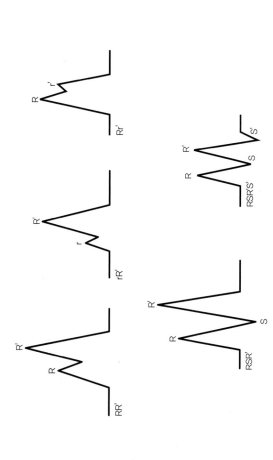

그림 6-3: R' and S' 군: 첫 번째 있는 심전도는 S'파가 나타나지 않는다. S'파는 음성편향이 나 기저 선 아래에 있는 요소들을 의미한다. 그러나 통상적으로 S파는 혈류모양이 있는 R'파 를 의미한다. 대부분 임상에서는 R'파의 2번째 성승점을 의미한다. 이 명명법이 기술적으로 정확하지 않더라도 통상적으로 사용되고 있다.

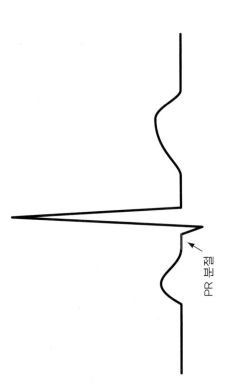

그림 6-5: Tp파

Tp파

Tp파는 심방의 재분극(repolarization)을 의미하며, P파의 역방향으로 발생한다(그림 6-5). Tp파는 보통 잘 보이지 않는데, 이는 Tp파가 QRS파와 거의 동시에 발생하여 보다 강력한 QRS군에 의해 가려지기 때문이다. 그러나 Tp파는 P파 뒤에 QRS군이 없을 경우인 방실해리나 비전도성 박동(nonconducted beats)일 때 나타난다. 동성빈맥에서는 PR분절 하강(PR depression)이나 ST분절 하강(ST segment depression)일 때 나타난다. 이때 QRS군 다음 Tp 파가 음성방향이라면 ST분절을 아래 방향으로 끌어내리기 때문에 ST분절이 하강된 것으로 보이기도 한다.

기억할 것!

Tp파의 심장 상황: 심방 재분극
정상 범위 : 정상적으로는 관찰되지 않는다.
Tp파의 시작 : P 파의 역방향

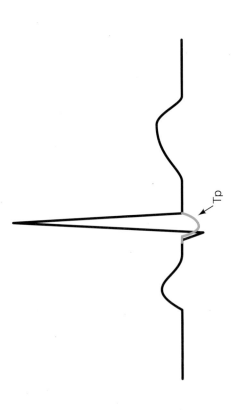

그림 6-6: PR 분절

PR 분절

PR 분절은 P파의 끝에서 QRS군이 시작되는 시점 사이에 위치한다(그림 6-6). PR 분절은 보통 기저선에 기준을 두지만, 정상보다 0.8mm 이하로 하강할 수도 있다. 그러나 이 보다 더 크게 하강하는 것은 병적인 것이다. PR 분절의 병적 하강은 심낭염(pericarditis)이나 드물지만 심방에 경색이 있을 때 나타난다.

기억할 것!

PR분절의 심장 상황: 방실결절, 히스속, 각, 퍼킨제 시스템을 통과하는 전기적 탈분극(depolarization).

PR 간격

PR 간격은 P파의 시작점에서부터 QRS군의 시작점까지의 기간을 의미한다(그림 6-7). PR 간격은 P파와 PR 분절을 포함하며, 이 둘은 앞에서 설명된 바 있다. PR 간격은 동방결절에서 전기적인 자극이 발생하는 시점에서부터 심실 탈분극이 일어나기까지의 모든 심장상황을 의미한다. 정상 범위는 0.12 ~ 0.20 초이다. 만약 이 기간이 0.11 초보다 짧다면, 이는 PR 간격이 감소된 것으로 생각할 수 있다. 0.20초보다 긴 PR 간격은 1도 방실차단(1°AV block)을 의미하며 이에 관해서는 다음 장에서 언급하기로한다. PR 간격은 매우 길어질 수 있으며 때로는 0.40초 또는 그 이상일 수도 있다. 만약 Q파가 QRS군의 최초구성 성분일 경우 PQ 간격이 때로 같은 의미로 사용된다.

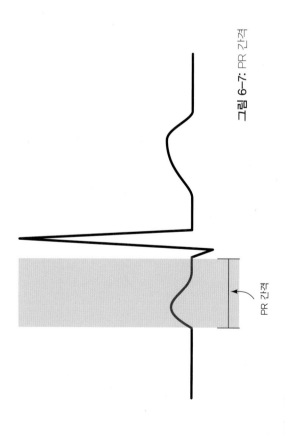

PR 간격

그림 6-7: PR 간격

QRS군

QRS군은 심실의 탈분극을 나타낸다. 이것은 2개 또는 그 이상의 파로 구성된다(그림 6-8). 이 복합체의 주된 구성은 Q, R, S 파이다. Q파는 첫 번째 음성방향선을 의미한다. Q파는 있을 수도 있고 없을 수도 있다. R파는 P파 다음으로 나오는 첫 번째 양성방향선이다. 이것은 만약 Q파가 없다면 QRS군의 첫 번째 파가 될 것이다. R파 다음에 나오는 첫 번째 음성방향선인 S파이다. QRS군에 추가적인 어떤 요소가 나타난면 그것을 prime파라고 한다(그림 6-3).

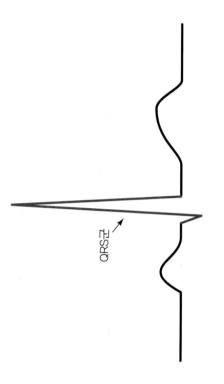

QRS군

그림 6-8: QRS 군

의미있는 Q파

Q파는 양성종양(Benign)이나 죽은 심근 세포의 증거일 수 있다. Q파의 넓이가 0.03초이거나 그보다 더 넓거나, 또는 높이가 R파의 높이의 1/3과 같거나 더 높을 경우 중요한 의미를 가진다. 이와 같은 기준에 맞을 때 부분(Region)을 침범하는 심근경색증을 의미한다. 그러나 그렇지 않은 경우 Q파의 의미는 중요하지 않다(그림 6-9). 의미 없는 Q파는 보통 심실 사이 중격(심실사이막)의 활동으로 일어나므로 유도 I, aVL, V₆에서 나타난다. 이를 중격 Qs라 한다.

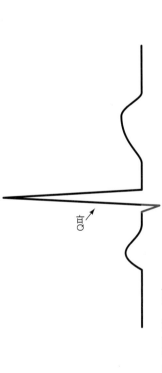

그림 6-9: 의미 없는 Q파

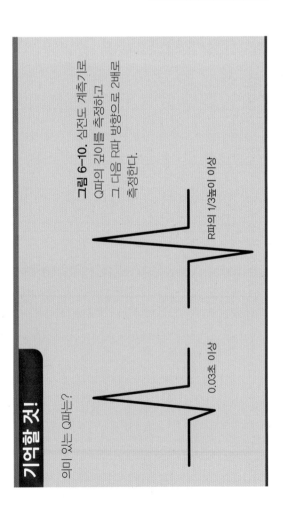

기억할 것!

이미 있는 Q파는?

0.03초 이상

R파의 1/3초이 이상

그림 6-10. 심전도 계측기로 Q파의 길이를 측정하고 그 다음 R파 방향으로 2배로 측정한다.

내인성 편향

내인성 편향은 QRS군의 시작에서 R파가 내려가는 지점 사이(R파의 시작이며 Q파를 포함하지 않는 곳)를 말한다(그림 6-11). 이는 심근내벽의 퍼킨제 시스템과 전극 바로 아래에서 즉시 반응하는 심외막사이의 전기적 중격이 반응하는 총 시간을 의미한다. 이 시간은 우 흉부유도(precordial leads), V₁에서 V₂에 이르는 시간(0.035초)보다 짧다. 왜냐하면 우심실(right)이 좌심실에 비해 얇기 때문이다. 반면 좌흉부유도, V₅에서 V₆에 이르는 시간은(0.045초) 길어진다. 왜냐하면 좌심실이 가장 두껍기 때문이다. 현재 무슨 원인으로 내인성 편향이 지연이 될까? 만약 심근으로 두꺼워져 있다면 심실비후가 있으며 이는 내인성 편향을 지연시키며, 전도가 지연될 때 내심실 전도가 지연된다. 예를 들면 좌각차단(LBBB)과 같은 현상이 일어난다.

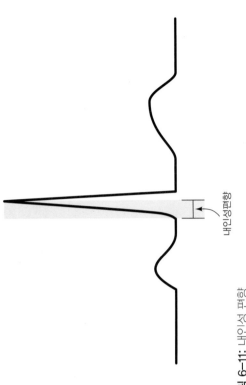

내인성편향

그림 6-11: 내인성 편향

기억할 것!

내인성 편향의 상승 제한(upper limit) 수치

우흉부유도 = 0.035초
좌흉부유도 = 0.045초

ST 분절

ST 분절은 ECG 주기에서 QRS군의 끝에서 T파의 시작을 말한다. QRS군의 끝나는 지점과 ST 분절의 시작부분을 J점이라 한다. 명확한 J점은 ST 분절의 상승으로 인해 알기 힘들다. ST 분절은 보통 기저선에 따라 얻을 수 있다. 그러나 정상환자의 사지 유도에서는 기저선에서 1mm정도의 상승이 있으며 몇몇 환자에게 있어 우흉부유도에서는 3mm정도 상승이 있다. 이는 좌심실의 비교나 조기 재분극으로 인해 일어난다.

현재 ST 분절의 상승과 정상 범위이상의 ST 분절에 대해서는 여러 논의가 이루어지고 있으며, 임상증상을 가지고 있는 ST 분절 상승은 중요하고 심근경색으로 생각하여 야 할 것이다. 혈전용해제 사용 지침서에 사용 지침에 부합될 정도도 ST 분절이 상승하지 않았다고 해서 정상 범주의 급성 심근경색이라 부르는 실수를 하지 마라. 심근경색 가능성이 높은 환자라면 반드시 이전 심전도와 비교해보아야 한다.

ST 분절은 심장의 전기적인 중립(neutral) 시간을 나타낸다. 심실은 탈분극(QRS군)과 재분극(T파) 사이이다. 이것은 심근근육이 혈액을 뿜기 위해 수축을 유지하는 시간을 말한다. 만약 심실이 0.12초동안 수축한다면 매우 근소량의 혈액이 나갈 것이다.

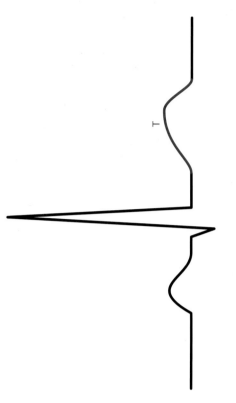

그림 6-13: T파

T파

T파는 심실의 재분극을 의미한다. 이것은 ST 분절 후에 나타나며 음성, 양성 편향을 지닌다. 또한 QRS군과 같은 방향으로 시작되어야만 한다.

왜 T파는 QRS와 같은 방향일까? 만약 재분극을 나타내는 것이라면 QRS와 반대의 방향이어야 하는 것이 아닌가? 우리는 돌아가서 심실 흥분(ventricular excitation)개념을 확인할 필요가 있다. 퍼킨제 시스템은 심내막(endocardium)에 가까이 위치하고 있어서 전기적 탈분극이 심내막으로부터 심외막쪽으로 이동하게 된다(그림 6-14, 위쪽 화살표).

여러분은 처음으로 탈분극되어지는 세포가 먼저 재분극하게 되므로 같은 방향으로

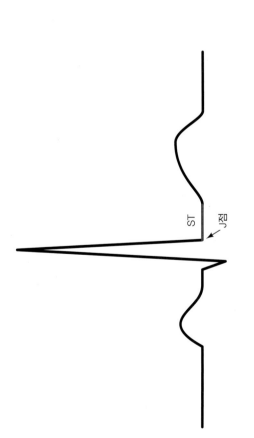

그림 6-12: J점

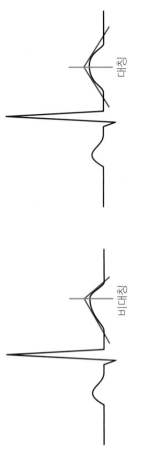

그림 6-14: 탈분극과 재분극

탈분극

재분극

재분극이 일어날 것이라고 기대하겠지만 이번 경우는 다르다. 수축하는 동안 심내막의 압력이 증가하기 때문에 재분극파는 심외막에서 심내막으로 이동하게 된다. 즉 반대 방향으로 일어나게 된다(그림 6-14, 아래쪽 화살표). 그러므로 양성편위파와 마찬가지로 감지되어진다. 그러므로 정상 T파는 QRS와 같은 방향으로 나타내진다. 그러나 일부 예외적인 병리적 상황들도 있다.

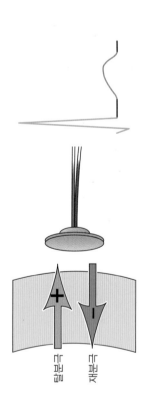

그림 6-15: T파의 느린 상행각(Slow upstroke)과 빠른 하행각(Fast downstroke)

느린 상행각   빠른 하행각

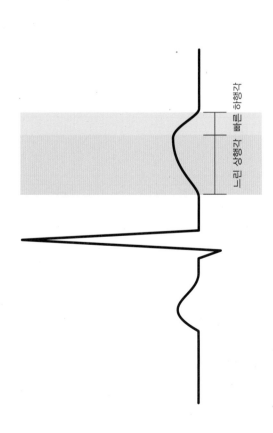

비대칭   대칭

그림 6-16: T파의 대칭

T파는 비대칭으로 나타는데 처음 부분은 천천히 상승하거나 하강하며 후반에 나타나는 부분은 보다 빠르게 나타난다. T파의 대칭성을 확인하는 방법은 기저선으로부터 최고 상승된 부분에 수직의 직선을 그려 두 부분의 대칭성을 확인한다. 이때 ST 분절은 무시한다(그림 6-16). 대칭인 Ts는 정상일수도 있지만 대개는 심장의 병적인 상황을 의미한다.

QT 간격

QT 간격은 QRS군, ST 분절, T파를 포함하고 있는 심전도군의 일부분이며 Q파의 시작에서 T파 끝 부분까지를 일컫는다. 이는 심실 탈분극의 시작에서 재분극까지 한 주기(cycle)로써 심실성 수축기(systole)의 모든 사건들을 나타낸다. 이 간격은 맥박, 진해짐 불균형, 나이, 성별등에 따라 다양하게 나타날 수 있다. QT 간격의 연장은 특히 염전성 심실빈맥 같은 부정맥의 가능성을 의미한다. 이것은 흔히 발생하는 현상은 아니지만 생명을 위협하는 위험한 상황이다. QT 간격은 RR 간격(두개 R파의 최고 부위 사이의 간격)의 1/2보다 짧다. QT 간격의 중요성을 판단하기 위한 다양한 방법이 있지만 가장 효과적인 방법은 QTc를 측정하는 것이다.

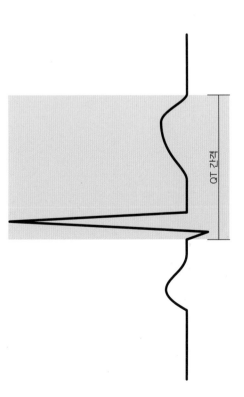

그림 6-17: QT 간격

QTc 간격

QTc 간격은 곧 QT corrected interval이다. QTc 간격은 무엇을 교정하는가? 바로 심장박동수이다. 맥박수가 감소하면서 QR간격의 길어지나 반면에 심박수가 증가하면 QR 간격은 짧아진다. 이는 QT 간격이 정상일 경우에 간격 계산을 어렵게 할 수 있다. QTc 간격을 계산할 경우 정상은 대략 0.410초(sec.) 또는 410미리초(millisec.) 이고 0.419초 이상일 경우 연장되었다고 말할 수 있으며 QTc 간격을 계산하는 공식은 다음표에 나와 있다. 대부분의 심전도계는 자동으로 간격을 측정해서 알려준다.

U파

U파는 T파 뒤 그리고 다음 P파의 전에 가끔 나타나는 작고 편평한 파이다(그림 6-18). 심실성 탈분극과 심내막성 재분극을 포함하여 U파의 의미에 대한 다양한 이론들이 있으나 정확한 것은 없다. 특히 서맥이 있는 환자들에게서 흔히 나타날 수 있으며 저칼륨혈증이 있는 환자에서도 나타날 수 있다. 한가지 의미있는 점은 고칼륨혈증 환자에서는 U파가 나타날 가능성이 전혀 없다는 것이다. U파의 임상적으로 유일한 특이점은 가끔 QT 간격을 측정하는데 있어 U파를 포함하여 측정함으로써 실제 측정치보다 쉽게 계산하여 부정확한 수치를 보여줄 수 있다는 것이다.

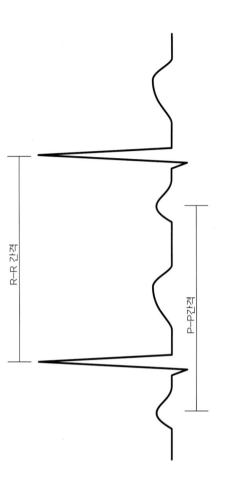

그림 6-19: P-P간격과 R-R간격

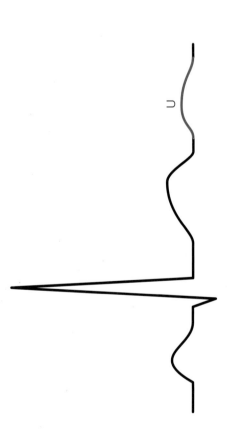

그림 6-18: U파

기억할 것!

U파 심장 상황: 얼레지지 않음

중요성: 낮은 전류

임상적 의미: 저칼륨혈증의 잠재성

※ 심전도의 각 파와 간격에 관하여 2부에서 더 자세히 알아보고자 한다.

부가적인 간격

우리가 다루게 될 몇 가지 부가적인 간격이 있다. 첫째, 두 개의 연속되는 QRS군이 가장 정점의 거리인 R–R 간격이다. 우리는 종종 리듬을 수치로 측정할 수 있다. 규칙적인 심전도의 리듬은 연속적인 R–R 간격이다.

두번째, R–R 간격은 P파와 그 다음에 나타나게 되는 P파다. 이 간격은 비정상적 리듬을 가진 환자를 평가하는데 매우 유용하다. 예를 들어 벤케바흐(Wenckebach) 2도 방실차단을 포함한 심방조동, 3도 방실차단을 들 수 있다.

심장주기와 복합체(P, QRS, T) 형성

이전 부분에서 ECG 복합체의 구성 요소들을 살펴봤다. 각 파들의 차이, 복합체의 측정 항목(parameters)에 대하여 논하였고, 이제 실제 심장 사건(cardiac event)들에서 ECG 복합체의 개별 구성요소가 어떻게 형성되는지 자세히 살펴보고자 한다.

베타와 관련된 전기적 힘을 이해하는 것이 필요하며, 보여지는 파행에 대하여 아주 자세히 설명할 수 있어야 한다. 또한 베타가 어떻게 시작되고, 어떻게 커지며, 어느 방향으로 진로되는지, 그리고 어떻게 소멸되는지를 이해하여야 한다. 스스로 심장을 그려보고 파행을 이해할 수 있도록 노력하여야 한다.

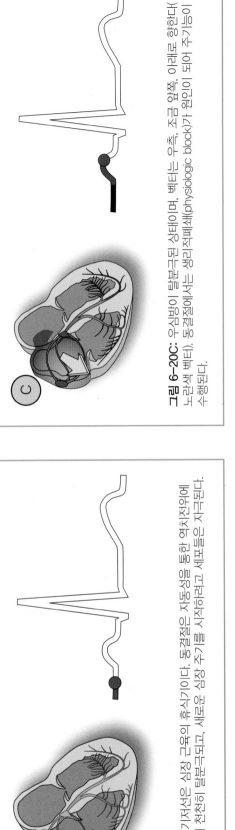

그림 6-20A: 기저선은 심장 근육이 휴식기이다. 동결점은 자동성을 통한 여자전위에 도달할 때까지 전전히 탈분극되고, 새로운 심장 주기를 지극된다.

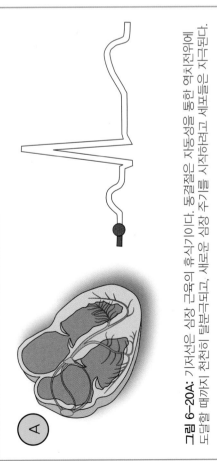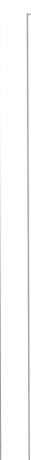

그림 6-20B: 이 지점은 동결점의 지극기이다. 결절내 전도로를 통하여 방실결절로 전달되어 확산된다. 이 기간은 심전계로의 중립시기로 심장근육이 충분히 탈분극되지 않기 때문에 측정 가능한 베타가 생긴다.

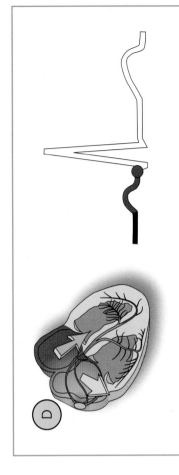

그림 6-20C: 우심방이 탈분극된 상태이며, 베타는 우측, 조금 앞쪽, 아래로 향한다(노란색 베타). 동결절에서는 생리적폐색(physiologic block)가 원인이 되어 주기능이 수행된다.

그림 6-20D: 양쪽 심방이 완전히 탈분극된 상태이며, 동결절과 그 주변에서 재분극이 시작되었다. 좌심방 베타는 좌측, 아래, 조금 뒤쪽으로 향한다(파란색 베타).

정상동리듬

동결절은 심장이 정상동리듬을 위한 일차 심박조율기로 정의된다. 동결절은 하나뿐인 심박조율기로서 P파의 모양이 동일해야 하며, 방실결절에 도달할 때까지의 거리와 경로가 동일하여야 PR 간격이 변함없고 정상적으로 가타난다.

자극은 항상 동결절에서 시작하기 때문에 심방의 탈분극은 아래 방향으로 펼쳐지고, 심방의 벡터는 정상동리듬에서 항상 아래 방향이어야 한다. 그림 6-21: 정상동리듬에서 심방의 벡터는 아래 방향이다. Hexaxial system을 활용한 그림에서(6-21) 우심방 벡터(노란세와 좌심방 벡터(파란세)가 아래로 즉, 유도 II, III, aVF로 향한다. 반대로 향하는(음성) 벡터는 심전도에서 항상 역와된 파로 나타내게 한다. 따라서 P파는 유도 II, III, aVF에서 항상 위로 향해야 한다. 만약에 P파가 유도 II, III, aVF에서 역와되면 정상동리듬이 될 수 없고, 이소성 심박조율로 나타난다(흔히 이소성 심방 또는 접합부 심박조율이라 함). PR 간격은 심장주기에서 매우 바쁜 시기에 해당된다. 심방의 방실결절, 히스속, 오른가지 및 완가지(bundle branch), 푸르킨예 섬유로 자극이 전도되어 탈분극된다(그림 6-22. PR 간격). 동결절에서는 생리적저패세(physiologic block)라 불리는 느린 지극에 의해 기능을 수행하며, 느린 지극은 심실 충만의 극대화를 위하여 심방의 기계적 수축에 영향을 준다. 만약, 생리적저패세가 없다면 심방과 심실은 동시에 수축될 것이다. PR간격은 0.12 ~ 0.20초 사이를 정상으로 보느데 0.11초 이상이면 전도촉진될 것이고, 0.21초 이상이면 전도지연된 것으로 본다. 몇몇 자들은 0.20초를 경계로 보기도 한다.

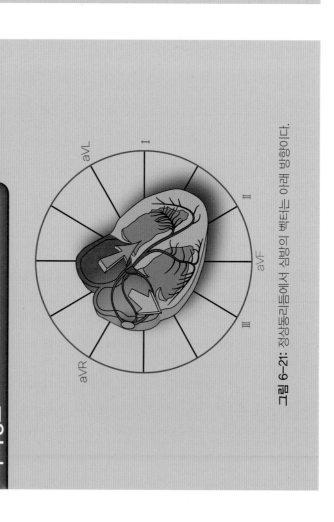

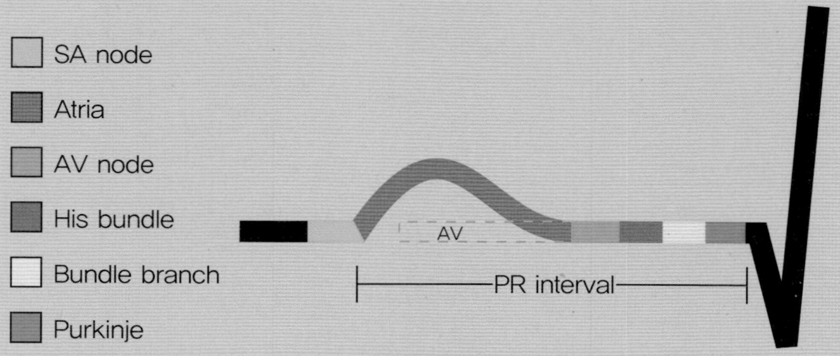

☐ SA node
☐ Atria
☐ AV node
☐ His bundle
☐ Bundle branch
☐ Purkinje

그림 6-22: PR 간격

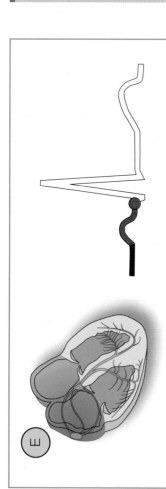

그림 6-20E: 이 지점은 좌심방이 탈분극이 대부분 이루어지고, 우심방으로 재분극이 순조롭게 진행되는 시기이다.

추가정보

그림 6-21: 정상동리듬에서 심방의 벡터는 아래 방향이다.

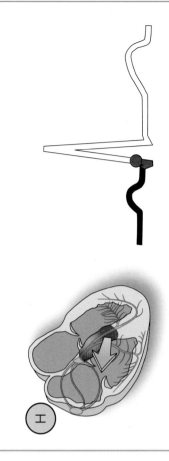

그림 6-20H: 심실의 위쪽 중격부위가 처음으로 탈분극되고, 다음으로 왼쪽과 오른쪽으로 탈분극되며, 이 때 발생된 작은 벡터(분홍색)에 의해서 중격 Q파가 나타나게 된다.

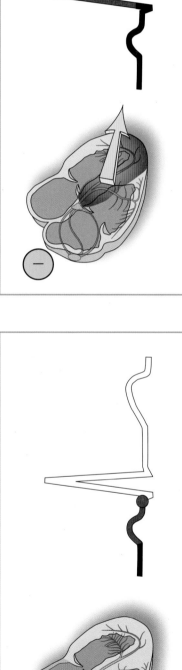

그림 6-20I: 좌심실 주요 부분이 탈분극되어 큰 벡터가 발생되어 아래쪽, 뒤쪽으로 전도되며(노란색)큰 R파로 도시된다.

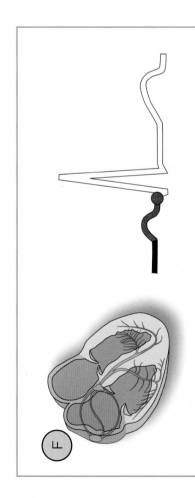

그림 6-20F: 재분극은 심방에서 대부분 시작되며, 생리적 폐쇄 시점이 지나고 나면 자극은 심실로 지속된다.

그림 6-20G: 생리적 폐쇄 시기가 완료되면, 자극은 히스속, 오른가지 및 왼가지, 섬유 속, 푸르킨예 섬유를 통해 전도된다. 자극은 대부분 심내막으로 전해지며, 심내막과 심외막의 표면으로 퍼져나갈 것이다.

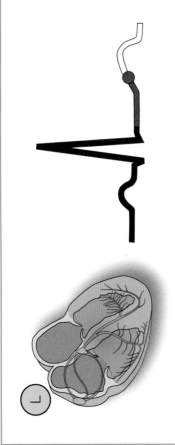

그림 6-20L: 이 시기는 심실의 탈분극이 완료되고 재분극이 시작되는 시기이며, 심실의 재분극이 T파를 만든다.

추가정보

T파의 초기부분은 절대적 불응기로 알려진 시기이다. A ~ L과 그림 6-20L은 심실의 대부분에서 어느 정도 탈분극 상태이다(분홍색 부분). 이 부분은 새로운 자극에 불응한다. 다시 말해서 심실이 탈분극 상태이면 새로운 자극에 지극되지 않는다. 비유하자면 장전된 대포는 쉽게 방아쇠를 당겨 발사 할 수 있지만 대포가 장전되기도 전에 방아쇠를 당길 경우 발포되지 않을 것이다. 일부 작은 분리된 부위에서 완전한 재분극이 보여지고(그림 6-23에서 파란 세포), 다른 자극을 가능하게 할 것이다. 더 많은 세포들이 재분극 되면 문제가 유발된다. 이는 다음 추가정보에서 보여서 다루어질 것이다. 그림 6-23: 일부세포들은 완전한 재분극되고 다른 자극을 준비한다.

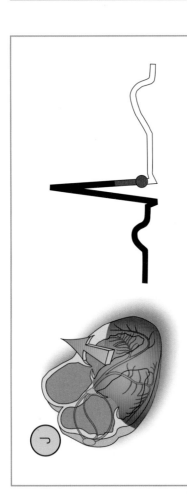

그림 6-20J: 좌심실에서 탈분극의 마지막은 왼쪽 윗부분과 뒷부분이다. 양성 탈분극파에 의해 벡터(파란색)가 발생되며, S파 또는 QRS군의 종말부처럼 나타난다.

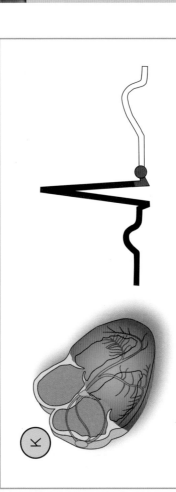

그림 6-20K: 이 지점은 양쪽 심실의 탈분극으로 QRS군이 완료된 상태이다. 정상적인 전기전도에 의해 좌심실이 탈분극되었고, 이 기간 동안 QRS는 정상으로 나타나며, QRS 간격은 0.06 ~ 0.11초 이내이다.

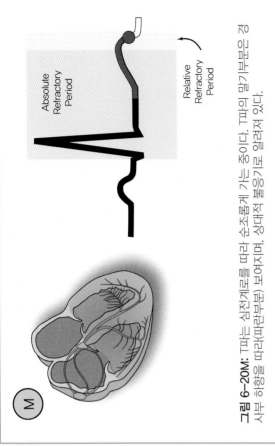

그림 6-20M: T파는 심전계를 따라 순조롭게 가는 중이다. T파의 말기부분은 경
사부 하향을 따라(파란부분) 보여지며, 상대적 불응기로 알려져 있다.

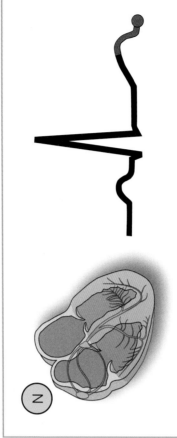

그림 6-20N: 이부분은 마지막 단계로 심장이 이완되는 지점이다. 그렇지만 모든 세
포들의 자동성은 지속된다. 정상동리듬은 동결절의 자동성에 의해 심박조율되며, 만
약 심장의 기능이 정상적으로 기능을 하면 이러한 과정이 연달아 되풀이되면서 반
복될 것이다.

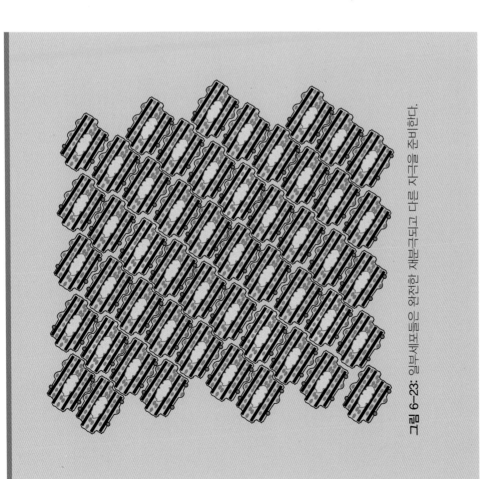

그림 6-23: 일부세포들은 완전한 재분극되고 다른 자극을 준비한다.

상대적 불응기 동안 더 많은 세포들이 재분극되고, 절대적 불응기 동안 지극을 받아들이는 준비를 한다. 결과적으로 지극이 전달될 수도 있지만 종종 우회로로 전달되기도 해야. 우회로는 그림 6-24 와 같이 나타나기도 한다. 이 경우 닳은 별 모양의 라벨 부분에서 심박조율 세포의 지극은 심실조기 수축으로 시작된다. 그다음 천천히 세포사이로 전달이 되고, 심장의 분절 주변에 지극이 도달한다.

상대적 불응기 동안 더 많은 세포들이 재분극되고, 그 부위에서 다시 재분극된다. 이러한 유형의 순환불응극 (circus movement)은 심각한 부정맥을 유발하는데 이를 심실빈맥이라고 한다. 다음 시간에는 T파의 상대적 불응기 및 절대적 불응기에 대하여 소개하려고 한다.

SA node 부근에 지극이 천천히 전달되고, 그 부위에서 다시 재분극된다.

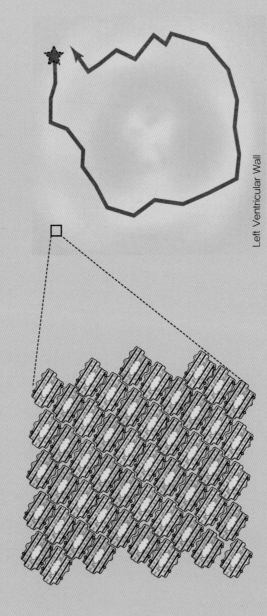

Left Ventricular Wall

그림 6-24: 심박조율 세포의 지극은 심실조기 수축으로 시작된다. SA node 부근에 지극이 천천히 전달되고, 그 부위에서 다시 재분극된다.

학습문제

1. 기저선은 한 개의 _____ 과 _____ 에 그려지는 직선이다.
   A. PR 분절 - PR 분절
   B. P가 시작되는 점과 그 다음 P가 시작되는 점 사이
   C. TP 분절 - TP 분절
   D. QT 간격 - QT 간격
   E. 답 없음.

2. P파는 심방의 탈분극 후 나타나게 되고, 심방 근육세포의 신경 흥분 전파이다.
   참 또는 거짓

3. PR 분절과 PR 간격은 둘 다 같은 시간에 나타난다.
   참 또는 거짓

4. PR 간격의 정상 시간 간격은 _____ 초 이다.
   A. 0.08~0.10
   B. 0.11~0.15
   C. 0.11~0.20
   D. 0.20~0.24
   E. 답 없음.

5. 정상 QRS 간격은 _____ 초 이다.
   A. 0.06~0.08
   B. 0.06~0.11
   C. 0.08~0.14
   D. 0.12~0.20
   E. 답 없음.

6. Q파는 _____ 라면 중요하다.
   A. 0.03초보다 넓어진 QRS파
   B. R파의 1/3 높이보다 더 깊을 때
   C. A, B 둘 다 옳음.
   D. A, B 둘 다 아님.
   E. 답 없음.

7. T파의 정상 시간 간격은 _____ 초 이다.
   T파는 방실심이 탈분극되는 것
   참 또는 거짓

8. T파는 대개 불규칙하게 나타난다.
   참 또는 거짓

9. Q-T는 선행하는 R-R 간격의 1/2보다 항상 더 길다.
   참 또는 거짓

10. 작고 평평한 U파는 다음 P파 전에 나타나 T파를 대체하는 것처럼 보인다.
    참 또는 거짓

1. C 2. 거짓 3. 거짓 4. C 5. B 6. C 7. 참
8. 참 9. 거짓 10. 참

7 장

박동수(The Rate)

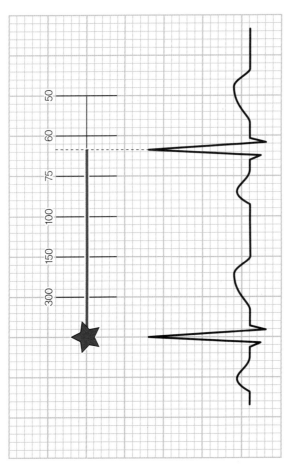

그림 7-1: 박동수는 대략 65~70회/분이다.

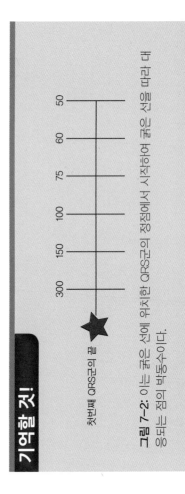

첫번째 QRS군의 끝

그림 7-2: 이는 굵은 선에 위치한 QRS군의 정점에서 시작하여 굵은 선을 따라 대응되는 점의 박동수이다.

complex(군)의 박동수를 평가할 때 우선 P파의 박동수는 QRS군의 박동수와 다를 수도 있음을 염두에 두고 QRS군의 박동수를 계산한다. 필요하다면 P파의 박동수를 연을 때도 같은 원칙이 적용된다.

박동수는 여러 방법으로 얻을 수 있다. 심전도 상단의 해석 프로그램에 기록된 박동 수를 사용할 수도 있다. 그러나 이런 박동수는 정확하지 않다는 것을 염두에 두고 박동수가 틀리면 손수 계산해야 한다. 박동수를 계산하는 한 가지 방법은 5장에서 언급되었던것 같이 자를 사용하는 것이다. 심전도와 포함된 시간 간격에 대한 기초 지식을 이용하여 박동수를 계산하는데는 여러 방법들이 있다. 이런 방법에서는 캘리퍼를 사용하는 것이 매우 유용하다. 이제 다음의 방법들을 살펴보자.

박동수의 설정
정상적이거나 빠른 박동수

박동수를 계산하는 가장 쉬운 방법은 그림 7-1의 방법을 사용하는 것이다. 굵은 선에서 시작되는 QRS군을 찾아 이것을 시작점으로 해서 뒤지점인 다음 QRS군의 정확한 지점으로 간다. 보통 QRS군의 가장 끝을 사용한다. 그러나 일관성이 있다면 어느 지점을 선택해도 무방하다. 그런 다음 그림 7-1에 제시된 숫자들을 사용하여 두 지점 사이의 굵은 선에서 계산하고 이 결과를 기억해야 한다.

박동수를 계산하는 다른 방법은 한 군의 끝에서 다음 끝까지를 측정하기 위해 캘리퍼를 사용하는 것이다. 그런 다음 ─측정된 거리를 유지하면서─ 캘리퍼를 옮겨 왼쪽 끝을 굵은 선 위에 놓는다. 그리고 두 끝 사이의 거리를 위와 같이 박동수를 계산한다. 여기서의 장점은 줄발점으로 사용되는 굵은 선에 놓이는 QRS군을 주의할 필요가 없다는 것이다.

〈해답〉 1. 60회/분 2. 75회/분 3. 약 80~85회/분 4. 대략 130회/분

박동수의 계산 연습

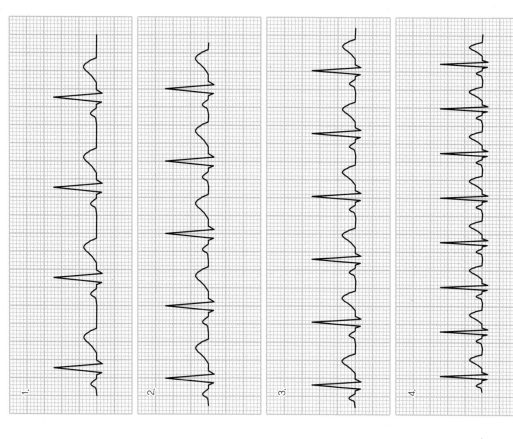

그림 7-4

서맥성의 박동수

4장의 그림 7-3의 개념을 기억하는가? 시간 간격을 알고 있으면 서맥성 리듬을 계산하는데 매우 유용하다. 특별히 불규칙하고 느린 리듬을 제외하고, 일반적으로 박동수를 계산하는데 이런 간격을 사용하는가? 이는 간단하다. 6초 영역에 나타난 주기의 수를 세어서 10을 곱하면 60초간의 박동수를 알게 된다. 또한 12초 영역에서 주기를 세어 5를 곱할 수도 있다. 계산시 주기의 분수적 부분을 사용함을 기억하라. 예를 들면 6초 내의 3.5주기는 35회/분 박동수를 의미한다(3.5주기 × 10 = 35회/분).

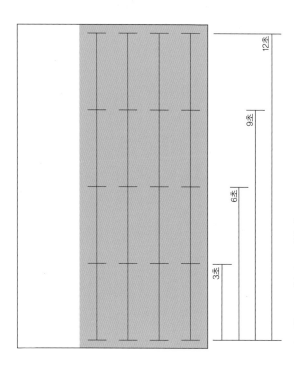

그림 7-3: 심전도 기록지

기억할 것!

(6초내의 주기)×10 = 회/분

그림 7-5

박동 수 계산

간편하게 각 부분을 추정해 나타내기 위해 뽑을 사용한다.

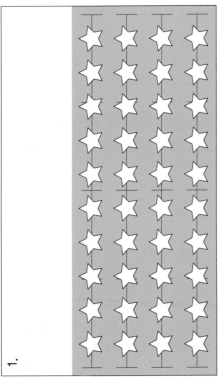

1.

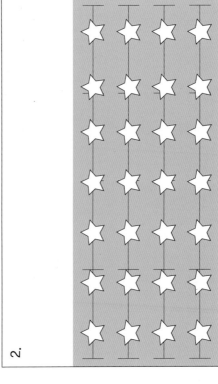

2.

〈해답〉 1. 리듬이 규칙적이기 때문에 박동수를 계산하는데 6줄이나 12줄 영역을 사용할 수 있다.: 5(6줄내 박동수)×10 = 50BPM 2. 이 세트는 대략 3.5beats×10 = 35BPM이다. 3. 박동이 불규칙할 때 12줄 영역을 사용해 5를 곱하는 것이 더 정확하다, 여기서의 박동수는: 8beats×5 = 40BPM 4. 박동수는: 10beats×5 = 50BPM

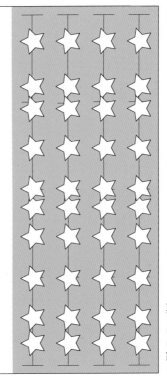

그림 7-5: 계속

3.

4.

복습문제

1. 박동수를 계산할 때 기억해야 하는 숫자는:
   A. 300−160−90−75−60−50
   B. 300−150−100−75−60−50
   C. 300−150−80−70−60−50
   D. 400−160−100−75−60−50
   E. 해당사항 없음

2. 서맥성 리드믈 계산할 때 심전도상 6초 간격 내에서 발견 되는 복합체의 수를 얻고 10을 곱한 결과는 분당 심박수 이다.
   참 또는 거짓

3. 6초 영역 내에 3.5 beats가 존재하면 박동수는 얼마인가?
   A. 3.5 BPM
   B. 35 BPM
   C. 350 BPM
   D. 3500 BPM
   E. 해당사항 없음

4. 12초 영역 내에 3.5 beats이면 박동수는 얼마인가?
   A. 3.5 BPM
   B. 35 BPM
   C. 17.5 BPM
   D. 175 BPM
   E. 해당사항 없음

5. 6초 영역 내에 5 beats이면 박동수는 얼마인가?
   A. 5 BPM
   B. 15 BPM
   C. 50 BPM
   D. 150 BPM
   E. 해당사항 없음

정답 1.B 2.참 3.B 4.C 5.C

리듬들(Rhythms)

8장

이 장은 심전도 리듬들과 부정맥들에 대하여 심도있게 논의되고 있다. 그 주제에 대하여 서두에 소개를 한 후 각 부정맥들을 좀 더 자세하게 분문에서 설명하는 것과 더불어 논의도 이루어지고 있다. 읽을 때 먼저 주요 개념들 부분을 한번 읽은 후 다음으로 각 부정맥 논의 부분을 읽고 마지막으로 다시 주요 개념들 부분으로 돌아와 반복하기를 권한다. 이러한 태도는 그 용어를 정확하게 이해하는데 도움을 줄 것이다.

주요개념들(Major Concepts)

부정맥 분석시 필수적인 10가지 요소

- 일반적인 분석(General)

1. 리듬이 빠른가 혹은 느린가?
2. 리듬이 규칙적인가, 불규칙적인가? 불규칙하다면 구칙적으로 불규칙한가 혹은 불규칙적으로 불규칙한가?
   - P파들(P wave)
3. P파가 보이는가?
4. 보이는 P파는 모두 같은 모양인가?
5. 각QRS 군 마다 앞에 P파를 갖고 있는가?
6. PR간격이 일정한가?
   - QRS군들(QRS comp exe)
7. P파와 QRS군들은 서로 연관성이 있는가?
8. QRS군 폭이 좁은가 혹은 넓은가?
9. QRS군이 그룹 지어 있는가? 그렇지 않은가?
10. QRS가 빠져진 리듬 부분이 있는가?

일반적인 분석

리듬이 빠른가 혹은 느린가?

대부분 비정상적 리듬들은 일부 리듬에서 간격이 다르게 나타나고 있는가? 이러한 분석들은 다음 페이지에서 보듯이 그 리듬들을 좀 더 한정시켜 분석하는데 도움을 주는 하나의 큰 도구이다.

매우 비정상적 리듬들은 일부 리듬에서 다르게 나타나고 있는가? 이러한 분석들은 다음 페이지에서 보듯이 그 리듬들을 좀 더 한정시켜 분석하는데 도움을 줄 수 있다. 그러므로 심박동수에 대하여 분석하는 것은 매우 중요하다. 100회/분 이상이면 빈맥(>100회/분) 으로 각 부정맥 논의 부분을 읽고 마지막으로 다시 주요 개념들 부분으로 돌아와 반복하기 60회/분 이하이면 서맥(<60회/분), 혹은 정상심박동수로 결정해야 한다.

리듬이 규칙적인가 혹은 불규칙적인가?

P파들과 QRS군들은 규칙적인 형태로 일정하게 같은 간격으로 나타나고 있는가? 혹은 전체 리듬에서 또는 일부 리듬에서 간격이 다르게 나타나고 있는가? 이러한 분석들은 다음 페이지에서 보듯이 그 리듬들을 좀 더 한정시켜 분석하는데 도움을 주는 하나의 큰 도구이다.

만약 리듬이 불규칙하다면 반드시 대답해야 할 추가적인 질문이 있다. 즉, 규칙적으로 불규칙한가 혹은 불규칙적으로 불규칙한가? 이 질문은 일찍보면 혼란스러울 수 있다. 구칙적으로 불규칙하다는 것은 그 불규칙한 QRS군의 형태에 규칙성이나 어떤 일정한 모양이 있는 것을 의미한다. 예를 들면 세 번째 QRS군이 매번 선행하는 두 개의 QRS군들보다 빨리 나타나는 형태를 보인다. 그러므로 그 QRS군들의 간격은 길다-길다-짧다, 길다-길다-짧다의 간격이 반복되는 형태를 보이며 이 리듬은 그 규칙성 내에서 예측할 수 있으며 재발하는 모양을 갖는다.

불규칙적으로 불규칙한 리듬은 전혀 아무런 형태를 갖지 않는다. 모든 간격은 무계획적이며 반복되지 않으며 때로는 우발적으로 QRS군이 나타나는 리듬들이 있다. 즉, 심방세 동, 우심실박조율, 다소성심방빈맥이다. 이것은 당신이 반드시 기억해두어야 할 진 리듬들이다.

P파들

P파들이 보이는가?

P파들이 존재하고 있는 그 리듬이 심방 혹은 심실상성 흥분부위를 갖고 있다는 사실을 알려준다. 동방결절이나 다른 심방의 심박조율부분에 의해 발생되는 P파들은 심장도 순환고리에 의해 전달되어 내려가면 재정렬 될 것이다.

이 질문에 대한 긍정적인 대답은 그 QRS군 전체가 정상적인 동시에 조기박동인가, 혹은 낮은 듯급의 방실자단이가를 결정하는 데 중요할 것이다. 심실빈맥을 논의하는 데 있어 포획박동과 융합박동의 존재가 그 진단에 있어 중요함을 줄 것이다. 주목해야한다. 이런 경우들에서 그 포획박동이나 융합박동을 선행되는 P파는 그 QRS군 흥분을 해야지고 있는 반면, 다른 P파들은 그룹 각각의 QRS군들과 상관없이 해리되어 있다.

보이는 P파는 모두 같은 모양인가?

같은 모양의 P파가 존재한다는 것은 같은 심박조동 부분에 의해 P파가 발생되고 있다는 것을 의미한다. 만약 방실자단이 존재하지 않는다면 동일한 P파들은 반드시 동일한 PR간격을 갖추고 있다. 만약 P파가 동일하지 않다면 두 가지 가능성을 고려해야 한다. 즉, 심근세포의 흥분을 유도하는 주가적인 심박조율부위가 또 있는다는 것이나 QRS군이 P파 위에 겹쳐지는 다른 요소가 있다는 것이다. 예를들면, T파가 P파와 같은 시기에 발생한다. P파가 3개 모두 그 이상의 다른 형태와 간격이 나타나는 현상이 P파가 존재하는 것은 유주심박조율 리듬과 다소성심방빈맥 모두에서 나타나는 이장의 앞부분에서 설명하고 있다.

각 QRS군마다 앞에 P파를 갖고 있는가?

QRS군과 비교해서 P파의 비정상적 숫자는 심방심실자단으로 진단할 수 있는 중요한 근거가 된다.

PR간격이 일정한가?

이 분석 항목은 유주심박조율리듬이나 다소성심방빈맥을 확인하는데 매우 유용하다. 이것은 역시 비정상적 전도상태인 동반되는 심방조기수축, 그리고 동반되지 않는 심방조기수축을 평가하는데 도움이 된다(세포간의 느린 전도 상태는 비정상적으로 넓은 폭의 QRS군들을 발생 시킨다).

QRS군들

P파와 QRS군들은 서로 연관성이 있는가?

QRS군 앞의 P파는 QRS군의 흥분을 책임지고 있는가(QRS군과 연관성이 있는가)?

QRS군 넓은가, 아니면 좁은가?

좁은 QRS군들은 전기적 흥분이 그 정상적인 방실결절-히스속(His bundle) - 각(bundle branch) - 푸르킨제 섬유(Purkinje fiber)의 전달도에 따라 심실로 내려가 심실을 수축시켰다는 것을 나타낸다. 이런 QRS군들은 접합부 리듬들을 포함한 심실상성 리듬들에서도 보통 발견된다. 넓은 QRS군들은 정상적인 전기적 흥분 전달로를 따르지 않았다는 것을 가리키고 있지만 대신 세포와 세포간에 흥분을 직접 전달하면서 심실수축을 유도한 것이다. 이러한 넓은 QRS군은 심실조기수축(VPCs), 비정상적으로 전도된 박동들, 심실빈맥, 그리고 각자단 리듬들에서 발견된다.

QRS군은 그룹화 되어 있는가, 혹은 비그룹화 되어 있는가?

이것은 방실자단이나 반복성 조기수축, 예를들면 이단맥성 심방조기수축(정상 QRS군과 조기 QRS군이 교대로 나타나는 형태)과 삼단맥성 심실조기수축(두개의 정상 QRS군 다음에 한 개의 조기 QRS군이 나타나는 반복적인 형태)의 존재를 결정 하는데 매우 유용하다.

소실된 박동이 있는가?

소실된 박동들은 방실자단과 동정지 리듬에서 발생된다.

각 리듬들

심실상성 리듬들

정상동성리듬(Normal Sinus Rhythm(NSR))

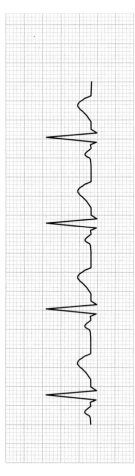

심박률:	60~100회/분
규칙성:	규칙적
P파:	있음
P-QRS비율:	1:1
PR간격:	정상
QRS 폭:	정상
그룹화:	없음
소실된 QRS군:	없음

함께 숙지할 점:

이 리듬은 심박 조율부위가 동방결절로써 정상 상태를 나타낸다. 그 간격들은 반드시 일정하며 정상 범위내에 있다. 정상동성리듬이란 그 심방의 박동률에 대하여 언급한다는 것에 주목하라; 즉 정상동성리듬은 심실의 이탈성 리듬과 함께 발생하거나 만약 심방실해리상태가 존재한다면 기타 심실의 비 정상리듬과도 함께 발생할 수 있다.

그림 8-1: 정상동성리듬 (NSR)

동 부정맥(Sinus Arrhythmia)

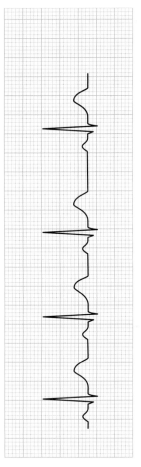

심박률:	60~100회/분
규칙성:	호흡에 따라 바뀜
P파:	정상
P-QRS비율:	1:1
PR간격:	정상
QRS 폭:	정상
그룹화:	없음
소실된 QRS군:	없음

함께 숙지할 점:

이 리듬은 호기 시 느려지고 흡기 시 빨라지는 등이 정상적인 호흡에 영향을 받는다. 이 현상은 흡기시 흉강내압의 저하로 정맥환류가 증가하므로 발생하는 것이다. 단, PR 간격은 같다는 것에 주목하라; 호흡에 따른 TP간격(한 박동의 끝에 나오는 T파 끝에서부터 다음 박동시 시작하는 P파까지의 간격)은 호흡시 변화한다.

그림 8-2: 동 부정맥

동 빈맥(Sinus Tachycardia)

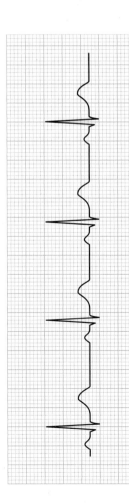

심박률:	100회/분 이상
규칙성:	규칙적
P파:	있음
P-QRS비율:	1:1
PR간격:	약간 짧아보이지만 정상범위
QRS 폭:	약간 짧아보이지만 정상범위
그룹화:	없음
소실된 QRS군:	없음

함께 숙지할 점:
이 리듬은 보통 운동, 저산소혈증, 저혈량증, 출혈, 심독증과 같은 심박출량이 증가를 요구하는 증상에 의해서 발생하거나 약물의 사용등이 원인이 된다.

그림 8-4: 동 빈맥

동 서맥(Sinus Bradycardia)

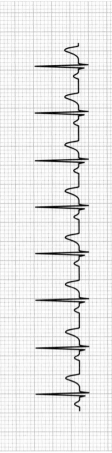

심박률:	60회/분 이하
규칙성:	규칙적
P파:	있음
P-QRS비율:	1:1
PR간격:	약간 연장되었으나 정상범위
QRS 폭:	약간 연장되었으나 정상범위
그룹화:	없음
소실된 QRS군:	없음

함께 숙지할 점:
동방결절의 흥분 속도가 60회/분 이하로 되 상태로 된 상태를 말한다. 이것은 보통 심박 심박조율부위가 동방결절이거나 심방의 다른 심박조율부위로부터 시작된다. 이 리듬이 운동을 하는 사람에게서 나오면 정상 소견일 수 있지만 보통은 미주신경증후수기의 시도나 베타교 감신경차단제같은 약물의 사용이 원인이 된다. QRS군과 PR 그리고 QT간격 등은 보통이 리듬이 60회/분 이하인 것과 마찬가지로 약간 넓어 질 수 있다. 하지만 그렇다고해서 이 리듬의 간격들이 정상범위보다 넓지는 않을 것이다. 예를 들어 PR간격이 매우넓어 보인다고 해도 정상범위인 0.20초를 넘지 않는 것은 분명하다.

그림 8-3: 동 서맥

동 휴지/정지(Sinus Pause/Arrest)

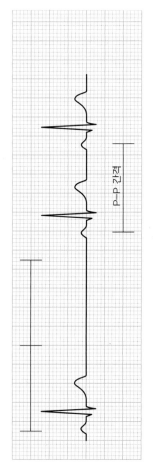

심박률:	수시로 바뀜
규칙성:	불규칙적
P파:	동정지 부위내에서는 없지만 그 외는 출현
P-QRS비율:	1:1
PR간격:	정상
QRS 폭:	정상
그룹화:	없음
소실된 QRS군:	없음

함께 숙지할 점:

동정지간 동 리듬이 일시멈춘 것으로 동방결절의 심박조율기능이 멈춘 기간을 의미한다. 이 기간의 간격은 정상적인 P-P간격의 배수는 아니다(바로 옆에 나오는 동방결절 차단리듬에서는 그 소실된 리듬기 간이 P-P간격의 배수로 나타난다). 동정지는 비록 그 정지상태라고 판단되기 전까지 얼마나 긴 일시멈춤이 있어야 하는지 그 정지 기간에 대하여 분명한 기준은 없다 할지라도 하나의 심박활동이 긴 중지상태이다

그림 8-5: 동 휴지/정지

동 심방차단(Sinoatrial Block)

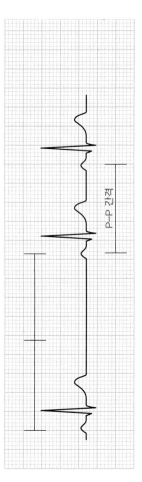

심박률:	수시로 변화함
규칙성:	불규칙적
P파:	동정지 부위내에서는 없지만 그 외에는 출현
P-QRS비율:	1:1
PR간격:	정상
QRS 폭:	정상
그룹화:	없음
소실된 QRS군:	있음

함께 숙지할 점:

이 차단은 P-P 간격이 배수로 규칙적으로 나타난다. 박동이 소실 후에, 그 심조율주기는 원래대로 계속된다. 그 내포된 병리학적인 면은 정상 심박조율부위로부터 전도된 것은 아니라는 점이다.
즉, 심전도 리듬에서 하나의 리듬이(PQRST) 다 빠졌어도 기본적인 P-P 간격과 R-R간격(빠진 박동제외)은 그대로 유지된다.

그림 8-6: 동 심방차단

이소성심방빈맥(Ectopic Atrial Tachycardia)

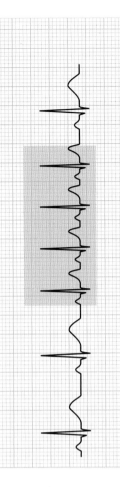

심박률:	100~180회/분
규칙성:	규칙적
P파:	이소성 심방흥분이 발생할 때에는 다른 형태이다.
P-QRS비율:	1:1
PR간격:	이소성 심방흥분부위는 다른 간격을 가진다.
QRS 폭:	정상이지만 때때로 비정상성일때도 있다.
그룹화:	없음
소실된 QRS군:	없음

함께 숙지할 점:

이소성 심방빈맥은 이소성흥분발생소가 동성리듬의 박동율보다 더 빨리 흥분을 유도로할 때 발생한다. P 파와 PR간격은 이 리듬이 정상적 동방결절이 아닐 때 그 이외의 심방조흥분위(정상적 동방결절이 아닌 그 이외의 심방조흥분위)에 의해서 발생되기 때문에 정상과는 다르다. 이 리듬은 보통 긴 기간동안 진행되진 않는다. 빨라진 심방 속도 때문에 몇몇 ST분절과 T파의 비정상성은 아마 일시적으로 나타날 것이다.

그림 8-8: 이소성심방빈맥

심방조기수축(Atrial Premature Contraction(APC))

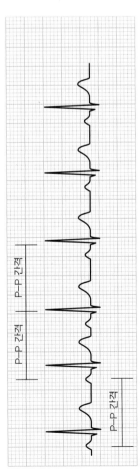

심박률:	동성리듬 박동수에 기인한다.
규칙성:	불규칙적
P파:	있음: 심방조기수축 시에는 다른 형태일 것이다.
P-QRS비율:	1:1
PR간격:	심방조기수축 시는 바뀐다. 그 외에는 정상
QRS 폭:	정상
그룹화:	가끔 나타남
소실된 QRS군:	없음

함께 숙지할 점:

심방조기수축의 발생은 동성결절 이외의 심방조율 세포가 갑작스레 동방결절보다 빨리 흥분을 발생 시킬 때이다. 그 결과 QRS군이 예상보다 더 빨리 나타난다. 조기박동은 동방결절을 재정렬시키므로 심방조기수축후 보상성 정지시기는 없다. 그 기본적인 리듬은 방해를 받으므로 이전과 같은 P-P간격으로 진행할 수가 없다. 이 비보상성 정지기는 정상 P-P간격의 두배보다는 짧다.

그림 8-7: 심방조기수축(APC)

다소성심방빈맥(Multifocal Atrial Tachycardia(MAT))

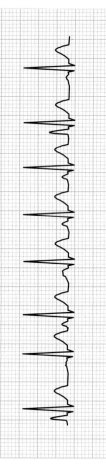

심박률:	100회/분보다 많음
규칙성:	불규칙적으로 불규칙함
P파:	적어도 3가지의 다른 형태
P-QRS비율:	1:1
PR간격:	일정하지 않음
QRS 폭:	정상
그룹화:	없음
소실된 QRS군:	없음

함께 숙지할 점:

다소성 심방빈맥(MAT)는 단지 빈매성의 유주심방조율이다. 다소성 심방빈맥과 유주심방조율 모두 보통 심각한 심폐질환자에게서 발견된다. 이 빈맥은 발생 당시 불안정한 심폐관상태를 일으키므로 반드시 치치가 필요한 질환이다. 치치는 까다로운 편이고 기초적인 원인에 따른 정확한 치치가 반드시 필요하다.

그림 8-10: 다소성심방빈맥(MAT)

유주심방조율(Wanderinn Atrial Pacemaker(WAP))

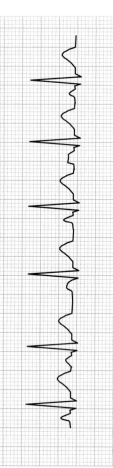

심박률:	100회/분
규칙성:	불규칙적인 불규칙함
P파:	적어도 3가지의 다른 형태
P-QRS비율:	1:1
PR간격:	심박조율부위에 따라 변화됨
QRS 폭:	정상
그룹화:	없음
소실된 QRS군:	없음

함께 숙지할 점:

유주심방조율(WAP)은 각각 다른 흉부속도로 유도하는 다발성심방조율 부위에 의해서 발생되는 불규칙적인 불규칙 리듬이다. 그 결과 심전도에서는 심박조율부위에 따라 달라지는 PR간격과 함께 적어도 3개 정도의 다른 P파가 나타난다. 다른 P파폭이 존재하는 것은 대문에 각각 다른 거리에서 유도하는 각각의 심방조율병소를 생각하게 하고, 그 거리가 길어질수록 P-PR간격은 길어진다. 그 변화하는 P파폭들은 각각 다른 P파 형태를 나타낸다.

그림 8-9: 유주심방조율(WAP)

심방세동(Atrial Fibrillation)

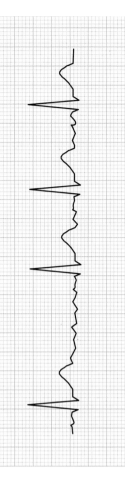

심박률:	변하기 쉬움, 심실반응은 빠를 수도 있고 느릴 수도 있음
규칙성:	불규칙적으로 불규칙함
P파:	없음; 혼돈된 심방활동
P-QRS비율:	없음
PR간격:	없음
QRS 폭:	정상
그룹화:	없음
소실된 QRS군:	없음

함께 숙지할 점:
심방세동은 전체적으로 계속성이 없는 모양으로 심방의 다수의 심박조율세포들의 흥분돈 흥분이다. 그 결과 식별가능한 P파는 없고, QRS군은 불규칙적인 형태로 계속성이 없이 나타나게 된다. 보통 이러한 QRS군이 2:1이다(이는 2번의 심방이 되어 심실박동을 중 한 개로부터 때때로 흥분이 전달됨에 의해 완전히 좌우된다. 심실의 흥분은 한군데서 유발되는 것이 아니기 때문에 그 QRS간격은 완전히 무작위로 나타난다.

그림 8-12: 심방세동

심방조동(Atrial Flutter)

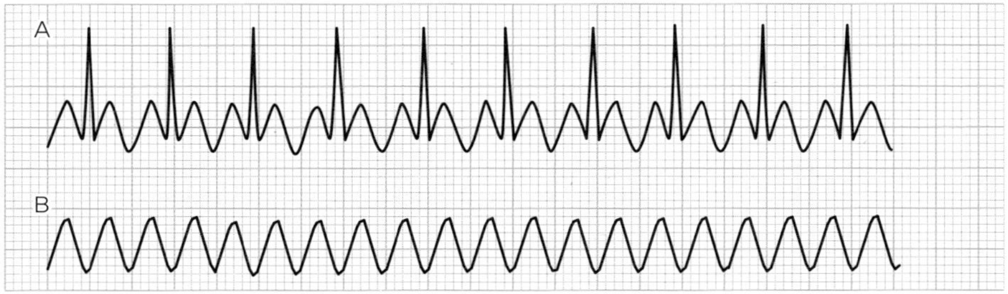

A

B

심박률:	심방 속도는 보통 250~350회/분 심실 속도는 보통 125~175회/분
규칙성:	보통 규칙적이지만 변하기도 한다
P파:	톱니모양의 F파가 보임
P-QRS비율:	변하기 쉬우나 대부분 2:1
PR간격:	변하기 쉬움
QRS 폭:	정상
그룹화:	없음
소실된 QRS군:	없음

함께 숙지할 점:
P파는 그림 8-11처럼 톱니모양으로 나타난다(PM파만 날카롭게 나타나는 B그림에서 QRS군은 생략한 상태이다). 심실의 속도는 보통 규칙적이고 QRS군은 P-P간격의 배수가 되는 시기에 나타나게 된다. 보통 이러한 QRS군이 2:1이다(이는 2번의 심방이 한번의 QRS파가 나타난다는 뜻이다). 우린 이것을 2:1 등의 심방조동이라 부른다(몇몇 P파는 차단이 되어 심실박동을 유도하지 못한다). 심실의 반응은 3:1, 4:1 또는 그 이상 느려게 나올 수 있다. 기끔은 심실의 반응이 불규칙할지라도 한다. 이런 경우 좀 더 일직선적에 보면 P-P간격의 배수 시기에 심실반응이 발생하는 것을 볼 수 있는데 그렇다할지라도 그 간격들은 대게 2:1의 속도가 나타나다가 3:1의 속도로 나타나고, 그 외의 속도로 변할 수 있다. 우리는 이것을 2:1과 3:1로 변하는 심방조동이라 부른다. 예를 들어: 이 비율은 리듬에 따라 바뀔 것이다. 느물가는 P-P간격의 배수에도 충분하지 않는 실제로 다양한 심방반응을 볼 수 있을 것이다. 우리는 이를 변화하기 쉬운 심실 반응이 있는 심방조동이라 부른다. 마지막으로 이 톱니모양의 리듬을흔히 12유도 전체에서 명백하지는 않다는 점을 명심하라. 당신이 150회/분의 심실속도를 볼 때마다 2:1 심방조동의 P파를 찾아라.

그림 8-11: 심방조동

접합부성 이탈율동(Junctional Escape Beat)

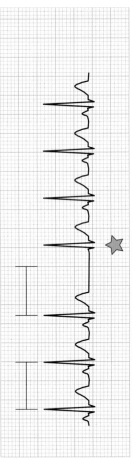

심박률:	기본적인 리듬에 따라 다름
규칙성:	불규칙적
P파:	변하기 쉬움(없거나, 앞서서 나오거나 뒤에서 나옴)
P-QRS비율:	없다. 앞서 나오거나 뒤에서 나올시에는 1:1
PR간격:	없거나 짧다. 뒤에서 나타남. 만약 P-R간격이 있다면, 그 심실들의 흥분이 심방을 자극한 것은 아니다.
QRS 폭:	정상
그룹화:	보통없지만 그룹화가 발생하기도 한다.
소실된 QRS군:	없음

함께 숙지할 점:

이 접합부성이탈율동은 정상적 심박조율기가 흥분하기를 실패했을 때 전도체계상 그 다음의 심박조율기가 그 위치에서 흥분했을 때 발생한다. 이것은 1장에서 노의된 것을 기억하라. 그 정상적 심박조율기(동방결절)가 흥분하지 않는 것을 방실결절이 감지하고 흥분기능한 역치에 도달하여 흥분한다. 그 선행하는 QRS군으로부터 그 이탈성 수축까지의 거리는 언제나 정상적 P-P간격보다 더 길다.

그림 8-14: 접합부성이탈율동

접합부성조기수축(Junccional Premacure Concraccion(JPC))

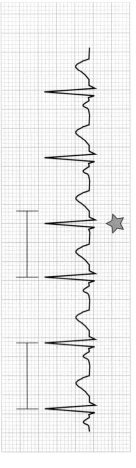

심박률:	기본적인 리듬에 따라 다름
규칙성:	불규칙적
P파:	변하기 쉬움(없거나, 앞서서 나오거나 뒤에서 나옴)
P-QRS비율:	없다, 앞서 나오거나 뒤에서 나올때에는 1:1
PR간격:	없거나 짧다. 뒤에서 나타남: 만약 P-R간격이 있다면 그 심실들의 흥분이 심방을 자극한 것은 아니다.
QRS 폭:	정상
그룹화:	보통없지만 그룹화가 발생하기도 한다.
소실된 QRS군:	없음

함께 숙지할 점:

접합부성조기수축(JPC)은 방실경절에서 조기에 시작되는 박동이다. 심실의 정상전도체계를 따르기 때문에 QRS군은 그 기본적인 QRS군들과 동일하다. 접합부조기수축은 보통 기줌씩 나타나지만 규칙적이거나 심실상성 이단맥, 삼단맥같은 그룹화된 형태를 나타내기도 한다. 이 리듬은 P파가 QRS 군보다 앞서 나오거나 뒤에 나올 수도 있다. 앞서 나온 P파는 QRS군 앞에 하나의 파형으로 나타난다. PR간격은 이 경우 상당히 짧고, P파의 축이 비정상적이다(리드 II, III 와 aVF에서 역전되어 나온다; 이런 항태의 P파에 관한 정보는 9장에서 다루었다). 뒤에 나오는 P파는 QRS군 뒤에서 하나의 항의 형태로 나온다.

그림 8-13: 접합부성조기수축(JPC)

가속방실접합부리듬(Accelerated Junctional Rhythm)

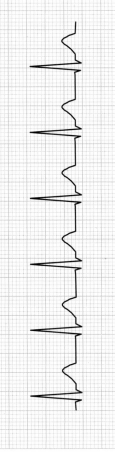

심박률:	60~100회/분
규칙성:	규칙적
P파:	변하기 쉬움(없음, 앞서서 나오거나 뒤에서 나옴)
P-QRS비율:	없다, 앞서 나오거나 뒤에서 나올때에는 1:1
PR간격:	없거나 짧다. 뒤에서 나타남: 만약 P-R간격이 있다면, 그 심실들의 흥분이 심방을 자극한 것은 아니다.
QRS 폭:	정상
그룹화:	없음
소실된 QRS군:	없음

함께 숙지할 점:
이 리듬은 접합부 심박조율기 내에서 발생한다. 이것은 정상적인 접합부 심박조율기의 흥분속도보다 더 빠르게 흥분하기 때문에 심박조율 기능 이상의 우세함을 나타낸다. 즉 정상적 접합부 리듬에서 기대 되는 것보다 더 빠르다. 그 심박조율속도 범위는 1분에 60~100회이다. 만약 그 속도가 100회/분을 넘는다면 그것은 접합부 빈맥으로 알려져 있다. 이러한 리듬에서는 P파는 출현되지 않거나 QRS군 앞에 혹은 뒤에서 전도될 수 있다.

그림 8-16: 가속방실접합부리듬

접합부성리듬(Junctional Rhythm)

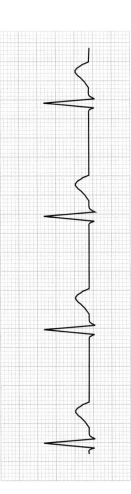

심박률:	40~6~회/분
규칙성:	규칙적
P파:	변하기 쉬움(없음, 앞서 나오거나 뒤에서 나옴)
P-QRS비율:	없다, 앞서 나오거나 뒤에서 나올때에는 1:1
PR간격:	없거나 짧다. 뒤에서 나타남: 만약 P-R간격이 있다면 그 심실들의 흥분이 심방을 자극한 것은 아니다.
QRS 폭:	정상
그룹화:	없음
소실된 QRS군:	없음

함께 숙지할 점:
이 접합부성리듬은 그 심방이 정상이 정상적 조율기 기능과 동방결절의 흥분이 없을 때 하나의 이탈성 리듬으로서 발생한다. 이것은 역시 심방실 심방을 해리나 3도 방실차단(이 리듬은 나중에 좀 더 설명함)의 경우에 역시 발생될 수 있다.

그림 8-15: 접합부성리듬

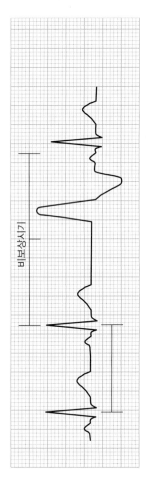

심실의 리듬들
심실조기수축(Ventricular Premature Contraction(VPC))

보상시기

심박률:	기본리듬에 따라 다름
규칙성:	불규칙적
P파:	심실조기수축시엔 없음
P-QRS비율:	P파가 심실조기수축시엔 없음
PR간격:	없음
QRS 폭:	넓음(=0.12초), 기괴한 모양
그룹화:	보통 나타나지 않음
소실된 QRS군:	없음

함께 숙지할 점:

심실조기수축의 원인은 심실세포의 조기흥분이다. 그 심실이 심박조율기는 정상적인 동방결절의 흥분 또는 심실상성 심박조율기의 흥분전에 흥분하여 정상적인 심박조율기가 흥분할 때 심실을 불응기 상태(아직 흥분극되지 않아 다시 흥분적인 흥분을 하기 전에)에 있도록 한다. 반면 심실은 그들이 정상적으로 수축할 시기에 수축하지 않는다. 그 기본리듬은 변하지 않는다 때문에 심실조기수축 뒤따라 나오는 리듬은 심실조기수축처럼 일찍 나타나지 않고, 제시간에 도착할 것이다. 이것을 보상시기라고 부른다.

그림 8-17: 심실조기수축(VPC)

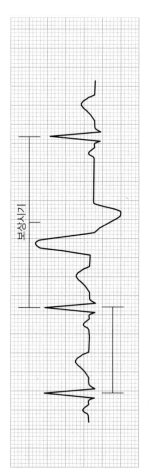

심실이탈율동(Ventricular Escape Beat)

비보상시기

심박률:	기본리듬에 따라 다름
규칙성:	불규칙적
P파:	심실조기수축시엔 없음
P-QRS비율:	심실조기수축시엔 없음
PR간격:	없음
QRS 폭:	넓음(=0.12초), 괴이한 모양
그룹화:	없음
심박률:	기본리듬에 따라 다름
소실된 QRS군:	없음

함께 숙지할 점:

심실이탈율동은 정함부성이탈율동과 비슷하지만 이 리듬은 심실에서 발생한다는 것이 중요한 부분이다. 이 리듬에서의 정지기간의 의미는 정상적심박조율기가 흥분하지 않기 때문에 비보상이라 칭해진다(이는 심실의 이탈성박동에 이끌려졌다는 의미이다). 그 심박조율기는 스스로 새로운 수축주기를 재조정하여 다른 심박율을 갈 계향수도 있다.

그림 8-18: 심실이탈율동

심실고유리듬(Idioventricular Rhythm)

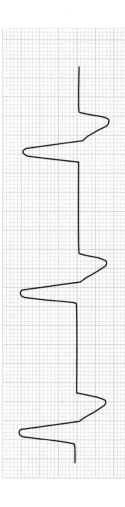

심박률:	20~40회/분
규칙성:	규칙적
P파:	없음
P-QRS비율:	없음
PR간격:	없음
QRS 폭:	넓음(≥0.12초), 괴이한 모양
그룹화:	없음
소실된 QRS군:	없음

함께 숙지할 점:
심실고유리듬은 심장의 일차적 심박조율기로서 심실이 한꺼번에 흥분유도되기 때 발생된다. QRS군은 넓고 기괴하며, 심실기관에 반응하게 된다. 이 리듬은 자체적인 부정맥 발생시 발 견되거나, 방실해리, 3도 방실차단 발견되는 요소로서 발견된다(환자의 경우에는 P파가 나타나는 기본적 동리 듬이 있을 수 있다).

그림 8-19: 심실고유리듬

가속심실고유리듬(Accelerated Idioventricular Rhythm)

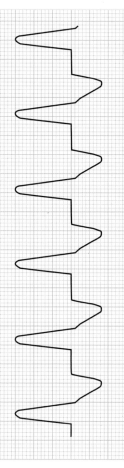

심박률:	40~100회/분
규칙성:	규칙적
P파:	없음
P-QRS비율:	없음
PR간격:	없음
QRS 폭:	넓음(≥0.12초), 괴이한 모양
그룹화:	없음
소실된 QRS군:	없음

함께 숙지할 점:
이것은 원래 심실 고유리듬의 빠른 형태이다. 보통 심박조율부위가 심실인 상태로 계속 유지되며 p파 가 없는 형태가 길이 나타난다. 하지만 이들은 방실해리나 3도방실차단에서도 나타날 수 있다.

그림 8-20: 가속심실고유리듬

임상 포·인·트

우리는 일반적으로 심전도를 분석할 때 치료할 때 저지와는 별개로 보려고 하지만 조심해야 할 사항이 있다: 흉부정맥제들로 이 리듬을 저하되지 말아래 만약 당신이 마지막으로 남은 저 고유한 심실의 성공을 하더라도 당신에게 당신에게 나는 것은? 심장지다.

포획 및 융합 박동들. 때때로 동성박동은 정상적인 심실심전도체계를 통하여 심실의 흥분이 전파되도록하여 하나의 정상 QRS군을 만든다. 이 QRS군의 융합박동형태는 비정상적인 심실박동과 정상 QRS군 사이에서 대개는 하나의 형태를 가지게 된다. 이 융합박동형태는 동방결절과 심실의 심박조율세포, 이 두가지 심박조율인자에서 발생한 것이다. 심실의 두 위치에서 동시에 흥분이 일어나기 때문에 그 결과 두가지가 섞여 (또는 융합되어) 나온 모양이 QRS군을 만드는 것이다. 다음의 뒤페이지 나오는 설명내용은 이 융합 박동을 이해하는데 도움이 된다. 만약 당신이 파란 융합과 노란 융합음을 섞는다면 초록융합이 나올 것이다. 융합박동이란 이렇게 섞여서 나온 초록융합과 같아; 이것이 두 QRS군의 융합이라는 것이다.

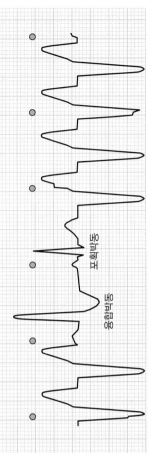

그림 8-22: 심실빈맥성에서 융합된 박동과 포획된 박동

- (그림 내부 라벨) 포획박동
- (그림 내부 라벨) 융합박동

또 다른 하나, 포획박동이란 동성박동에 의해 안전하게 흥분된 전도이고 환자의 정상 QRS와 분간할 수 없는 것이다. 왜 정상박동대신에 포획박동이라 부를까? 그 이유는 심 심실빈맥과 같은 혼란스러운속에서 발견되고 정확히 1/1,000중에 한번 동성리듬이 겨우 가나 방실결절을 통해 심실로 흥분이 전파되는 정상심장의 정상상의 전도체계에 의한 심실들의 탈분극이 일어났을 때 포획박동이 발생된다.

융합과 포획박동은 심실빈맥의 특징이다; EKG 기록지가 충분히 길다면 당신은 이런 특징을 종종 발견할 수 있을 것이다. 만약 당신이 넓은 QRS군과 빠른 빈맥리듬을 본다면, 당신은 심실빈맥으로 진단할 수 있을 것이다.

또 다른 심실빈맥의 표시자들. 우리가 더 유의 깊게 봐야 할 몇 가지가 더 있다. 이름 들은 외우지 마라, 하지만 Brugada와 Josephson의 징후들은 알아두어라(그림

심실빈맥(Ventricular Tachycardia(VT))

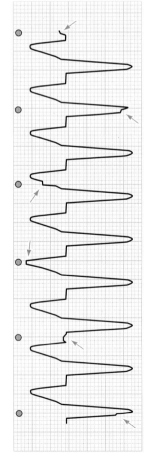

심박률:	100~200회/분
규칙성:	규칙적
P파:	연관성이 없는 심방률(P파가 존재하면 QRS군과 무관)
P-QRS비율:	변하기 쉬움
PR간격:	없음
QRS 폭:	넓다. 기괴함
그룹화:	없음
소실된 QRS군:	없음

함께 숙지할 점:

심실빈맥(VT)은 굉장히 빠른 심실의 속도를 나타내는데 이는 보통 심방의 박동속도와는 분리될 것이다. 그림 8-21에서 당신은 규칙적인 간격속에서 QRS군의 모양이 불규칙해 보이는 것에 주목해야 할 것이다. 이 불규칙성은 원래의 기본적 동성박동이다(따라서 보이는 것이 동성박동을 포획한 부분들을 지적하고 있고 그 화살표 모양이 불규칙해 보이는 부분을 지적하고 있다). 심실빈맥(VT)과 관련된 여러가지 기준이 있다. 지금부터 그 기준들을 보자.

그림 8-21: 심실빈맥(VT)

염전성 심실빈맥(Torsade de Pointes)

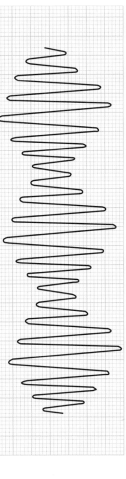

심박률:	200~250회/분
규칙성:	불규칙적
P파:	없음
P-QRS비율:	없음
PR간격:	없음
QRS 폭:	변하기 쉬움
그룹화:	변하기 쉬운 사인곡선형태( )
소실된 QRS군:	없음

함께 숙지할 점:
염전성 심실빈맥은 보통 QT간격이 지연되어 발생한다. 이는 물결치는듯하고, QRS군의 축이 양성에서 음성으로 바뀌는 사인곡선의 모양처럼 생겼다. 그리고 그 뒤 파형은 무계획적이다(이름인 Torsade de pointes는 점들이 나선형 형태를 의미한다). 이 리듬은 정상리듬이나 심실세동으로 변할 수 있다. 죽음이 사신과 같은 것이 이 리듬에 매우 가까이 있기 때문에 이들을 기울여라!

그림 8-24: 염전성 심실빈맥

8-23). 심실빈맥에서 Brugada의 징후는 R파에서 S파바닥(저점)까지의 간격이 0.1초이상이 되는 것을 말한다. Josephson의 징후는 S파의 낮은 지점 가까이에 있는 작은 각 모양이 바로 그것이다. 이는 심실빈맥의 또다른 표식자이기도 하다.

심실빈맥의 또 다른 모양에는 QRS군 간격이 0.16초보다 넓어야 하고 모든 전흉부 리드(V_1~V_6)에서 완전한 음성을 띠는 것이다. 왜 우리는 많은 시간을 심실빈맥을 배우는 데 써야 하는가? 그 이유는 심실빈맥이 진단이 까다롭고 생명을 위협하는 부정맥 중 순에 꼽히는 경우이기 때문이다.

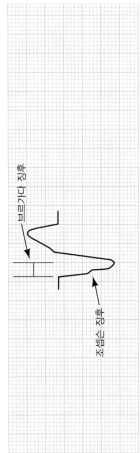

브르가다 징후

조셉슨 징후

그림 8-23: 심실빈맥에서의 브르가다 징후와 조셉슨 징후

임상 포·인·트

참조사항: QRS군이 넓은 심전도를 직면했을 때, 당신이 이외 반대되는 매우 확실한 증거가 없다면 심실빈맥으로 처치하라. 비정상적 심실상성 빈맥으로 추정하지말라, 보통 불행한 결과를 만드는 실수를 하게 될 것이다.

기억할 것!

심실빈맥을 진단하기 위한 기준:
*넓은 QRS파를 가진 빈맥   *방실해리
*융합 및 포획박동   *전흉부 모두에서 QRS군이 음성
*QRS군 기간이 0.16초이상 지연   *Josephson과 Brugada 징후가 보임

심실세동(Ventricular Fibrillation(VF))

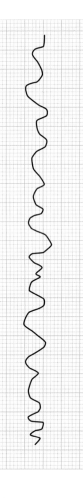

심박률:	알 수 없음
규칙성:	혼돈스런 리듬
P파:	없음
P-QRS비율:	없음
PR간격:	없음
QRS 폭:	없음
그룹화:	없음
소실된 QRS군:	전혀 박동이 없음

함께 숙지할 점:

만약 당신이 심장의 혼돈스러운 상태를 그림으로 그린다면 이 리듬을 생각하라. 이 리듬은 심실의 심박조율 세포들이 뒤섞여 각자의 속도로 흥분을 하는 것이다. 그 결과 일 제화된 움직임은 거의 없이 심장의 수많은 작은 부위들이 뛴다는 것을 알게 될 것이다. 심장은 문자 그대로 흔들거리는 젤라틴처럼 보인다. 이는 생명이 위험한 리듬이다. (심 정지). 그리고 당신은 가능한한 빨리 이 환자를 소생시킬 노력을 해야만 한다.

그림 8-26: 심실세동(VF)

임상 포·인·트

만약 환자가 좋아보이고 의식이 있어 당신을 본다면 이는 유도 전극장치가 떨어진 것이고 인 공산물이다. 심실세동상태가 아니다.

심실조동(Ventricular Flutter)

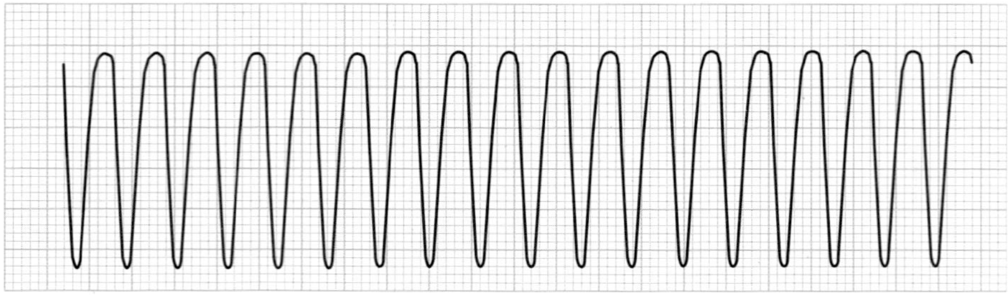

심박률:	200~300회/분
규칙성:	규칙적
P파:	없음
P-QRS비율:	없음
PR간격:	없음
QRS 폭:	넓다. 기괴함
그룹화:	없음
소실된 QRS군:	없음

함께 숙지할 점:

심실조동은 매우 빠른 심실빈맥이다. 만약 "QRS군이다. T파이다. ST분절이다"라고 더 이상 말할 수 없을 때 그 리듬은 심실조동이다. 이 박동은 파형을 식별할 수 없이 연속 적인 사인곡선형태로 이어지는 빠른 박동이다.

그림 8-25: 심실조동

임상 포·인·트

300회/분 속도의 심실조동을 볼 때, 1:1 심방조동이 동반된 조기흥분(WPW)증후군 가능성 을 반드시 생각하라(지금은 이것에 대해 많은 의미를 부여하지 않지만 곧 뒤에 논할 것이다).

심실차단들
1도 방실차단(First-degree AV block)

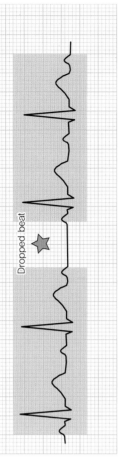

심박률:	기본리듬에 따라 다름
규칙성:	규칙적
P파:	정상
P-QRS비율:	1:1
PR간격:	연장됨 > 0.20초
QRS 폭:	정상
그룹화:	없음
소실된 QRS군:	없음

함께 숙지할 점:

1도 방실차단은 방실결절의 지연된 생리학적 차단에 의해 생긴다. 이는 우물이나, 미주신경 흥분증가, 질환 등이 원인이 되어 발생한다. PR간격은 정상간격인 0.20초보다 넓을 것이다.

그림 8-27: 1도 방실차단

심실이탈율동(Ventricular Escape Beat)

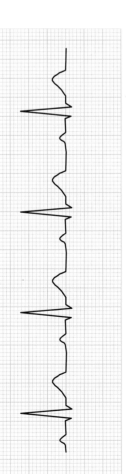

심박률:	기본리듬에 따라 다름
규칙성:	규칙적으로 불규칙함
P파:	앞에 나옴
P-QRS비율:	변하기 쉬움: 2:1, 3:2, 4:3, 5:4 등등
PR간격:	변하기 쉬움
QRS 폭:	정상
그룹화:	앞에 나오거나 변하기 쉬움(그림 8-28의 파란음영)
소실된 QRS군:	있음

함께 숙지할 점:

2도 1형 역시 Wenckebach에 의해 일려졌다(WENN-key-bock에 의해 확립됨). 이는 긴 붐응기를 나타내는 방실결절의 질환으로 인해 발생된다. 그 결과 PR간격이 정상적인 박동에서부터 점차 연장되어 결국 QRS군이 소실될 때까지 점진적으로 연장된다. 그리고 이 지점에서 박동주기가 다시 시작된다. RR간격은 반면에 각각의 박동수마다 짧아진다. 나중에 9장에서 2도 1형 방실차단(Mobitz I)에 대하여 논할 것이다.

그림 8-28: Mobitz I형 1형 2도 방실차단 (Wenckebach)

핵심

진단의 명칭 종 주의점: 우리가 이 리듬에서 주목해야 할 리듬장애란 방실결절차단을 말한다. 각 차단의 경우도 있으나 그것은 매우 다른 다름 현상이다. 이는 초보자들에게는 혼동될 수 있으나 우리가 지금 명심해야 할 것은 방실차단이고 각 차단은 후에 논의될 것이다.

Mobitz II 형 2도 방실차단

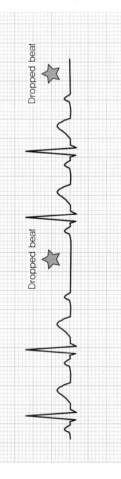

심박률:	기본리듬에 따라서 변함
규칙성:	규칙적인 불규칙적
P파:	정상
P-QRS비율:	X:X−1로 3 : 2 4 : 3, 5 : 4 등의 형태로 나타난다. 이 비율 역시 변하기 쉬우나 드문 현상이다.
PR간격:	정상
QRS 폭:	정상
그룹화:	앞에 나오거나 변하기 쉬움
소실된 QRS군:	있음

함께 숙지할 점:
Mobitz II(2도 2항)에서는 하나의 QRS군이 소실된 박동과 실제하는 박동들이 묶여 하나의 그룹을 형성한다. 여기서 중요하게 기억해야 할 것은 PR간격이 QRS군이 실제하는 박동에서는 다 같다는 것이다. 이 리듬은 방실결절에 문제가 있을 시 발생하고 나이가 나쁜 상황이 진행되면 완전 방실차단이라 불리는 부정맥으로 악화된다.

그림 8−29: Mobitz II형 2도 방실차단

3도 방실차단(complete AV block)

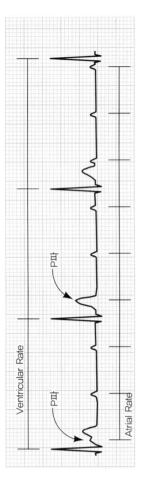

Ventricular Rate

P파

P파

Atrial Rate

심박률:	심방박동수와 심실의 고유박동수는 각각 분리되어 다르다. 심방실 해리현상
규칙성:	규칙적이지만 P파의 속도와 QRS의 속도는 다르다.
P파:	있음
P-QRS비율:	변하기 쉬움
PR간격:	변하기 쉬움: 패턴이 없음(P파와 R파는 연관성이 없음)
QRS 폭:	정상이거나 넓다(심박조율부위가 접합부이면 0.12초이내, 심실 부위이면 0.12초 이상임)
그룹화:	없음
소실된 QRS군:	없음

함께 숙지할 점:
이는 방실결절의 완전 차단이다; 심방과 심실이 각각 분리되어 각자의 속도로 동분하기 때문에 일컫는 말이다. 동성리듬은 동서맥, 정상, 동빈맥등이 발생할 수 있다. 이들 박동은 접합부나 심실에서 유발 가능하고 또한, 이러한 부정맥의 QRS군 형태들은 십게 변할 것이다.

그림 8−30: 3도 방실차단

학습문제

1.참 2 E 3 D 4 B 5.참 6.참 7 A 8.거짓 9.참 10.C 11.참 12.거짓 13.C 14.D 15.E

1. 동부정맥은 정상호흡에 영향을 받는다.
   참 또는 거짓

2. 125회/분의 규칙적인 리듬, 각각의 QRS군 앞에 P파가 빠짐없이 나타나는 리듬은?
   A. 동서맥
   B. 정상 동성리듬
   C. 이소성 심방빈맥
   D. 심방조동
   E. 동빈맥

3. EKG 리듬에서 "PQRST" 즉, 하나의 리듬전체를 모두 빼버려도 기본적인 리듬은 변하지 않고 P–P 간격과 R–R 간격(빠진 박동은 제외하고) 또한 그대로 유지된다면, 이 리듬은?
   A. 동서맥
   B. 이소성 심방수축
   C. 동정지
   D. 동심방차단
   E. 접합부성 이탈율동

4. 최소 3가지 이상의 형태로 바뀌는 P파와 PR간격을 가진 65회/분의 속도로 불규칙하게 불규칙한 리듬은?
   A. 심방세동
   B. 유주 심방조율
   C. 다소성 심방빈맥
   D. 심방조동
   E. 가속심실고유리듬

5. 심방조동에서 심방수축의 빠른 속도는 흔히 분당 250–350회/분 이다.
   참 또는 거짓

6. 심방세동은 어떤 유도에서도 식별가능한 P파를 찾을 수 없는 불규칙하게 불규칙한 리듬이다.
   참 또는 거짓

7. 식별가능한 P파가 없는 195회/분 속도의 불규칙하게 불규칙한 리듬은?
   A. 빠른 심실반응이 동반된 심방세동
   B. 다소성 심방빈맥
   C. 심방조동
   D. 이소성 심방빈맥
   E. 가속심실고유리듬

8. 가속방실 접합부리듬은 접합부리듬이 100회/분의 속도를 넘는 리듬이다.
   참 또는 거짓

9. 심실고유리듬은 1차적 심박조율기로써 심실의 활동에 의하여 발생된다. 그 속도는 20–40회/분 이다.
   참 또는 거짓

10. 심실빈맥에서 확인할 수 있는 현상은?
    A. 포획박동
    B. 혼합박동
    C. A와 B
    D. 위의 것 중 답 없음

11. 넓은 QRS군의 비맥은 항상 다른 것이라고 증명될 때 까지는 심실빈맥으로 고려하여 처치해야 한다.
    참 또는 거짓

12. 좁은 QRS(narrow-QRS)성 빈맥은 EKG 상에서 심실상성 빈맥이다.
    참 또는 거짓

13. QRS군이 사라질 때까지 PR간격이 길어지는 그룹화 된 리듬은?
    A. 유주 심방조율
    B. 1도 방실차단
    C. Mobitz I형 2도 방실차단 혹은 Wenckebach
    D. Mobitz II형 2도 방실차단
    E. 3도 방실차단

14. 규칙적이거나 혹은 다양한 형태로 발생하며 소실된 QRS군이 동반되는 그룹화되는 리듬은?
    A. 유주 심방조율
    B. 1도 방실차단
    C. Mobitz I형 2도 방실차단 혹은 Wenckebach
    D. Mobitz II형 2도 방실차단
    E. 3도 방실차단

15. 심방의 박동속도가 심실의 박동속도보다 빠르고 심방과 심실의 심방조율부위가 다른 리듬은?
    A. 유주성 심방조율
    B. 1도 방실차단
    C. Mobitz I형 2도 방실차단 혹은 Wenckebach
    D. Mobitz II형 2도 방실차단
    E. 3도 방실차단

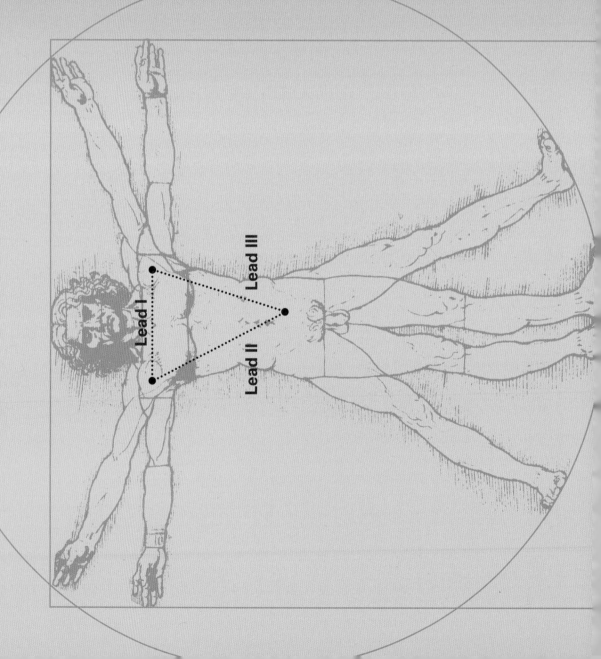

2부

심전도의 해설

2부

심전도의 해석

2부는 실제적인 심전도 해석을 위해 마련되었다. 여기서는 실제 심전도를 전반적으로 다루게 된다. 환자의 움직임 등에 의한 사소한 분구적 변화에서부터 심각한 질환에 의한 심전도 변화에 이르기까지 망라하였는데, 이는 '실제'심전도에 익숙해지기 위함이다. 임상에서는 실로 다양한 심전도 변화를 접하게 되며, 여러분은 '실제적(real)' 변화와 "가공적(artifact)'변화를 구별하여 판독할 수 있어야 한다.

진정한 재미는 지금부터이다! 심전도라는 단순한 기록으로 얻을 수 있는 정보의 세계를 다루기에 앞서, 실제 심전도를 전반적으로 접할 수 있는 정보의 세계에 이르는 심전도 해석에 숙련되려면 시간이 계속에서 환상적인 여행을 하게 될 것이다. 다만 심전도 해석에 숙련되려면 시간이 소요되므로 인내할 필요가 있다.

명명법

명명법

다른 모든 의학의 영역과 마찬가지로, 현대의 심전도법은 훈련을 피하기 위해 명명법을 단순하게 바꾸고 있다. 심전도에 관한 시험에서도 임상 결과에 대한 용어를 사용하는 기존의 방법에서 짧고 기술적인 용어에 중점을 맞추려 하고 있다. 이 장에서는 두 가지 용어 모두를 소개함으로써 외국의 의료진이나 기존 방식의 용어를 사용하는 의료진들과도 소통할 수 있게 하였다. 간단한 용어로 실제 결과를 읽은 후, 추가로 대체할 수 있는 용어도 보여야 한다는 것을 기억하라.

예를 들어 승모판성 P(P-mitrale)를 보면 현재는 "승모판성 P패턴과 일치하는 심각한 좌심방 확장"이라고 기술하는 것이 더 맞다. 폐성 P(P-pulmonale)에 대해서도 폐성 P패턴과 일치하는 우심방 확장"이라고 기술해야 한다. 두 경우 모두에서 볼 수 있듯이. 올바른 임상용어는 각각의 방향이 심방확장을 말한다. 하지만 승모판성 P와 폐성 P는 이러한 환자들의 심전도에서 전형적으로 나타나는 소견들을 포괄하는 용어로, 진단 자체를 강조한다.

추가로, 심전도 소견이 진단기준을 전형적으로 맞지 않는 경우나 진단명이 타당한지에 대해 의문이 드는 경우. 가능한, 추측할 수 있는. 고려되는 이라는 용어로 혹실하지 않은 부분의 정도를 말할 수 있다. 예를 들어 "본 환자에서 경색유형을 고려해야 하는 이차적인 ST-T파 변화를 가진 좌심실 비대가 있다."라고 말할 수 있다.

기본 심박동: 임상과의 관련
(The Basic Beat: A Clinical Correlation)

9 장

P파

개요

그림 9-1에서 볼 수 있는 P파는 심방의 탈분극을 의미한다. P파는 심전도 주기에서 맨 처음 그려지는 파형으로, 기저선에서 상승이 시작되는 지점부터 다시 하강하여 기저선으로 돌아와 PR분절이 시작되는 지점까지를 말한다. 정상적인 심방의 탈분극은 동방결절에서 전기자극이 시작되어 심방 전역에 전도된 후 방실결절에 도달할 때까지 지속된다(그림 9-2). 이 과정은 0.08초에서 0.11초가 소요된다.

P파는 정상적으로 유도 I, II 및 $V_4 - V_6$에서 양성이며, aVR에서 음성이고 나머지 유도들에서는 양성 혹은 음성 모두 가능하다.

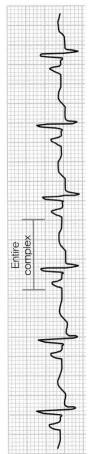

P파 →

그림 9-1: P파

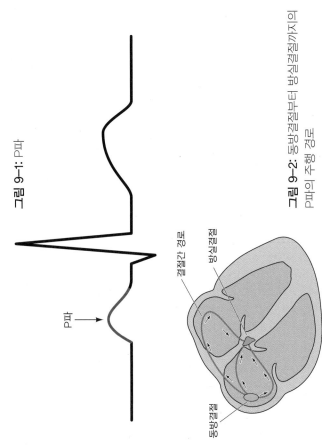

그림 9-2: 동방결절부터 방실결절까지의 P파의 주행 경로

동방결절

결절간 경로

방실결절

심전도 | 사례연구

P파의 해석: 아래 리듬을 보세요.
(ECG9-1)

ECG 9-1에서 P-QRS-T 파형군을 구분할 수 있는가? P파를 확실히 알아볼 수 있는가?

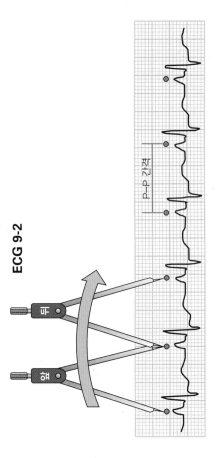

Entire complex

ECG 9-1

ECG 9-2에서는 P파 위에 두 개의 푸른 점이 표시되어 있다. 여러분은 P파를 제대로 찾았는가? 심전도 전체 파형군 중 첫 번째 파형이 P파임을 기억하자. P파를 구분하였으면 이제 캘리퍼의 한 쪽 끝을 첫 번째 P파의 정점에 두고 나머지 한 쪽 끝은 두 번째 P파의 정점에 놓아보자. 이 두 점 사이를 P-P간격이라 한다. 다시 말해 P-P간격이란 두 P파 사이의 간격을 말한다. 정상 동성 리듬에서 P-P간격은 항상 일정하다.

ECG 9-2

뒤

앞

P-P 간격

P파의 모양

일정한 유도에서 P파를 측정하면, P파의 모양은 심박조율기의 위치에 따라 다양하게 나타날 수 있다. 그림 9-3의 예를 살펴보자. 심방결절이 심박조율기인 경우 P파의 모양은 A지점을 가리키는 그림 속의 심전도처럼 보인다. B지점이 심박조율기이면 P파 와 PR간격이 약간 변한다. 심박조율기 C는 또 다른 모양의 P파를 만든다. 실제로 다양한(이소성, ectopic) 지점들이 2차적인 심박조율기로 작용할 수 있으므로 P파의 모양은 매우 다양하게 나타날 수 있다.

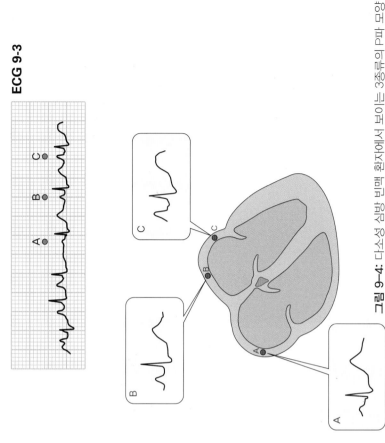

그림 9-3: 심박조율기의 위치에 따른 3종류의 P파 모양

심전도 사례연구 P파의 모양

ECG 9-3을 살펴보자. A, B, C로 표시된 P파를 보면 각각의 P파가 서로 다른 모양을 보이며, PR간격도 다른 것을 알 수 있다. 아래의 심전도는 불규칙적으로 불규

직한 리듬을 보이는 다소성 심방 빈맥의 예이다. 각각의 위치에서 다른 P파 모양을 만들고 있다(그림 9-4). 또한, 그림 9-4의 A지점에서 맥이 발생되면 ECG 9-3에서 A의 위치에 있는 P파 모양이 출현한다.

ECG 9-3

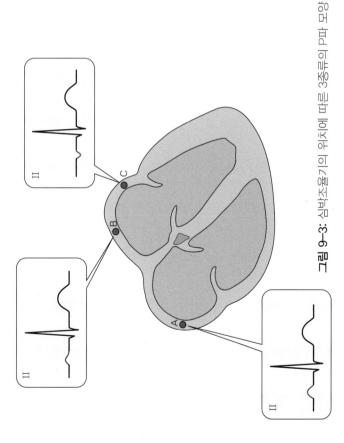

그림 9-4: 다소성 심방 빈맥 환자에서 보이는 3종류의 P파 모양

임상 포·인·트

불규칙적으로 불규칙한 리듬을 보이는 3대 부정맥은 심방 세동(AF), 유주심박조율(WAP), 다소성 심방 빈맥이다. 이러한 불규칙적으로 불규칙한 리듬에서 P파가 잘 구분 된다면 유주심박조율이나 다소성 심방 빈맥일 것이다.

이소성 P파의 규명

ECG 9-4에서 네 번째 P파는 다른 P파에 비해 조기에 출현하고 모양도 다르다. 이는 네 번째 P파가 심방 내의 다른 장소(이소성, ectopic)에서 기원하였기 때문이다. 이 심전도는 심방 조기 수축의 예이다. 심전도를 판독할 때는 항상 캘리퍼를 사용하자!

ECG 9-5에는 약간의 함정이 있다. 잘 살펴보고 문제가 어디에 숨어 있는지 알아보자.

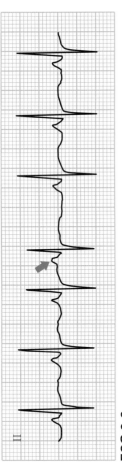

ECG 9-4

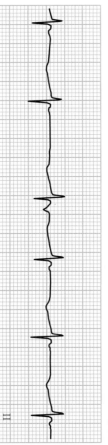

ECG 9-5

문제는 P파의 방향이다. P파는 유도 I, II 및 V$_4$-V$_6$에서 양성으로 나타나야 함을 기억하자. 이 심전도는 유도 II에서 기묘한 것인데 P파가 역전되어 있다. 이것은 P파가 동방결절이 아닌 다른 이소성 심방조율기(이소성 심방이나 방실 결절)에서 기원하였음을 시사한다.

이제 P파를 분석할 때 흔히 보이는 또 하나의 문제를 관찰해 보자: '매몰된(buried)' P파 앞으로 가보자. 심방 속에 T파 속에 혹은 위에 발생된 P파-를 가지는 심방 조기 수축의 예를 살펴보자.

ECG 9-6에서는 T파의 하향곡선 위에 P파가 발생된 경우를 보여준다.

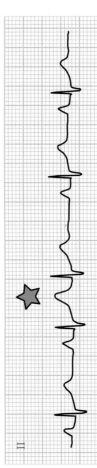

ECG 9-6

한편, ECG 9-7의 이소성 P파는 알아보기가 쉽지 않다. T파 중 얼마 보이는 것이 있는가? 별 모양으로 표시된 T파는 다른 것에 비해 전혀 다른 모양인데, 조기 수축으로 발생된 P파가 바로 앞의 T파와 동시에 만들어졌기 때문이다. 결과적으로 T파와 P파가 겹쳐지면서 두 가지 벡터가 융합되어 T파 모양이 더 크고 넓어진 형태로 나타난 것이다.

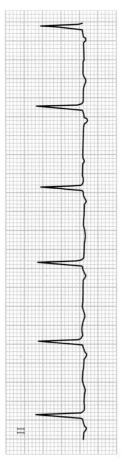

ECG 9-7

다른 T파들에 비해 특이한 모양의 T파를 해석할 때는 항상 매몰된 P파의 가능성을 생각하라. 이 정도로 마무리하고, 후에 심비대 편에서 P파를 다시 공부하기로 한다.

PR 간격(PR Interval)

심장 전도계의 이해

제 6장에서 설명되었듯이 PR간격은 P파의 시작부터 QRS군의 시작 지점까지의 간격이다. PR간격은 심방 탈분극의 시작부터 심실 탈분극의 시작까지의 시간을 의미한다.

PR 간격동안에 진행되는 사건들을 분석해 보자. 그림 9-5는 심장의 전도 과정과 심전도의 관계를 보여준다. 먼저, 심방으로 전달된 전기 자극에 의해 심방이 탈분극되기 시작하며, 심방의 특수 전도 자극을 통해 심방 근육만속을 심방 근육세포까지 전기 자극이 전달된다. 이 전기 자극은 심방의 전체적으로 탈분극되기도 전에, 이미 바로 만속을 따라 방실결절에 전달된다. 이 때 심방 근육세포를 전체의 탈분극이 방실전도의 탈분극의 강도보다 크게 되어 심전도상에 그려지는 파형은 P파뿐이다.

방실결절에서는 전도속도가 다소 늦다(그림 9-5에서 점선으로 그려진 사각 부분을 보라; 점선 사각 막대는 P파에 접쳐서 심전도상에 드러나지 않는 방실결절의 전도 과정을 나타냄을 기억하라). 이 생리학적 전도 지연은 심방의 혈액이 심실로 흘러들어갈 시간적 여유를 제공한다. 이러한 전도 지연이 없다면, 심방과 심실은 동시에 수축하게 되고 심실은 오직 이완기에 수동적으로 유입되는 혈액에 의해서만 체위지게 될 것이다. 결국 심실에 유입되는 혈류량이 감소되고, 자연히 심실 박출량이 적어지게 될 것이다. 이렇게 '심방 반동(atrial kick)'이 체위되면 많은 환자에서 쇼크가 초래된다.

그 다음으로 히스속이 활성화되고, 이어서 좌우각으로 전기 자극이 전달된다. 마지막으로, 전기 자극은 각각의 퍼킨지 섬유에 도달하고 이들은 심실의 심근세포를 자극하게 된다. 이 과정은 심전도 기록상 QRS군으로 나타난다.

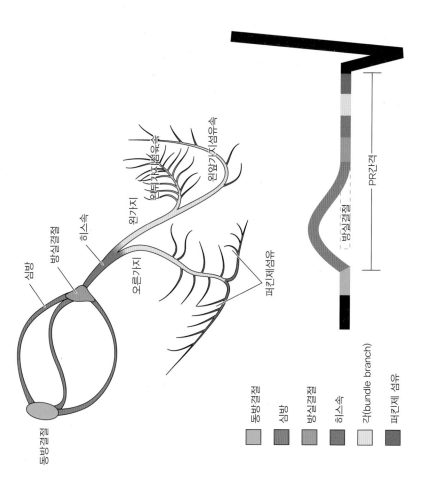

그림 9-5: PR 간격과 심장 전도계의 관계

- 동방결절
- 심방
- 방실결절
- 히스속
- 각(bundle branch)
- 퍼킨지 섬유

(그림 속 표기: 동방결절, 심방, 방실결절, 히스속, 왼가지, 오른가지, 왼앞가지섬유속, 왼뒤가지섬유속, 퍼킨지섬유, 방실결절, PR간격)

PR 분절 PR 분절의 하강

그림 9-7에 PR분절의 하강이 예시되어 있다. PR분절 하강 시 감별 진단해야 할 사항은 다음과 같다.

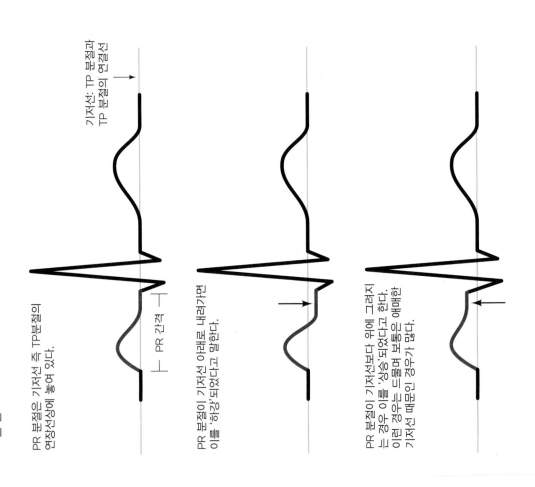

그림 9-7: PR 분절의 하강

1. 정상적 변이

PR분절은 일반적으로 기저선상에 놓이나 가끔 약간 하강되어 보이기도 하므로, 기저선에서 0.8mm이하의 하강은 정상으로 간주한다. 이러한 정상적 변이는 심방의 재분극으로 PR분절이 하방으로 밀리기 때문인데 이를 Tp파라 한다. Tp파는 보통 QRS에 매몰되기 때문에 잘 나타나지는 않는다.

2. 심낭염

심낭염은 심낭 즉, 심장을 둘러싸 보호하는 섬유성 낭의 염증을 말한다. 이후의 몇 가지 심전도 예에서 PR 분절을 잘 살펴보자. 그리고 심낭염이 0.8mm이상의 PR 분절의 하강을 보이는 주요 질환임을 기억하자.

3. 심방 경색증

심전도상 자명한 PR하강이 보이면서 심근경색증의 징후가 있으나 심낭염의 근거는 없는 경우에 심방 경색증을 생각할 수 있다.

PR 분절

PR 분절은 기저선 즉 TP분절의 연장선상에 붙어 있다.

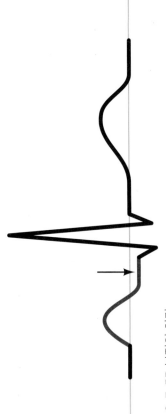

기저선: TP 분절과 TP 분절의 연결선

PR 간격

PR 분절이 기저선 이래로 내려가면 이를 '하강'되었다고 말한다.

PR 분절이 기저선보다 위에 그려지는 경우 이를 '상승'되었다고 한다. 이런 경우는 드물며 보통은 애매한 기저선 때문인 경우가 많다.

그림 9-6: PR분절의 높이와 기저선의 관계

복습문제

1. P파는 심방의 탈분극을 의미한다.
   참 또는 거짓

2. P파는 다음 유도에서 양성이다:
   A. 유도 I
   B. 유도 II
   C. 유도 V_{4-6}
   D. 유도 aVF
   E. A와 B와 C가 옳다.

3. P파의 모양은 다음의 내용에 따라 달라진다. 맞는 설명을 고르시오.
   A. 유도마다 각각 다르다.
   B. 한 유도 내에서 서로 다르다.
   C. 박동이 만들어지는 위치에 따라 다르다.
   D. A와 C가 옳다.
   E. B와 C가 옳다.

4. P파는 선행하는 심수축의 T파와 동시에 발생될 수 있다.
   참 또는 거짓

5. PR간격은 P파의 시작부터 QRS시작까지이며, P파와 PR분절 및 Q파를 포함한다.
   참 또는 거짓

6. PR 하강은 항상 병적인 경우에 나타난다.
   참 또는 거짓

7. PR 상승은 아주 드물며, 보통 물통 완전한 가성선 때문에 나타난다.
   참 또는 거짓

1. 참 2. E 3. D 4. 참 5. 거짓(Q파를 포함하지 않는다) 6. 거짓 7. 참

심전도 사례연구   PR 분절 하강

아래의 ECG 9-8을 보자. P파가 두렷이 그려지며 PR간격이 쉽게 확인된다. PR 간격은 얼마나 되는가? 자, 캘리퍼를 사용해 보면 PR간격이 0.20초임을 알 수 있다. (작은 눈금 5칸 × 0.04 = 0.20초). 이 간격의 의미는 다음 페이지에서 설명하기로 하고, 이제 PR분절을 보도록 하자. PR분절은 TP분절을 따라 수평으로 잘 그려지는 가? 혹은 상승하거나 하강하였는가? TP분절에 수평하게 자를 대보면 PR분절이 하 강하였음이 분명해진다. 이 경우, 하강 혹은 약 1.0mm 정도이며 따라서 병적인 하 강으로 해석할 수 있다.

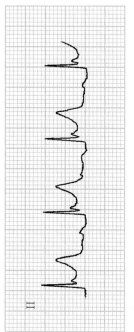

ECG 9-8

PR하강을 판독한 경우에 여러분은 여러분은 항상 이것이 여러 유도에서 동시에 발견되는지 아니면 한 유도에서만 나타나는지 꼭 확인해야 한다. 한 유도에서만 나타나는 경우는 대개 임상적으로 의미가 없으나, 여러 유도에서 동시에 나타난다면 분명이 의미가 있 다. 82페이지에서 다루었듯이 이런 경우 여러분은 항상 심낭염을 생각해 볼 것이다. 심낭염 환자의 PR분절 하

한다. 심낭염 환자의 PR분절 하강은 심전도에서 심낭염의 전형 적인 영소이다: 심낭염을 감싸는 심낭의 염증이다. 심전도에서 ST관련 증상이 나타난다.

PR간격의 측정

정상적 PR간격은 그림 9-8에서 보이듯이 0.12~0.20*초이다. PR간격이 0.11이 하이면 간격이 단축된 것으로 보며(그림 9-9), PR간격이 0.20초 이상이면 연장되었 다고 간주한다(그림 9-10). PR간격을 측정할 때는 P파의 파형이 가장 넓은 유도와 QRS군이 가장 넓은 유도에서 측정하여야 P파의 등전기성 부분(isoelectric portion)을 누락하지 않고 잘 측정할 수 있다. 이러한 등전기성 부분을 고려하지 않으면 PR간격 을 사실보다 짧게 측정할 수 있다. PR간격을 측정할 때 모든 유도 중 가장 긴 PR간격 을 채택한다면 이러한 등전기성 부분 문제를 해결할 수 있다. '간격'은 모든 유도에서 일치한다는 사실을 기억하자. 이는 다음 장에서 좀더 분명해질 것이다.

PR간격은 동성빈맥과 어린이의 심전도에서 짧아지며, 일반적으로 노령에서 더 길다.

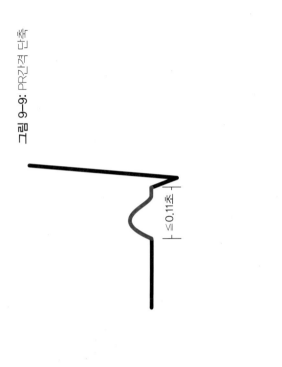

그림 9-9: PR간격 단축

≤0.11초

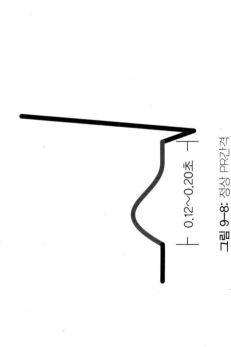

그림 9-10: PR간격 연장

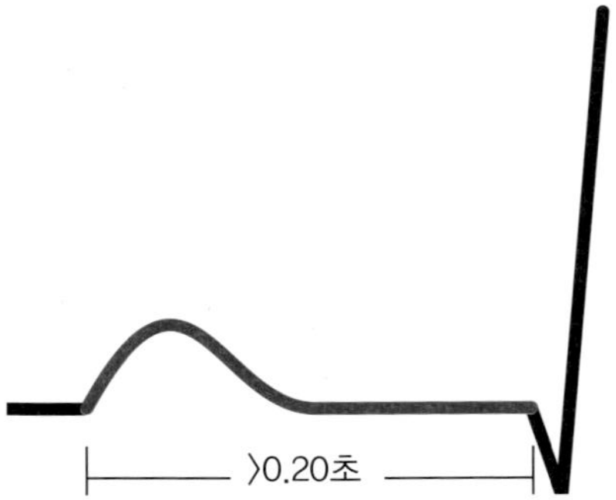

>0.20초

그림 9-8: 정상 PR간격

0.12~0.20초

*다른 문헌에서는 정상 PR간격을 0.12~0.20초로 보며 1도 방실차단을 0.20초 이상으로 정의한다. 그런 경우 0.20초도 'PR 연장'으로 포함시키는데, 이 책에서는 0.20초를 '경계성 PR연장(borderline PR prolongation)'으로 간주하였다.

심전도 | 사례연구 | PR간격 판독하기

ECG 9–9는 동일한 심전도에서 선정된 2개 유도의 심전도이다. 이 환자에서 PR간격을 측정해 보자. 유도 I에서는 PR간격이 0.19초 정도로 정상 PR간격 범위(0.12–0.20)에든다. 유도 II에서 보면 PR간격이 0.24초로 길어 PR간격이 연장되어 보인다; 그렇다면 어떤 값이 진정한 PR간격 값일까? 답은, 가장 긴 PR간격인 0.24초이다.

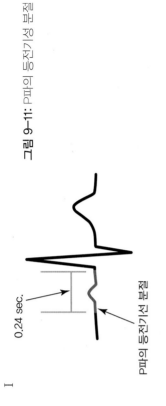

ECG 9-9

가장 긴 간격이 항상 참값이다. 이는 등전기성 부분을 누락하지 않은 기간이기 때문이다. 그림 9–11에서 보이듯이 유도 I 에서는 P파가 초기에 등전기성을 보이므로 P파의 '처음 부분'이 눈으로 확인되지 않는다. 눈에 보이는 대로 판독하면 PR간격은 실제보다 짧게 측정된다. 유도 II 에서는 반대로 P파의 '마지막 부분'이 등전기성으로 심전도상 나타나지 않는다(그림 9–12). 그러나 등전기성 부분이 가려졌다고 해도 PR간격의 측정값에는 전혀 영향을 미치지 않는다. 그러므로 기억해야 할 핵심은 '간격'은 모든 유도에서 동일하다는 사실이다. 모든 유도의 측정치 중에서 가장 긴 간격 (어떤 유도이든)이 참값이다.

I

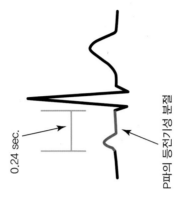

0.24 sec.

P파의 등전기성 분절

그림 9–11: P파의 등전기성 분절

II

0.24 sec.

P파의 등전기성 분절

그림 9–12: P파의 등전기성 분절

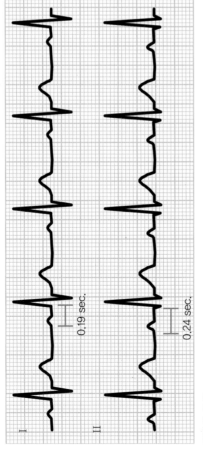

기억할 것!

심전도에서 '간격(interval)'을 측정할 때는 항상 모든 유도를 비교하여, 그 중 가장 긴 간격을 참값으로 삼는다.

9 장 ■ 기본 심박동: 임상과의 관련 (The Basic Beat: A Clinical Correlation)

85

PR간격을 판독할 때 유의할 사항

방실 차단

8장에서 방실 차단 기준에 대해 간략히 얕아보았는데, 여기에서는 실제 임상 예를 살펴보기로 한다.

1도 방실 차단(first-degree AV block)은 단순히 PR간격이 0.20초 이상으로 길어진 것을 말한다. 주된 원인은 방실 결절의 질병 혹은 기능부전인데, 이러한 병적 상태가 방실결절의 생리적 차단(physiologic block)을 더 연장시키게 된다. ECG 9-10은 PR 간격이 0.22초로 연장된 1도 방실 차단의 예이다.

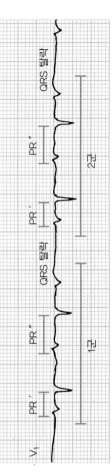

ECG 9-10

ECG 9-11은 더욱 저명한 1도 방실 차단의 예로써, PR간격은 확연히 늘어나 0.32초 정도로 측정된다.

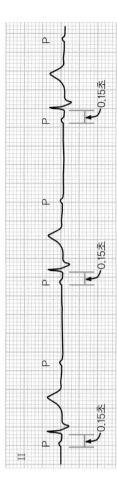

ECG 9-11

한편, PR간격을 살펴 볼 때는 PR간격이 전체 심전도 상에서 일정한지도 확인하여야 한다. PR간격에 어떤 변화가 보이면 이를 잘 분석할 필요가 있는데, 이 현상은 어떤

가능성 - 심방 조기 수축(APC), 이소성 심방 수축 혹은 2도~3도 방실 차단 -을 시사하기 때문이다(제 8장 참고).

여러분이 정상보다 긴 휴지기(Pause)를 가지는 일련의 파형 군을 접한다면, 반드시 PR간격을 주의 깊게 살펴봐야 한다. 점차 PR간격이 늘어나다가 결국 QRS군을 동반하지 않는 P파가 출현하면 여러분은 바로 Mobitz I형 혹은 2도 방실차단 즉은 Wenckebach 을 진단할 수 있다. ECG 9-12에서 Wenckebach의 예를 살펴보자.

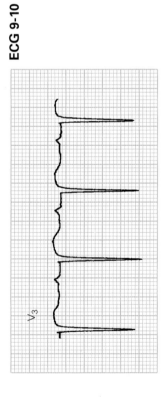

ECG 9-12

ECG 9-13에서는 QRS군이 탈락(dropped)되어 있는 일련의 파형 군이 보이는데, PR 간격이 일정한 것을 볼 수 있다. 이것이 Mobitz II형, 2도 방실차단의 예이다.

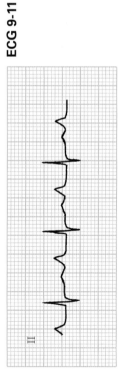

ECG 9-13

ECG 9-14는 또 다른 부정맥으로써, P파는 규칙적으로 제대로 그려지고 있으나, PR 간격은 완전히 불규칙하다. 심지어 P파가 QRS군이나 T파와 겹쳐지기도 한다; 이 것이 3도 방실 차단(third-degree AV block)의 예이다. 3도 방실 차단에서는 심방과 심실이 완전히 해리되어 각자의 보조율 박동에 맞추어 따로따로 수축한다.

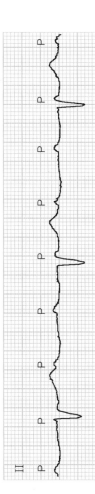

ECG 9-14

QRS 군

QRS 파형이 만들어지는 과정

6장에서 다뤘잖듯이 QRS군은 3종류의 파형으로 구성된다: Q파, R파, 그리고 S 파. 그러나 모든 유도에서 항상 세 파형 모두가 나타나는 것은 아니다. QRS군은 심 장 전위의 벡터 합을 반영하여 심전도지에 물리적으로 그려지는 그림일 뿐이다. 이 들 벡터의 방향과 크기에 따라 QRS군의 일부는 등전기선상에 그려질 수도 있다; 이 런 경우, 이 부분은 심전도상 보이지 않게 된다. 예로 그림 9-13의 붉은색 벡터 부 분을 살펴보자. QRS군의 세조가 점차 점진적으로 변해감을 볼 수 있다. 처음엔 붉은색에 서 노란색으로 이행되다가 점차 파란색으로 이행된다. 이는 심장의 탈분극이 재분극 이 비교적 순차적으로 일어나기는 하지만 무행한 경계를 두고 분리되어 발생하는 것 이 아니기 때문이다. 심실에서 처음 탈분극하는 부분은 중격이다. 이 곳의 탈분극은 전방부와 우측을 향하여 붉은색 벡터로 표현된다. 그 다음 심실의 주요 부분들이 탈 분극하게 되어 전위 방향은 하방과 후방을 향하는 벡터(노란색 벡터)를 만든다. 마 지막으로, 심실의 기저부가 탈분극하면서 후방 및 상방을 향하는 벡터(파란색 벡터) 가 조성된다. 여러 방향의 세 가지 벡터가 만드는 심전도 파형을 정리해 보자.

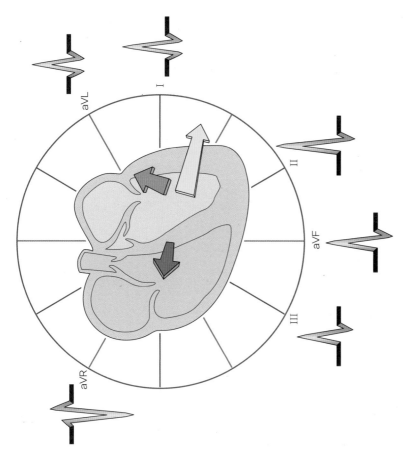

그림 9-13: 심장의 관상면(coronal plane)과 사지 유도, 파형에 미치는 벡터의 영향을 색으로 나타냈다.

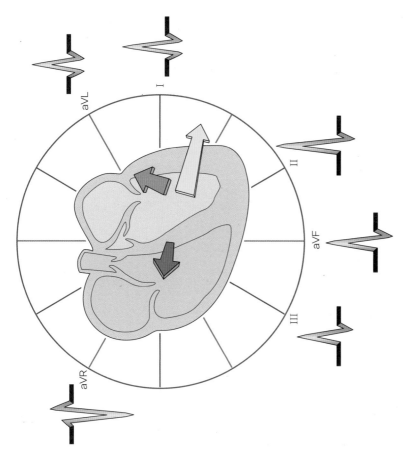

aVL

I

II

aVF

III

aVR

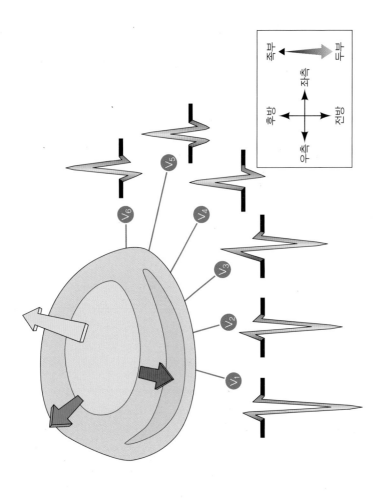

그림 9-14: 흉부 유도들은 심장을 수평으로 지른 단면(horizontal plane)에 놓인다. 벡터의 영향력이 색으로 심전도에 반영되어 있다.

6장에서 설명되었듯이, 사지 유도는 심장의 관상면(coronal plane)의 전기적 흐름을 나타내며(그림 9-13), 흉부유도들은 심장의 수평면(horizontal plane)을 따라 놓인다 (그림 9-14). 그림 9-14는 흉부유도에 그려지는 QRS군을 보여준다. 그림 9-13에서와 같은 벡터들을 표현할 것이지만, 여기서는 관상면(coronal plane)에서 본 벡터 방향을 보여주나, 여기서는 각도를 달리하여 수평 단면을 바라보고 있기 때문에 벡터의 방향이 달라 보인다.

만약 좌심실이 아주 크다면 노란 벡터는 어떻게 될까? 아마 더 커질 것이다. 심실이 커질수록 벡터 크기도 커진다. 벡터는 그 크기와 방향에 의해 심전도상에 그려짐을 기억하자. 심장의 전벽에 심근경색증이 발생해서 전벽에서 전위를 만들지 못한다고 해보자. 노란색 벡터는 어떻게 변할까? 아마도 좀 더 작아지고, 더욱 후방쪽으로 치우칠 것이다. 이는 전방에서 만드는 벡터가 후방의 벡터를 완화하지 못하기 때문이다.

일종의 유동에서 심장을 둘러싸는 심낭 삼출액이 있을 때, 벡터는 어떻게 변하겠는가? 벡터의 방향은 동일하겠지만 심전도상에 그려지는 파형은 좀더 작아질 것이다. 유동에의 완충효과로 전기의 세기가 완화되어 전달되기 때문이다. 오디오 스피커에 담요를 씌우고 소리를 듣는다면 소리가 달라지지는 않으나 작아지는 현상과 같다. 벡터에 영향을 주는 많은 물리적 효과들을 감안하면, QRS군이 무수한 모양과 크기로 나타날 수 있음을 짐작할 수 있다.

QRS군 판독의 포인트

이제까지 QRS군의 모양에 대해 논의하였다. 이해가 어렵다면 이러한 6장을 복습하자. 여기서는 QRS군의 어떤 점을 관찰하여야 하며, 그 의미는 무엇인지를 알아보기로 한다.

QRS군을 해석할 때는 관찰해야 할 내용이 많다:

1. 높이(크기) 혹은 진폭
2. 넓이 혹은 기간
3. 모양
4. 정상 양상을 보이는 Q파의 여부
5. 앞면(frontal plane)에서의 QRS축 혹은 Z-축
6. 이행권(transitional zone) 혹은 Z-축

각각의 내용에 관하여 이제부터 상세히 살펴보도록 한다. QRS축은 10장에서 학습하게 될 것이며, 이행권의 개념은 심전도의 기초를 넘어서는 것이므로 여기서는 다루지 않기로 하였다.

QRS군을 관찰할 때는 모든 유도를 살펴보아야 하며 하나의 유도만을 간과해서는 안된다. 각각의 유도들에 대한 카메라 유추(Camera Analogy)를 기억해야 한다. 대상—여기서는, 심장과 전기 벡터—을 완전히 대상 전체를 보아야 한다.

QRS 높이 (진폭)

많은 요인들이 QRS군의 진폭에 영향을 준다. 그 중 가장 주요한 요인은 베타의 크기와 방향이다. 베타의 크기란 한 방향으로 만들어지는 활동전압의 양을 말한다. 따라서 이것은 심실 세포의 수와 심실의 크기에 따라 달라진다. 좌심실이 커지거나 비대해지면 이를 좌심실비대(LVH)라고 부르며, 마찬가지로 우심실이 커지면 우심실비대 (RVH)라고 한다.

QRS군의 크기에 영향을 미치는 또 다른 요인은 반대 방향의 수많은 벡터들이다. 정색 부위나 반흔 부위는 전기적으로 비활성이라는 것을 기억해 보자. 정색부위 반대방향의 벡터가 있을 때, 이 벡터를 방해하는 정색부 방향의 벡터가 만들어지지 않아 QRS 크기를 완화시키는 효과가 없으므로 정상 범위를 넘어서는 큰 QRS파형이 만들어질 것이다.

앞서 심율에도 QRS군의 진폭에 영향을 줄 수 있다는 것을 언급한 바 있다. 이러한 심율에서처럼 QRS군 진폭을 완화시키는 다른 경우들이 있을까? 지방은 어떠할까? 비만한 환자는 일반적으로 더 많은 지방조직 때문에 좀 더 낮은 진압의 QRS파형을 보인다. 갑상선 기능저하증 환자에서의 아밀로이드 침착도 비슷한 효과가 있다. 구한성 중막삼출물에도 일부 유도에서 QRS 크기에 영향을 줄 수 있을까? 물론이다. 일반적으로 흉수가 잘 고이는 부위에 근접한 V$_5$와 V$_6$에서 낮은 QRS파형을 종종 관찰된다. 보편적으로, 남성이 여성보다 높은 전압의 파형을 가지며, 젊은이 노인보다 높은 파형을 보이고, 흉부유도는 사지유도보다 심장에서 더 가까운 위치에 놓이므로 높은 파형을 보인다.

알아두기

1. QRS군은 오직 세 방향의 벡터만을 반영하는 것이다.
   참 또는 거짓
2. QRS는 모든 유도에서 3부분의 파형을 보인다.
   참 또는 거짓
3. 심실에서 가장 먼저 탈분극하는 곳은 중격이다.
   참 또는 거짓
4. 좌심실의 주 벡터는 좌측과 전방을 향한다.
   참 또는 거짓
5. 탈분극과 재분극은 순차적으로 나타나지만 시간적으로는 약간 겹쳐진다.
   참 또는 거짓
6. 사지유도는 심장을 수평으로 자른 단면을 표현한다.
   참 또는 거짓
7. 흉부유도는 심장의 관상면(전두면)을 표현한다.
   참 또는 거짓
8. 흉부유도는 사지유도보다 일반적으로 낮은 진폭을 보인다.
   참 또는 거짓
9. 반흔 조직은 심전도에서 진폭을 증가시킨다.
   참 또는 거짓

1. 거짓. QRS군은 수백만 벡터들의 힘의 합이며, 시간의 흐름에 따라 세 방향의 벡터축을 보인다. 단, 시간의 흐름에 따라 세 방향의 벡터축을 보인다. 2. 거짓. 일부 유도에서는 등전기선으로 나타날 수 있다. 3. 참. 4. 거짓. 5. 참. 탈분극의 마지막 부분과 재분극의 초기 부분이 다소 겹쳐져, QRS군과 ST 분절의 경계인 J지점이 뚜렷하지 않게 된다. 6. 거짓 7. 거짓 8. 거짓 9. 거짓

비정상 진폭

너무 큰 진폭은 대개 한개의 심실 혹은 두 심실 모두의 비대, 비정상 심박조율기, 변형전도(aberrant conduction)에 의해 생긴다. 그림 9-15에서 큰 QRS군은 심실 조기수축에 의한 파형이다.

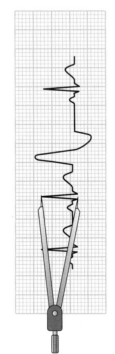

그림 9-15: 진폭의 크기

낮은 진폭도 흔하다. 비정상적으로 낮은 전압이란 무엇인가? 심낭 삼출물에 의해 살펴보자. 모든 사지 유도에서 QRS 진폭이 5mm보다 작고(그림 9-16), 흉부 유도의 QRS 진폭이 10mm보다 낮으면 비정상이다(그림 9-17). 그러나 어떤 경우에는 사지유도에서는 5mm보다 낮지만 흉부 유도가 비정상에서 아주 가까운 낮은 전압의 기준에 맞지 않는 수도 있다. 이는 흉부 유도가 심장에서 아주 가까이 있어 진폭이 커지기 때문이다. 마른 사람에서는 건강한 사람에 비해 흉부유도의 진폭이 커지기 때문이다. 뚱뚱한 사람에서는 심낭액 뿐아니라 심장과 전극사이의 흉부 두께도 고려하여야 한다.

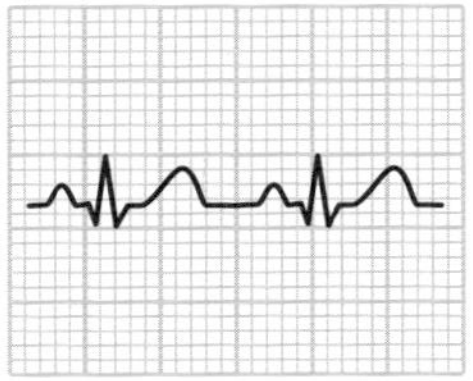

그림 9-16: 낮은 QRS진폭 (사지유도)

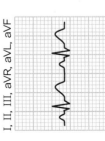

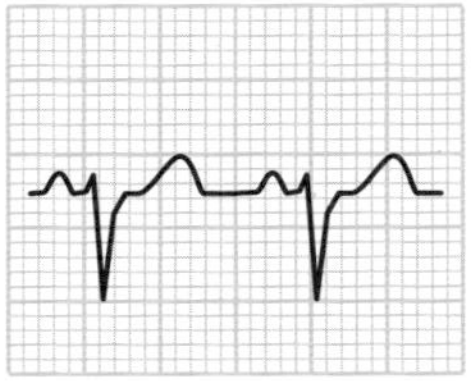

V_1, V_2, V_3, V_4, V_5, V_6

I, II, III, aVR, aVL, aVF

그림 9-17: 낮은 QRS진폭 (흉부유도)

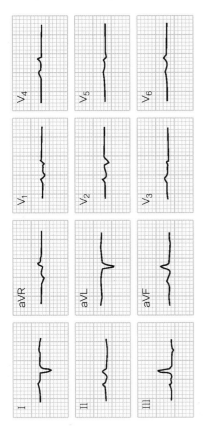

ECG 9-15

다음의 ECG 9-16은 높은 전압의 심전도 예이다. 실제로 이것은 우리가 본 것 중 최고 크기의 QRS군이다. 이 심전도는 오래도록 고립됨을 놓고 있는 환자의 것이다. 심전도에 놀라지 말고 심전도의 가파르게 높은 파형을 유심히 보자(이후, 심전도 석의 전문 지식이 쌓이면, 여러분은 이 예가 급성 심근경색 환자에서 새로운 좌각차단이 병합된 심전도라는 것을 알 수 있게 될 것이다).

여기에도 중미로운 점이 있다: 왜 사지유도 전극을 어깨, 팔, 손목 등에 옮겨도 심전도 파형의 크기가 변하지 않을까? 그것은 전극이 심장에서 10cm 이상 떨어지면 심전도 기록에 미치는 영향이 미미해 지기 때문이다. 심낭삼출액 환자에서 심출액의

전극 감소 효과는 흉부유도보다 사지유도에서 현저한데, 그 이유는 흉부유도는 심장에서 가까우므로 '10cm 거리 원리'에 따라 진폭 감소에 대해 사지유도보다 여유있기 때문이다.

심낭삼출액 뿐 아니라(그림 9-18) 심장과 전극 사이에 놓이는 모든 신체 조직 및 모든 유동액에 의해서도 이러한 진폭 감소 효과가 발생한다. 즉, 종수, 지방, 폐 조직(특히, 만성 폐쇄성 폐질환(COPD)환자의 폐) 및 유방 조직에 의해서도 진폭이 감소될 수 있다. 그러므로 여성 환자를 검사할 때는 심전도의 전극을 유방 아래쪽에 부착해야 한다.

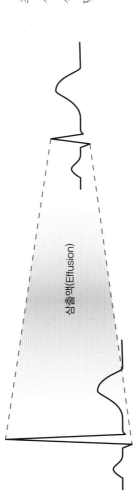

심출액(Effusion)

그림 9-18: 심출액이 증가할수록 QRS군은 더욱 작아진다.

ECG 9-15는 낮은 뭇 전압을 보이는 심전도 예이다. 심전도상의 파형이 원래 크기이며, 어떤 인위적 방법으로 크기, 모양 등을 줄인 것이 아님을 주시하라. 모든 사지유도에서 QRS군은 5mm이하이며, 모든 흉부유도에서 10mm이하의 진폭을 가진다.

ECG 9-16

여러분이 처음 심전도 해석을 시작할 때, 어떤 순간마다 이문사항들을 만나게 된다. 이러한 문제들에 대한 답을 찾아가는 과정에서, 중요하고 지명적인 소견들을 통해지지 않는 법을 익히게 된다. 이 책의 임상적 주요 사례들은 이러한 과정의 연습이 될 것이다.

여러분의 '넓은 QRS군'을 접하며 되었을 때 몇 가지의 가능성을 생각할 필요가 있다. 여기서는 모든 가능성을 다 다루기보다 주요한 두 가지 경우만을 기본으로 하려고 한다:

1. 심실에서 기원한 리듬일 것인가?

심실에서 시작된 QRS군은 넓고 모양이 기이하다. 이 경우에는 정상적 전도계를 통한 전도로 대신 세포와 세포사이의 전달로써 전기의 전도가 일어나기 때문이다. 심실조기수축, 심실이탈율동 및 리듬, 심실고유리듬, 심실빈맥, 심실조동 등이 이런 유형이 예들이다.

2. 각차단(Bundle branch block, BBB)이 있는가?

아직 각차단을 공부하지 않았지만 기억할 것은, 어떤 이유로든 오른가지 혹은 왼가지가 차단되었을 때 각단 이후의 부위는 세포간 전달에 의해 전도가 일어난다는 것이다. 그러면 QRS군은 넓어지고 기이한 양상으로 변하여 심실에서 기원한 박동과 유사한 모양이 된다. 단, P파와 PR간격은 정상 범위를 보인다.

추후 넓은 QRS군을 다시 학습하게 될 때에, 그 때에는 이 두 가지 경우외의 많은 가능성들을 살펴보기로 한다. 이제는 "이 심전도의 QRS가 왜 넓을까?"라고 꼭 자문하도록 하자. 먼저 자문하지 않으면 답에 대해 고민하지 않게 되고, 그러면 진단을 놓치게 된다는 것을 잊지 말자.

QRS 기간

QRS군의 기간은 PR간격이 끝나면서 새로운 파형이 시작되는 지점부터 QRS군이 종료되는 지점까지를 측정한다. 이 기간은 0.06~0.11초 범위가 정상이다. 만약 QRS기간이 작은 눈금 3개(3mm) 이상의 기간을 보이면 비정상으로 볼 수 있다. 그림 9-19의 예에서는 2가지 다른 형태의 QRS군이 그려져 있다. 첫 번째 QRS군은 0.11초 기간의 정상적인 모양이며, 세 번째 QRS군은 심실조기수축으로써 0.15초 정도의 넓이를 가진다.

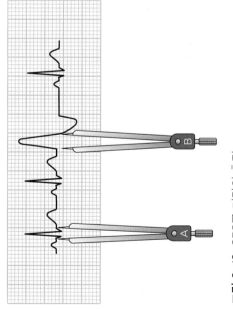

그림 9-19: QRS군 기간의 측정

항상 모든 유도 중 가장 넓은 QRS기간을 측정하라! 그렇게 하지 않으면 실제 QRS기간의 참값을 잘못 읽을 수 있다. 심전도상에 보이지 않는 등전기성 부분이 늘 존재할 수 있기 때문이다. 어떤 한 유도만을 판독한다면 여러분은 실제 QRS기간보다 짧은 기간의 QRS군을 측정하게 될 수으며, 심전도 해석에 심각한 오류를 만들 수 있다. 예를 들어 QRS군의 일부와 ST분절을 혼동하여 실제로 발생하지도 않은 급성 심근 경색의 지료를 하게 될 수도 있는 것이다. 이 후에 학습하겠지만, 각차단의 경우 이러한 일이 실제로 가능하다. 또한 U파를 이상성 T파로 요인할 수도 있다. 심전도의 올바른 해석을 위해 정확한 간격을 측정하는 것은 아주 중요하다.

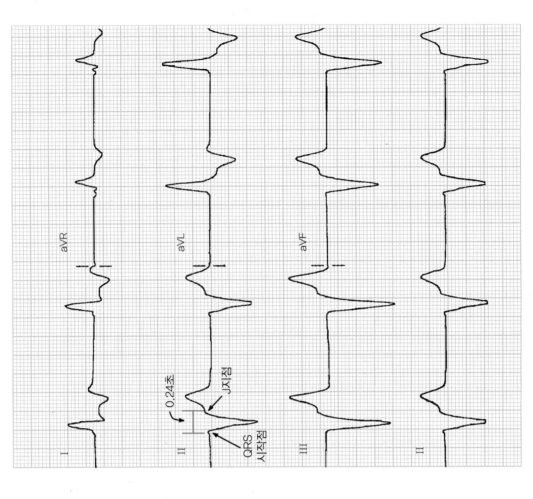

ECG 9-17

〈심전도 사례연구 계속〉

ECG 9-17의 사지유도를 살펴보자. 넓은 QRS군이 관찰되는가? 그렇다. 넓다면 다음엔 "왜 QRS가 넓을까?"를 생각해야 한다. 답을 알아보기 위해 다음과 같은 과정으로 생각해 본다:

1. 전반적인 인상이 어떤가? 모양이 기이하다! "넓고 기이하게 보이는 파형군이다!" 라는 느낌을 가져야 한다. 무언가 확실히 문제가 있다!

2. 두드러진 소견이 있는가? 그렇다. P파가 보이지 않고 QRS군이 넓어지가 매우 비정상적이다.

3. 속도는 어떤가? 7장에서 6초 동안 4회의 QRS군이 있으면 40회/분이라고 하습했었다. 여기 6초 동안 4회의 QRS군이 있다. 40회/분(4x10 = 40회/분)이라고 하습했었다.

4. 간격은 어떠한가? P파나 PR간격을 측정할 수가 없다. 가장 넓은 QRS기간(유도 II)을 측정해 보면 작은 눈금 6간(0.24초) 정도임을 알 수 있다. 앞서 익혔듯이 여기서 "왜 QRS군이 넓어졌을까?"라고 자문한다. 심실 박동이나 각차단이 가능하다. 각차단은 자단이 발생한 각 이후의 파형(QRS)에만 영향을 마치므로 정상 P파와 정상 PR간격을 보여야 한다. 그러므로 각 자단의 가능성은 줄어드다. 그렇다면 다른 하나의 가능성만 커진다.

5. 리듬은 어떠한가? 느리다. 즉 서맥이다. P파가 없으므로 이것이 동성 서맥이 아님을 알 수 있다. 또한 넓은 QRS군을 보이지만 각 차단에 의한 QRS군이 아님을 알 수 있다. P파가 없고 40회/분의 속도를 보이므로 심실 리듬의 가능성이 가장 높아진다. 실제로 이것은 '심실고유리듬'이다.

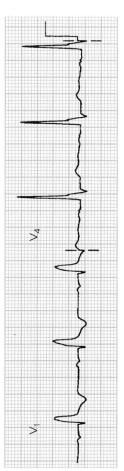

그림 9-21: QS파

V₁ only!

QS파

그림 9-20: 중격 Q파

I, aVL

중격 Q파
(Septal Q waves)

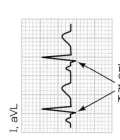

Q파의 의의

양성 Q파

6장에서 Q파를 언급하였다. 여기서는 Q파에 대해 좀 더 상세히 공부해 보자.

'병적 Q파'의 해석에서 중요한 점은 이 파형이 괴사된 심근조직을 반영한다는 것이다. 여기서'병적 Q파'라고 명명한 것에 주의하자. 정상적인 Q파도 단지 심실탈분극의 초기 벡터를 반영한 것이나, 병적 Q파는 국소적인 만성 심근 경색을 나타낸다.

심전도 여러 곳에서 정상 Q파를 볼 수 있다. 중격성 Q파는 그림 9-20에서처럼 유도 I과 aVL에서 볼 수 있다. 이것은 정상적인 심실탈분극의 초기 벡터를 반영하며 가늘고 작은 모양이다. 그림 9-21에서도 Q파의 한 예가 있는데, 이는 QS파이다. 이 경우 음성 파형만 있고 R파가 만들어지지 않아 Q파인지 S파인지 구별할 수 없어 QS 파로 부른다. QS파는 유도 V₁에서 잘 나타나는데, V₁에만 국한되어 나타나면 양성 (benign) 소견으로 간주한다. 단, QS파가 V₁, V₂ 혹은 V₂ 혹은 V₃까지 확산되어 나타나면 이는 전 제의 전중격 심근경색(antero-septal AMI)이나 과거의 심근경색을 나타내는데 유의한 소견이다. 이 책 예서는 양성 QS파(V₁)와 병적 QS파의 심전도 예를 인용하여 감별할 수 있도록 하였다. 또 Q파가 유도 III에서만 보이는 경우도 있는데 이 때의 Q파도 일반적으로 가능해 양성으로 간주된다. 병적 Q파가 유도 II나 aVF에도 나타나면 이는 하벽 심근경색(inferior AMI)을 시사한다(상세한 내용은 13장 참고).

〈심전도 사례연구 계속〉

ECG 9-18은 넓은 QRS군의 또 다른 예이다. 다음의 과정으로 해석을 진행해 보자.

1. 전반적인 인상은 어떤가? QRS군은 넓으나 심하게 기이하지는 않다. QRS군은 이전의 예보다는 정돈되어 보이고 각 QRS군 앞에는 P파가 그려지는데 이 점이 바로 감별점이다.

2. 두드러진 소견이 있는가? 그렇다. 넓은 QRS군이 확인된다.

3. 속도는 어떤가? 300의 규칙(3박수 계산법)에 의하면, 약 70회/분 정도이다(300, 150, 100, 75, 60, 50— 제 7장).

4. 간격은 어떤가? PR간격은 0.23초 정도로 1도 방실 차단이 있다. QRS간격은 0.16초로 넓어 이전의 심전도와 유사한 문제들 보인다. 그러면"왜 QRS군이 넓을까?"라고 자문해본다. 감별해야 할 것은 심실 박동과 각 차단이다. 이것이 심실 박동 일 것인가? 그런데, QRS군의 앞에 P파가 선행하게 그려지며 PR간격의 연장을 보여주고 있다. 이런 점이 심실 박동의 가능성을 떨어뜨리므로 각 차단을 추정할 수 있다. 이후에 얇게 되겠지만, 이것은 우각 차단의 파형이다.

5. 리듬은 어떤가? 정상동성리듬이다.

ECG 9-18

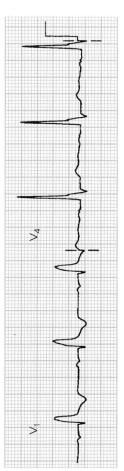

의미있는 (병적) Q파

그렇다면 병적 Q파란 어떤 것인가? Q파는 다음의 경우 병적이다:

1. QRS군의 총 높이의 1/3이상으로 깊은 경우(그림 9-22, 9-24)

2. 0.03초보다 넓은 경우(그림 9-23)

두 가지 기준을 충족하면 더 좋겠지만, 둘 중에서는 두 번째 기준- 넓이 ? 0.03
초 - 이 더욱 의미 있다. 이 기간이 조금이라도 늘어나면 병적인 것이다.

이제, 실제 예를 살펴보자. ECG 9-19는 중격 Q파와 병적 Q파를 나란히 비교하
고 있다. 병적인 심전도에서 Q파가 훨씬 넓고 두드러져서 위의 기준들을 충족시키
고 있음을 유념하자.

그림 9-22: QRS의 총 높이의 1/3 이상으로
깊은 Q파는 병적 Q파이다.

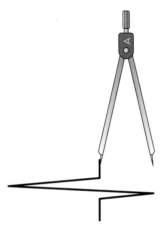

그림 9-23: Q파의 기간이 0.03초 이상이면
병적 Q파이다.

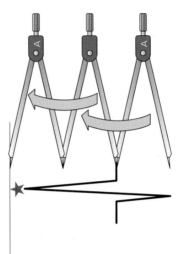
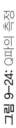

캘리퍼를 그림처럼 적용하여 Q파를
먼저 측정한다.

캘리퍼를 그대로 두 걸음 옮긴 후에
만일 QRS의 R파의 꼭지점을 벗어
나면 Q파가 QRS군의 1/3을 넘는 것
이므로 병적 Q파로 해석한다. 이 방
법이 높이 기준을 측정하는 데는 손
쉬운 방법이다.

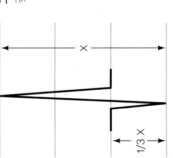

그림 9-24: Q파의 측정

ECG 9-20은 정상적 QS파와 병적 QS파를 비교한 것이다. 가장 중요한 것은 95페
이지에서 말했듯이 QS파가 유도 V₂이상으로 진행되는지 여부이다. 형태적으로는 정
상 심전도와 병적 심전도의 유도 V₁에서는 QS파형의 차이가 거의 없다. 명심할 것
은, QS파가 병적이며 전중격의 급성 심근경색을 나타낸다는 단서는 바로 V₂나 그 이
상(이 예에서는 V₄까지 진행되어 있다)의 유도로 QS파가 확산되었다는 사실이다.

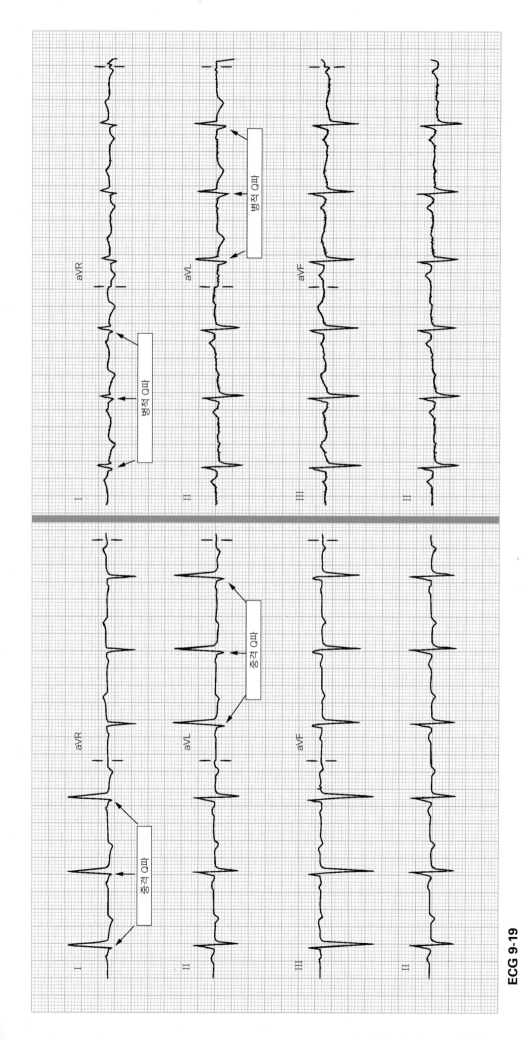

ECG 9-19

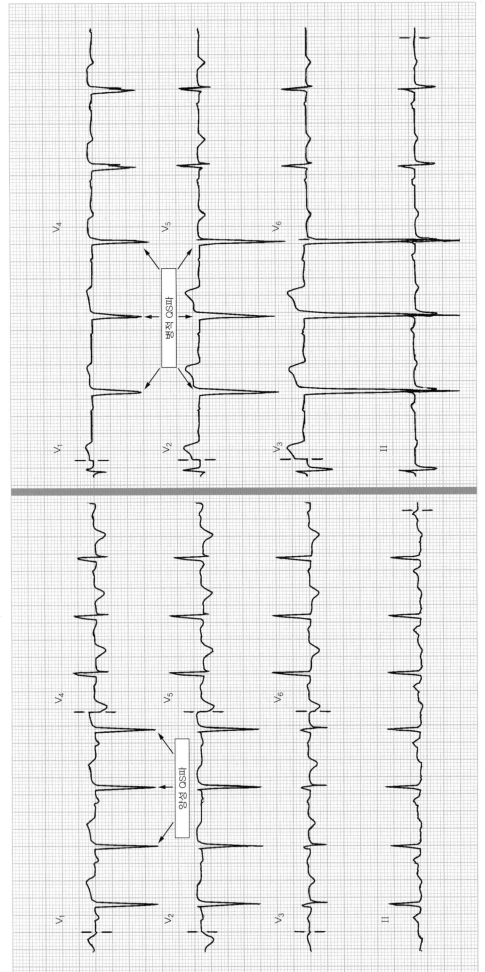

ECG 9-20

ST 분절(ST segment)과 T파(T wave)

ST 분절과 T파를 바로 설명하기는 어렵다. 이 장에서는 주제에 따라 이 두 가지를 요가며 죽은 두 가지를 동시에 기술한다. 13장 급성심근경색증(AMI)에서 심근 경색 및 심근 손상을 단락계되느네, 그 내용에 관하여 이 장에서도 소개된다.

전기적으로 ST분절은 심실의 탈분극과 재분극 사이를 반영하는 부분이다. QRS 군과 ST분절이 만나는 J지점에서 T파의 시작 지점까지를 ST분절로 측정한다(그림 9–25). 많은 경우에 J지점이 에리하지 않고 T파의 시작점도 불분명하여, ST분절은 근사치로 표현된다. J지점이 에리하고 분명하게 보일 수도 있으나 완만한 경우도 있다(그림 9–26).

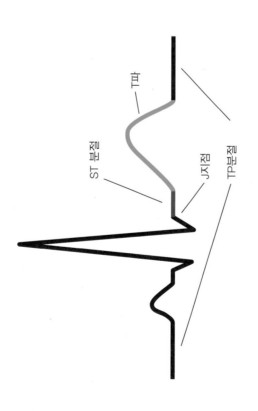

그림 9–25: ST 분절

ST분절과 T파는 심근의 허혈이나 손상을 반영하는 부분이므로, 심전도에서 숙련 해야 할 가장 중요한 부분 중 하나이다. 일반적으로, ST분절의 하강과 T파의 역전(정상 T파의 방향과 반대로 변화)은 허혈의 징후이고, ST분절 상승(T파의 변화를 수 반하거나 하지 않거나)은 심근 손상의 징후가 된다.

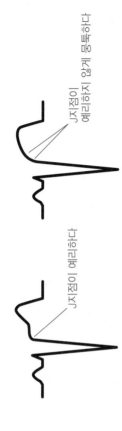

그림 9–26: 에리한 J지점과 뭉툭한 J지점

어디를 J지점으로 읽을 것인가?

그림 9-27에서는 J지점이 분명하다. QRS군과 ST분절이 이행하는 지점에 명확한 경계부가 있다. 여러분은 많은 심전도에서 쉽게 J지점을 찾을 수 있을 것이다. 그러나, 그림 9-28에는 조금 문제가 있다. 정확히 J지점은 어디일까? 캘리퍼의 핀으로 지적해서 J지점이라고 확실히 말할 수 있는 지점을 찾기 어렵다. 분절이 곡선이 완만하게 만들어지므로, J지점이 있을 법한 넓은 부분을 추정할 수 있을 뿐이다. 그 부분을 붉은 네모로 표시하였다. 이곳을 보다 아래로 축소하여 J지점을 추정한다.

완만하는(둔만한) J지점은, 심실의 조기 재분극(early repolarization), 변형이 동반된 좌심실 비대(LVH), 심낭염과 관련되어 나타난다. 급성 심근 경색에서 가끔 묘비형 변화(tombstoning)가 생길 때 완만하게 퍼져있는 J지점이 형성 되기도 한다.

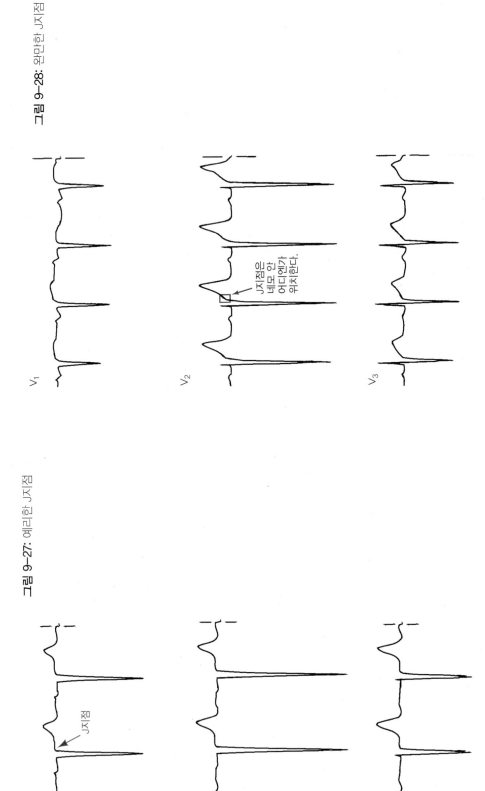

V₁

V₂

V₃

그림 9-27: 예리한 J지점

J지점

V₁

V₂

J지점은
네모 안
어디엔가
위치한다.

V₃

그림 9-28: 완만한 J지점

ST 상승과 하강

ST분절을 평가할 때 가장 중요시 할 점은 ST분절과 기저선의 관계를 규명하는 것이다. 그림 9-29에서는 ST상승 혹은 ST하강의 예를 확인할 수 있다. 기억해야겠지만, 기저선은 TP분절과 TP분절을 연결하는 선을 말한다. 정밀한 급이 그려진 투명자를 사용하면 기저선을 확인하는 데 도움이 된다. 어떤 경우, 특히 빈맥의 경우에는 T파와 P파가 겹쳐져 TP분절을 정확히 파악하기 어렵다. 이 때 여러분의 판단에 의해 PR 간격의 연장선을 기저선으로 삼을 수 있다.

사지유도에서 1mm 미만의 ST상승은 정상으로 간주한다. 유도V$_2$, V$_3$에서 40세이상 남자에게 정상적인 상승 상한선은 2mm, 40세 이하 젊은 남자에게서 Jpoint의 정상적인 상승 상한선은 2.5mm로 고려되어야 하며 성인 여자에게서 Jpoint의 정상적인 상승 상한선은 1.5mm이다. 그러나 이 판단기준은 연제나 환자의 임상적인 상승, ST-T 과형의 형태, 반응성 변화 (이 장/급성심근경색증에서 설명될 것)가 있음 또는 없음과 연관하여 판독되어야 함을 명심한다. 심전도 해석은 '치한 상황'에 따라 내려져야 함을 기억하자. 즉, 허혈의 다른 정후들이 동반된다면 어떤 ST상승이라도 모두 병적으로 볼 수 있다.

ST분절의 모양

ST분절의 모양은 상당히 다양하다. 그렇다해도 어떤 모양들은 다른 것들보다도 더

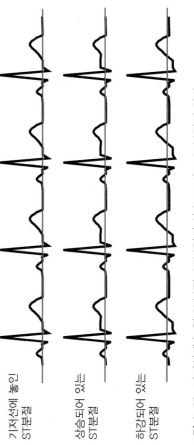

흔하게 나타난다. 일부 특징적인 모양들은 특별한 상황에서 '정상'에 포함된다. 그 외의 모양들은 다양한 그 외의 ST분절 모양들을 예시하고 심전도의 하단에 ST변화의 다양한 원인을 식별한다. 이들은 각자 양성 혹은 음성 QRS군을 동반한다. 심전도 하단의 설명을 이해하지 못해도 걱정하지 말자. 이 책을 마칠 무렵에는 여러분도 모두 판독할 수 있게 될 것이다.

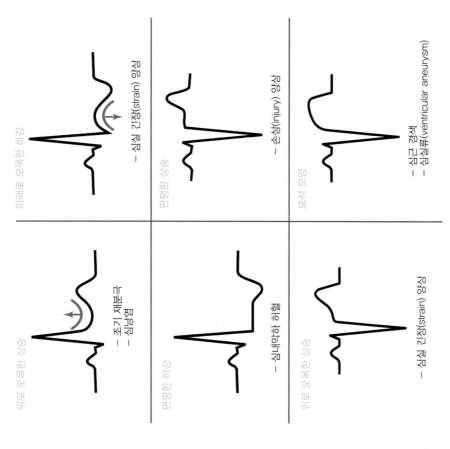

그림 9–30: ST분절 변화와 가능한 그 원인

기저선에 놓인 ST분절
상승되어 있는 ST분절
하강되어 있는 ST분절

그림 9–29: 기저선에 놓인 ST분절, ST분절의 상승, 그리고 ST분절의 하강

T파

T파에 관한 기본적인 사항은 6장(The Basic Beat)에서 다루었는데 여기서 잠깐 복습해보도록 하자.

이 장에서는 T파와 관련된 여러가지 다른 형태를 규명해보려고 한다. T파의 파형은 '높은(tall)'이나 '낮은(short)', '넓은(wide)'이나 '좁은(noarrow)', '대칭적(symmetric)'이나 '비대칭적(asymmetric)', '이상성(biphasic)'이나 '양성(positive)'즉 '음성(negative)'등의 용어로 표현된다. T파를 해석할 때 중점적으로 보아야 할 세 가지는 바로 모양(shape), 방향(polarity), 그리고 높이 혹은 깊이(height or depth)이다.

T파 모양

비대칭적(asymmetric)인 모양이 정상 T파의 파형이다. 대칭적 T파는 하혈, 진해질 불균형 및 중추 신경 장애 등에 수반되는 비정상적 현상이다. 그림 9-31에는 대칭적인 T파와 비대칭적인 T파가 그려져 있다. 일부의 사람들에서는 정상적으로도 대칭적 T파가 나타나는 경우가 있지만 이러한 이러한 경우에도 다른 것으로 증명되기전까지는 임단 병적인 현상으로 해석하도록 한다. "주어진 상황에 맞게 해석하기(The company it keeps)"는 앞으로 여러분이 좌우명이 되어야 할 것이다. 대칭적인 T파를 정상으로 진단하려면, 상기의 병적인 원인들을 먼저 배제할 수 있어야 한다. 믿기 어렵겠지만,

실제로 대칭적인 T파를 탐지함으로써 많은 급성 심근 경색 환자들을 조기에 발견할 수 있었다. 높고 좁은 T파는 고칼륨혈증에서 흔히 나타난다. 또한 중추 신경 장애, 특히 뇌출혈의 경우 넓은 T파가 출현한다.

대칭성을 알아보려면, 투백자의 가는 선을 T파의 정점에 수직으로 놓고(그림 9-32), 이 세로 선을 축으로 접어서 양측이 겹쳐지는 가운이면 모양이면 이를 '대칭적'이라고 함이며, 그렇지 않으면 '비대칭적'이라고 있는다.

많은 경우에 ST분절의 변화가 T파의 대칭성여부를 평가할 때 방해가 되기도 한다. 이를 규명하기 위해 그림 9-32의 예에서는 T파의 양쪽 다리와 같은 부분에 연장선을

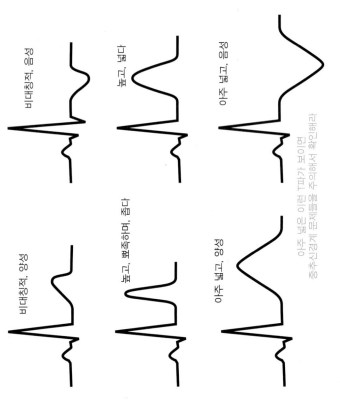

그림 9-31: T파의 모양

대칭적 / 비대칭적

그림 9-32

대칭적 / 비대칭적

연장선을 긋는다!

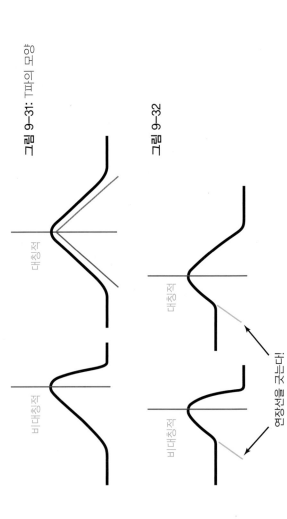

비대칭적, 양성 · 높고, 뾰족하며, 좁다 · 이주 넓고, 양성

비대칭적, 음성 · 높고, 넓다 · 이주 넓고, 음성

이주 넓은 이런 T파가 보이면 중추신경계 문제들을 주의해서 확인해라

그림 9-33: T파 모양의 예들

그런 기저선까지 이어준있다. 이런 간단한 방법으로 T파의 대칭성을 쉽게 파악할 수 있다. 그림 9-33에는 T파의 다양한 모양들이 예시되어 있다.

이상성 T파(Biphasic T wave)

이상성 T파는 어느 유도에서든 나타날 수 있지만 특히 양성과 음성의 이행성 상태가 모두 보이는 유도에서 잘 관찰된다. T파의 초반부가 음성이면 병적인 원인으로 음성 가능성이 더 많다. 그림 9-34의 예를 보며, 양성에서 음성으로 전환되는 과정에 일련의 스펙트럼이 있음을 기억하라.

T파의 방향(Polarity)

재분극의 벡터 방향을 반영하는 T파는 양성, 음성 혹은 그 둘사이의 어떤 형태라도 나타날 수 있다. 이 벡터는 3차원 공간에서 조성된 방향으로서 각 유도에서 T파의 모양을 결정하게 된다. T파는 보통 유도 I, II 및 V_3–V_6에서 양성이고 유도 aVR에서 음성을 보인다. 나머지 유도에서는 다양한 방향을 보인다. 다만 심전도 하습을 더 하다보면 이 구직에 몇 가지 예외-예를 들어, 각자단-에도 있음을 쉽게 알게 될 것이다. T파가 양성이어야 할 유도(예, 유도 II)에서 음성으로 나타나면, T파가 역전

(flipped) 되었다고 한다. 이 현상은 종종 허혈을 시사하기도 하고, 때로 심한 심실 비대시 발견될 수 있다. 기억할 것은 각자단에서는 이런 기준이 적용되지 않는다는 것이다.

T파의 높이 혹은 길이

일반적으로 T파는 사지유도에서 6mm이상, 중부유도에서 12mm이상 높지 않아야 한다. 쉽게 적용할 수 있는 구조는 R파 높이의 2/3이상 높은 T파는 화실한 비정상이라는 것이다. 높은 T파는 허혈및 경색증, 중추신경계 문제들, 고칼륨혈증 등과 관련되어 나타난다.

T파에 관한 기타 사항들

기억할 것은 T파가 단독적으로 그려지는 것이 아니라는 사실이다. T파의 모양은 T파 앞의 ST분절에 의해 변환다. T파를 관찰할 때는 고전적인 원칙인 "모든 것은 모든 유도에서 일정하다"라는 것을 기억하자. T파의 시작부터 끝까지 잘 보이는 유도에서 T파를 측정하고, 이 측정치를 T파 모양이 애매한 다른 유도에서 적용하도록 한다. 도구를 사용하면 T파를 관독하는 데 도움이 될 것이다.(그림 9-35).

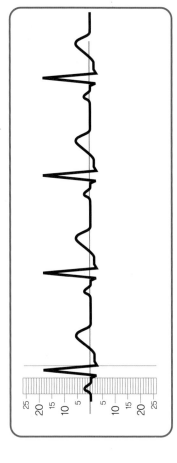

도구를 이용하더라도 투명자의 미세 눈금이 ST분절과 T파를 해석하는 데 큰 도움이 될 것이다.

그림 9-35: 심전도 축정자의 적용

정상적인 이상성 T파   T파 비정상적인 이상성 T파

이상성 변화의 스펙트럼

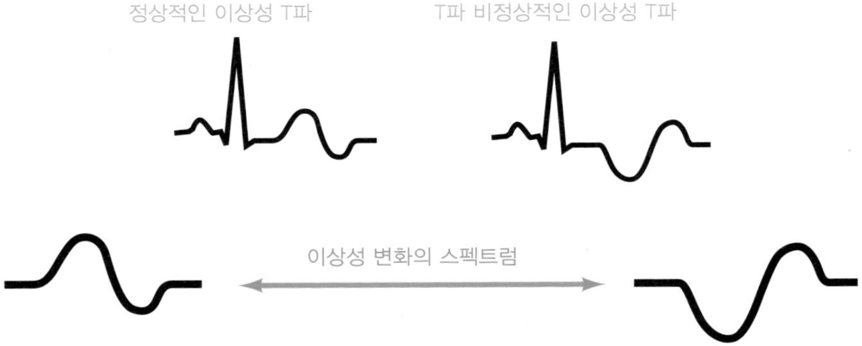

그림 9-34: 이상성 T파

9 장 ■ 기본 심박동: 임상과의 관련 (The Basic Beat: A Clinical Correlation)

심전도 사례연구 ST분절과 T파

실제 심전도 예에서 ST분절과 T파를 중점적으로 관찰해 보자. ECG 9-21은 전형적인 ST-T파를 보여주고 있다. ST분절은 평평하게 잘 그려지며, 완만하게 상승하여 T파의 시작을 이룬다. T파는 비대칭적이며 정상 크기를 보인다.

ECG 9-21

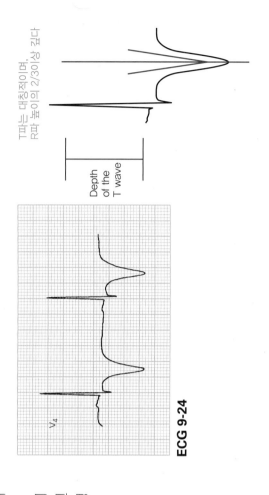

T파는 완벽하게 대칭을 이룬다. 축시 현상을 조심하라!

그림 9-36: 유도 V₅의 확대 소견

ECG 9-23

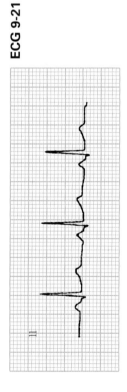

이제 ECG 9-22를 보자. 여기서 ST-T파 부위를 보면 J점이 약간 상승되어 보이고, 다음의 ST분절이 정체 지점이 명확하지 않다는 것을 유념하자. QRS와 ST분절의 정체 지점이 명확하지 않다는 것을 유념하자. T파는 비대칭적이며 정상 크기이다. 이 심전도는 우측 흉부유도에서 흔히 발견되는 정상범위의 변화로서 심실 조기 재분극(early repolarization)을 나타내는 심전도이다.

ECG 9-23은 T파의 역전 예를 보여주고 있다. 이 T파는 대칭적이기도 하다. 이 소견은 심장의 허혈성 병변을 강력히 시사한다. 그림 9-36은 T파의 대칭성을 확인하는 방법을 보여준다. 이 경우에는 대칭성을 쉽게 확인할 수 있지만 배로는 대칭성을 확인하는 것이 아주 단순하지는 않다.

ECG 9-22

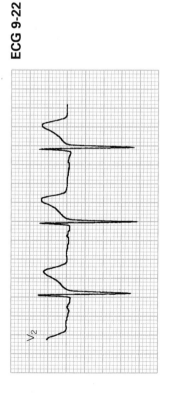

ECG 9-24에서는 깊고 역전된 T파를 볼 수 있다. 그림 9-37에서 확인되듯이 T파는 또한 대칭적이다. 항상 T파의 대칭성을 확인하자. 이들 파형이 대칭적이라면 의심의 강도를 높여보자. 여러분이 먼저 의심하지 않으면 진단할 수 없다. 여러분의 임상적 흥미를 좀 더 깊게 높임을 느껴보자. 이 심전도에 협리적으로 접근하기를 바란다. 그러면 이들 심전도가 여러분의 흥미를 배가시켜 줄 것이다.

T파는 대칭적이며, R파 높이의 2/3이상 깊다

Depth of the T wave

그림 9-37: 대칭적 T파

ECG 9-24

ECG 9-26

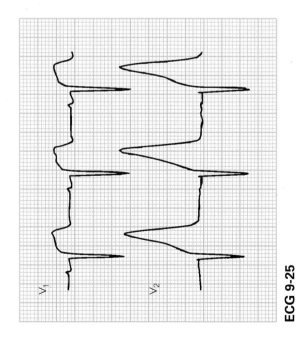

ECG 9-26

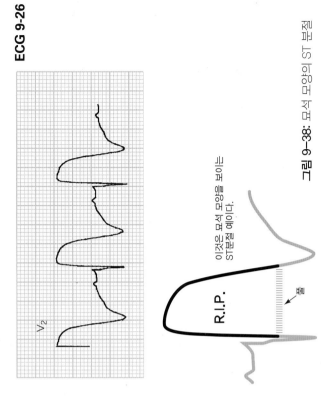

ECG 9-25

〈심전도 사례연구 계속〉

ECG 9–25를 시작해 보자. T파는 확실히 비정상적이다. 자세히 관찰해 보면, V_1에서 ST분절이 분명히 상승되고 편평하다는 것을 알 수 있다. ST 상승 때문에 T파의 시작점을 보기 어려우므로 T파의 대칭성은 알 수 없다. 유도 V_2를 보면 ST상승과 함께 상당히 높고 대칭적인 T파를 볼 수가 있다. 인접한 유도들–심장의 동일한 부위를 나타내는 유도들–에서 ST상승과 비정상 T파를 보이면 항상 심장 허혈을 의심하는 것이 좋다. 이 심전도는 심근 경색의 아주 초기 단계를 보여주는 예로, 초급성 심근경색(hyperacute MI)으로 진단된 경우이다.

ECG 9–26은 급성 심근경색의 진행적인 변화를 보여준다. 아주 인상적인 ST 상승과 T파의 역전 및 대칭성을 주의깊게 보자. 이런 ST변화를 '묘석 모양(tombstones)'이라고 한다(그림 9–38을 보라).

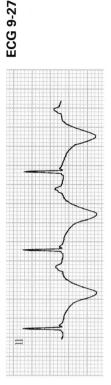

R.I.P.

이것은 묘석 모양을 보이는 ST분절 예이다.

틈

그림 9–38: 묘석 모양의 ST 분절

ECG 9–27은 또 다른 비정상 소견이다. QRS군은 정상 간격을 보이나 QT 간격이 길어지고 T파는 매우 넓고 크다. 이런 심전도를 보면 항상 심각한 증주 신경계의 이상(예, 뇌졸중)을 고려하여야 한다. 이 심전도는 환자가 의식이 없는 이유를 말해준다.

ECG 9-27

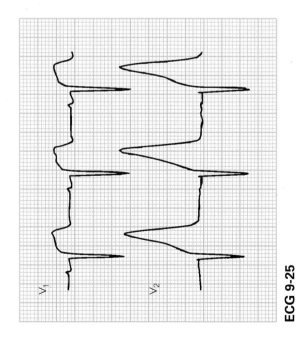

심근 경색에 대해서는 급성심근경색증에서 좀 더 하습하기로 한다. 이상의 내용은 여러분의 중미를 위한 '맛보기' 정도이다. ST분절과 T파는 심전도에 수많되는데 있어서 가장 어려운 부분 중 하나이다. 좀 더 상세한 내용은, 12–Lead ECG: The Art of Interpretation second edition 라는 책을 참고하기 바란다.

고칼륨혈증 및 심전도 변화

모든 전해질 불균형 중 가장 위험한 것이 고칼륨혈증이다. 고칼륨혈증은 생명을 앗아가기도 하며 그 과정이 수 초 안에 빨리 진행되고, 소생술에 사용되는 다른 약물의 효과를 방해하기도 한다. 고칼륨혈증은 세포 기능의 변화를 일으키고 그에 따라 QRS 군의 모양을 변화시키며 모든 종류의 부정맥을 유발할 수 있다. 고칼륨혈증의 합병증을 효과적으로 막기 위한 방법으로 고칼륨혈증을 조기에 발견하는 것과 심근 세포막의 안정과 고칼륨혈증의 병리적 진행과정을 되돌리기 위한 신속한 조치 뿐이다. 앞서 말하였듯이, 여러분이 문제의 가능성을 먼저 생각하지 않으면 절대로 진단할 수 없다!

고칼륨혈증이 나타내는 주요 소견은 다음과 같다.

1. T파의 비정상상태, 특히 높고 뾰족한 T파형
2. 심실내 전도 지연(IVCDs)
3. P파의 소실 혹은 낮은 P파
4. 심근손상을 시사하는 ST분절의 변화
5. 여러 가지 심장의 부정맥

초보 학습자는, 모든 넓은 T파는 그 원인이 고칼륨혈증일 수 있음을 기억하라. 모든 넓은 T파는 고칼륨혈증일 수 있음을 기억하며 T파 증상적으로 보자. 중간 단계 학습자는 다른 심전도 요소들을 모두 잘 살펴야 한다. 본서의 치료 부분에서 고칼륨혈증의 치료에 관하여 훑어보기를 바란다. 치료에 있어서 가장 중요한 것은 올바른 진단이다.

ECG 9-28을 보면 상당히 예리한 T파가 그려져 있다. 이 파형은 고칼륨혈증에서 보이는 전형적인 T파 유형으로 높고, 뾰족하고, 좁은 모양이다. 이런 심전도 파형을 보면 여러분은 먼저 고칼륨혈증을 떠올려야 하고 적극적인 치료를 시작해야 한다. 심각한 상태가 임박하였을 수도 있기 때문이다.

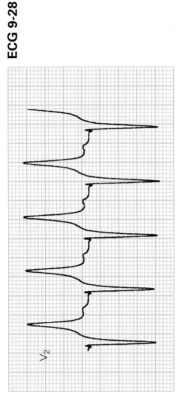

ECG 9-28

T파가 넓으면 다음듯이 납가로운 T파를 기억하며 T파 (그림 9–39). 이런 유형의 T파는 고칼륨혈증이 22%에서만 나타낸다. 나머지에서는 조금 다른 형태로 보일 수 있는데, 대개는 높고 넓은 파형을 보인다.

T파가 낮으면 다음듯이 납가로울 때 고칼륨혈증이 가능성이 있다는 것을 기억하자 (그림 9–39). 이런 유형의 T파는 고칼륨혈증이 22%에서만 나타낸다. 나머지에서는 조금 다른 형태로 보일 수 있는데, 대개는 높고 넓은 파형을 보인다.

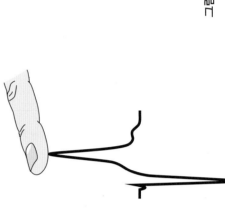

그림 9–39: 예리한 T파

QT 간격

QT간격은 환자의 원래 심박동수에 따라 다르다. 일반적으로 심박 속도가 느리면 QT간격도 길어지고, 심박 속도가 빨라지면 QT간격도 짧아진다. 이러한 심박동수에 따른 QT간격의 변화를 보정한 것이 QTc이다. 'c'는 심박 속도에 따라 보정되었다 (corrected)는 의미로 사용된 것이다. QTc가 0.419초보다 길어지면 'QT 연장'으로 일고, 0.440초 이상으로 길어지면 '확실한 연장'으로 생각한다.

QT해석을 손쉽게 할 수 있는 엄지의 법칙이 있다: 환자가 현저한 빈맥을 보일 때, QT간격이 R-R간격의 1/2 이상으로 길어지지 않는다. ECG 9-30을 보자. 캘리퍼로 QT간격을 잰후, 캘리퍼를 한 점을 회전하여 B의 위치로 놓았을 때, 핀이 다음 QRS을 넘어서면 비정상적이다. 즉, B의 핀이 다음 QRS를 넘어서면 'QT연장'으로 해석할 수 있다.

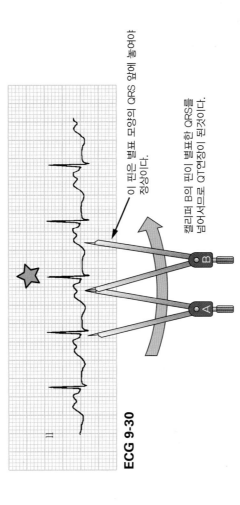

II

이 핀은 별표 모양의 QRS 앞에 놓여야 정상이다.

캘리퍼 B의 핀이 별표한 QRS를 넘어서므로 QT연장이 된것이다.

ECG 9-30

QT간격에서 문제가 되는 경우는 대게 간격의 '연장(prolongation)'이다. QT간격의 연장은 PR간격의 연장과는 차원이 다른 다른 문제이다. PR 연장은 대게 방실 결절의 질환이나 약물적인 요인에 의해 발생하며, 보통 그 자체만으로는 심각하지 않다. 반면에 QT간격 연장은 지명적이다. 왜 그럴까? QT간격의 연장은 아주 지명적인 부정맥—예, 염전성 심실빈맥(ECG 9-29)—으로 진행되는 경향이 있기 때문이다.

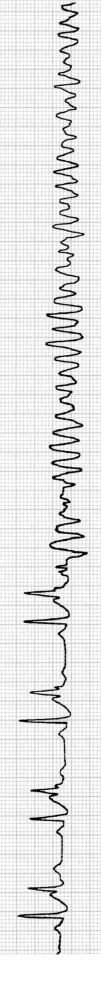

ECG 9-29

1. 거짓. P파는 유도 I, II, V₄₋₆에서 양성이어야 한다. 2. 거짓. P파는 역전된다. 심방의 이소성 심박조율기가 방실결절 근처에 있다면, 전기 자극은 방실결절에서 좌우의 심방으로 전도되고 전기 빠르는 II, III, aVF에서 양아지는 방향으로 조성된다. 한 유도에서 양아지는 쪽으로 전도되는 그 유도에서는 음성파가 그려진다. 3. 참 4. D 5. F 6. 가짓 7. E 8. 참 9. 가짓 10. E 11. 참 12. D.

1. P파는 유도 II, III, aVF, V₅, V₆에서 양성으로 보여야 한다. 참 또는 거짓

2. 심실의 파행이 방실 결절 근처 이소성(ectopic)

7. 다음중 Q파를 병적으로 판단하는 기준은?
  A. QRS군 높이의 1/2이상 크기
  B. QRS군 높이의 1/3이상 크기
  C. 0.02초보다 넓은 Q파
  D. 0.03초보다 넓은 Q파
  E. B와 D가 옳다.

12. 여러분이 무의식환자를 평가하고 있는데, 심전도상 QT간격 연장과 아주 넓고 대칭적인 T파가 확인되었다. 감별 진단해야 할 사항은?
  A. 심근 경색
  B. 전해질 불균형
  C. 심한 뇌졸중 혹은 뇌출혈
  D. 이상 모두

심전도 자가 테스트

다음 심전도는 자가 학습을 위한 것이다.

여러분의 지식을 바탕으로 심전도를 판독해보자.

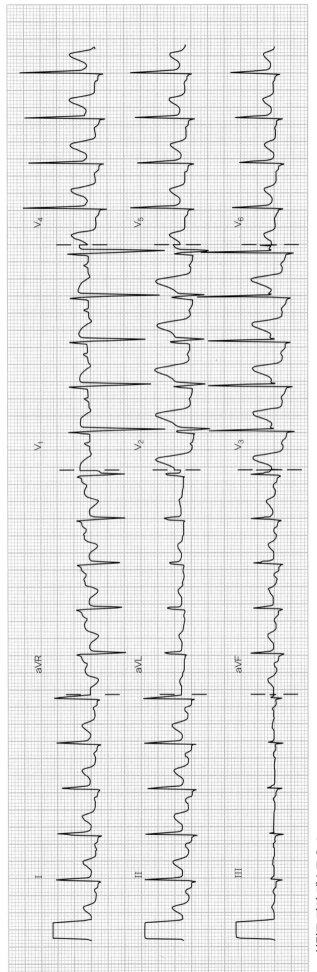

심전도 자가 테스트 9-1

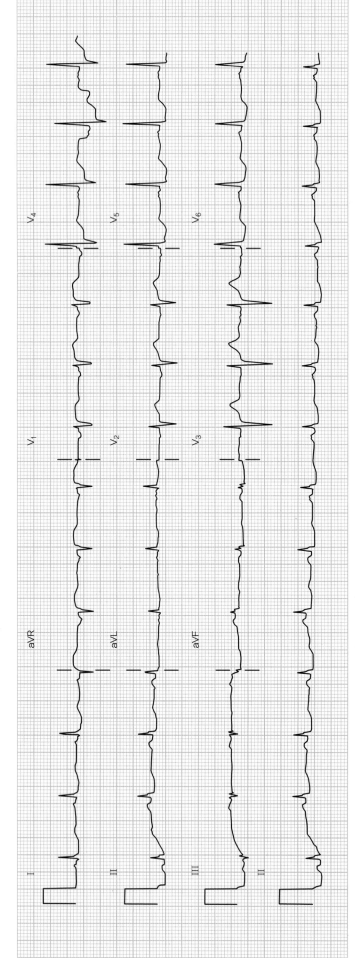

심전도 자가 테스트 9-2

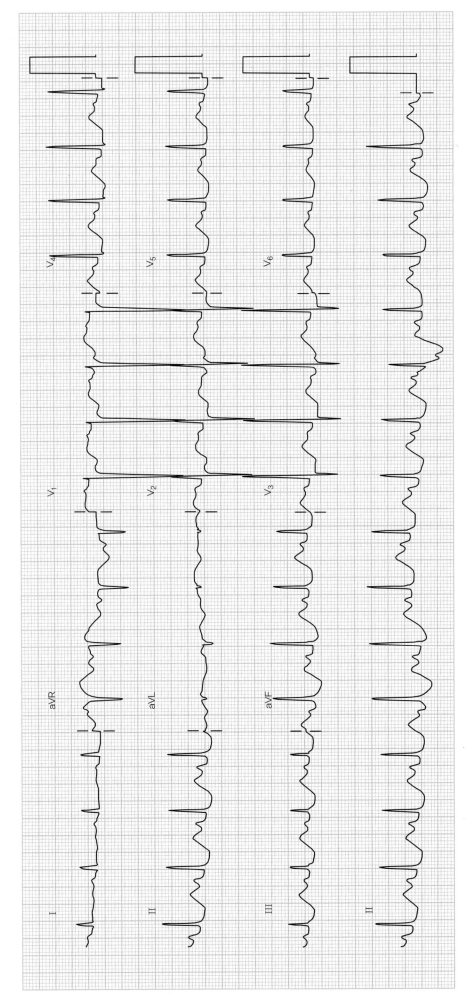

심전도 자가 테스트 9-3

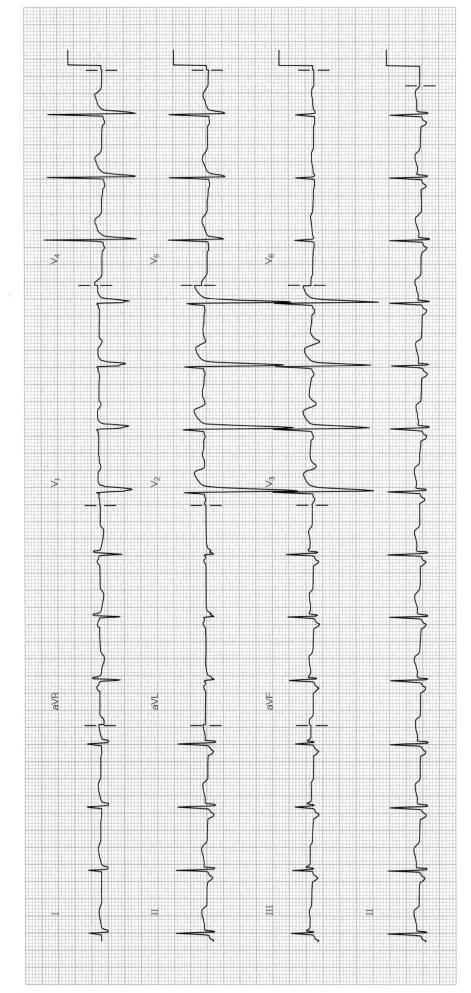

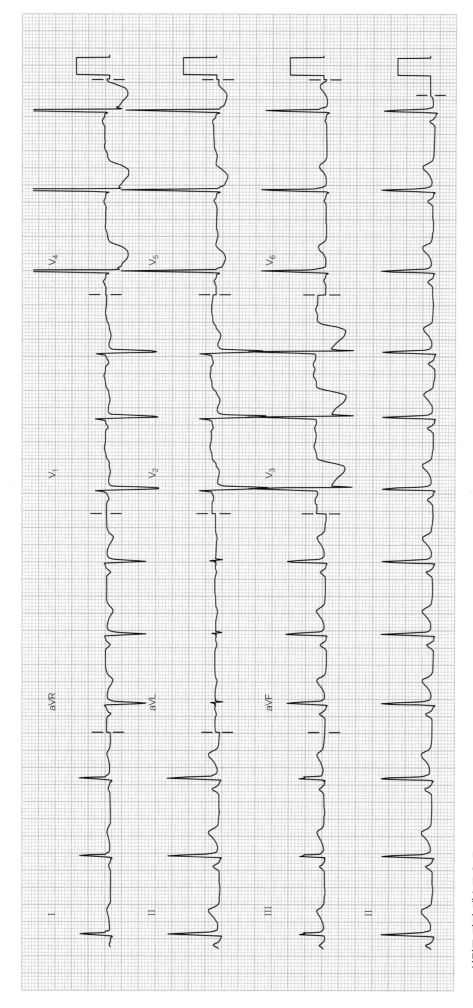

심전도 자가 테스트 9-5

판독하기 전 권고사항

여러분은 판독 중 때마다누는 실제 심전도 판독의 처음일 것이므로 몇 가지 짧은 권고의 말을 하고자 한다. 두려워하지 말라! 처음 12유도 심전도 전체를 판독하려면 조금은 쉽지 않을 것이다. 앞서 설명한대로 조목조목 분석하고 체계적으로 접근해보라. 그러면 의외로 쉽게 해석된다는 것을 알게 될 것이다. 심전도 판독에 사용할 이론적 근거들을 여러분과 함께 두루 살펴보고자 한다. 이 과정이 여러분에게 도움이 되기를 바란다.

심전도 자가 테스트를 판독하기 위해는 수준한 학생들을 위해 "전문학습이 필요한 경우"란을 두었다. 이 부분은 이후에 다룰 내용들을 학습하는 데 도움이 될 것이다. 여러분이 초보자라면 당장 이해하기에 다소 어려운 내용일 수 있을 것이다. 그러나 고민하지 말자--오래지 않아 이해할 수 있을 것이다. 이제 다음 심전도로 돌아가서 살펴보도록 하자.

심전도 자가 테스트 9-1

ECG 9-1을 보았을 때, 어떤 점이 첫 눈에 띄는가? 빈맥과 ST분절 상승이 인상적이다. ST분절 상승을 보이는 유도는 어떤 것인가? 유도 III를 제외하고 모든 유도에서 ST상승이 보인다(aVR은 aVF의 거울이미지(mirror image)이므로 aVR에서는 ST하강이 나타난다). ST상승이 거의 모든 유도에서 나타나므로 '전반적(global) 상승'이라 표현한다. ST상승이 편평한가? 그렇지 않다. 대부분의 ST분절이 상방으로 불룩하게 솟아있다. 101페이지의 ST상승 및 하강 부분을 다시 복습해보면 이런 종류의 ST상승이 양성 조기 재분극이나 심낭염에서 잘 나타나는 것임을 알 수 있다. 다시 본문으로 돌아와서 계속 판독해 보자.

심박 속도는 100회/분 이상이고 각각의 QRS군 앞에는 P파가 잘 보이며 리듬은 규칙적이다. 이 소견은 동빈맥에 합당한 소견이다. P파의 전암이 V1에서 1.5mm이상을 보이면서 V6의 P파보다 크게 보인다. 이런 소견은 우심방확대(RAE)를 시사하는 소견이다.

이제 PR분절을 보자. PR분절은 대부분의 유도에서 하강되어 있다. PR 하강을 실마진 82페이지에서 PR하강의 3가지 가능한 원인을 볼 수 있다. 0.8mm미만의 PR하강은 정상 범위로 생각할 수 있는데, 이 심전도의 대부분 PR분절은 0.8mm

이상 하강되어 있으므로 병적인 PR하강 상태라고 할 수 있다. 두 번째로 가능한 PR 하강 원인은 심방 경색증이다. 하지만 심방의 경색증은 매우 드물다. 초보자 수준에서는 심방경색증의 가능성은 일단 덮어두어도 될 것이다. 마지막 가능성은 심낭염이다. 첫 문단에서도 ST분절을 살펴보면서 심낭염의 가능성을 확인한 바 있다. 가능한 진단을 하나씩 나가다 보면, 여러분은 심전도의 어느 지점에서 특별한 '부분'을 찾게 될 것이다. 그것으로 결국 '정확한 진단'을 내릴 수 있게 된다. 이 사례의 최종적인 진단은 심낭염이다.

전문학습이 필요한 경우

이 심전도에 나타나 있는 심낭염의 기준들을 정리해 보자: (1) 빈맥, (2) 대부분의 유도에 퍼져있는 ST분절 상승, (3) 상방으로 불룩하게 솟아있는 ST분절, (4) PR분절 하강, (5) QRS군과 ST분절의 접합부에 보이는 절흔(V3에 보이는 절흔 참고).

V1과 V2사이에 보이는 조기 이행(early transition)은 어린이나 정상기에는 정상일 수 있으나, 때로 후벽심근경색(PWMI)이나 우심실비대(RVH)를 나타내는 소견이기도 하다. 마지막으로, 유도 II, III, aVL과 V3~V6에서 Q파는 의미 없다.

심전도 자가 테스트 9-2

이 심전도에서 확연하게 병적 소견은 ST분절이다. 이 변에는 ST분절의 편평한 하강이 문제이다. ST분절의 하강이나 편평하거나 하향진이면 가벼운 소견이 아니라는 점을 기억하라. 게다가 이러한 ST하강 소견이 유도 I, II, aVF 및 V3~V6에 걸쳐 광범위하게 발병되었다. 이 심전도는 심각진해 하혈을 보이는 심장의 부하가 아디인지는 아직 고민하지 않지. 급성심근경색증(Acute Myocardial infarction:AMI) 장에서 이 문제에 대해 좀더 상세히 다룰 것이다.

V1에서는 우엽상게 유의한 ST상승을 보이는데, ST상승을 임상적으로 의미가 있으로 판단하려면 두 개 이상의 인접한 유도(같은 심장 부위를 나타내는)에서 상승이 확인되어야 한다. ST상승이 한 개의 유도에서만 발전되므로 이것은 급성심근경색증의 근거가 될 수 없다. 단, 어떤 양상의 ST상승이든 '의심'할 필요는 있다. 이런 ST상승을 좀더 주의 깊게 관찰하거나 과거의 심전도(구할 수 있는 경우)와 비교해보도

단한 검사자가 보통의 2배 높이로 관찰될 수도 있다). 이 심전도에서 P파의 실제 높이는 2.5mm가 아닌 1.25mm인 것으로 맞지 않는다.

심전도상 또 다른 비정상 소견은 없는가? 체계적으로 판독에 접근해 보자: 속도(속도 포함), 리듬, 축, 비대 그리고 경색을 살펴보자. 속도는 100회/분 미만이고, 규칙적이며, 각 QRS군 앞에 P파가 그려지고 있다. 그러므로 이는 정상동성리듬(NSR)이다.

간격은 어떠한가? PR간격은 정상이고 QRS간격도 정상이다. 그러나 QT간격이 매우 연장되어 있다. 대략 QT간격이 R-R간격의 절반보다 길다. 심박 속도가 90회/분인데 비해 QT간격이 0.48초로 길어진 것이다. QT연장을 유발하는 흔한 원인 중 하나를 고려한다면? 허혈 혹은 경색이다(기억할 것). 2배 높이로 기록된 심전도상에서 실제 심전도의 근소한 변화가 심전도 판독에 얼마나 영향을 주게 될까?

이 심전도는 정상 동성 리듬을 보인다. P파는 종미로운 딜레마를 제기하고 있다:

이 심전도는 폐성 P(P-pulmonale)을 나타내는 것일까? 이를 알아보기 위해 먼저 P파 크기의 참값을 알아야 하고, P파의 크기를 알아보기 위해 2가지를 실행해야 한다: 먼저, 심전도상에서 기저선의 어딘가를 알아야 한다. 기저선을 기준으로 P파의 높이를 측정하기 때문이다.

정상적으로 기저선은 해석하려는 파형의 바로 앞과 바로 뒤에 있는 TP분절의 연결선상에 놓이게 된다. 그러나 이 경우에는 T파가 다음 파형군에 숙한 P파로 바로 넘어가면서 TP분절이 보이지 않는다. 이 심전도에는 실제적인 TP분절이 없는 셈이다.

이러한 경우, PR분절의 연장성을 기저선으로 삼아야 한다. 이 방법은 기술적으로 보면 맞지 않는 방법이지만, 이런 상황에서 사용할 수 있는 최선의 결정이기도 하다. 이렇게 결정된 기저선을 기준으로 할 때, 유도 II에서 P파의 높이는 2.5mm를 약간 넘는다.

이것은 폐성 P의 기준에 맞는 소견이다. 그러나 과연 그럴까? 여기에 과연 약간의 문제가 있다. 이제 우리가 고려해야 할 두 번째 사항을 살펴보자.

둘째로, 이 심전도 기록시 정해진 그 표준에 대하여 생각해볼 필요가 있고 또 파형의 변화에 미치는 영향을 고려해야 한다. 이 심전도는 보통의 2배 높이로 이를 '표준'으로 정해 기록한 것이다. 즉 심전도상 파형의 실제 크기의 두 배 높이로 기록된 것이다. 일반적인 심전도 기록상 파형이 너무 작아 판독하기가 어렵다고 판

전문학습이 필요한 경우

심전도의 축(Axis)은 정상 범위 안에 들어있다. V1에서의 ST분절 상승은, 하벽-측벽 경색이며, 동반된 우심실 경색을 의미할 수도 있다. 연관되는 임상 양상과 우측유도 심전도 축정을 신중하게 고려해야 한다.

심전도 자가 테스트 9-3

이것은 다소 까다로운 심전도이다. 심전도를 판독하기에 앞서 잘 관찰해 보자. 보통 정상이라고 하는 예들이 표준 심전도에 대해서도 사소한 내용까지 잘 살펴보자. 표준 심전도의 근소한 변화가 심전도 판독에 얼마나 영향을 주게 될까?

되기도 한다(즉, 주우 지역적인 심근 경색이 확인될 수도 있다). 이 심전도에 의 리듬은 정상 동성 리듬이며, 모든 간격은 정상 범위이다.

전문학습이 필요한 경우

V2와 V3 사이의 '조기 이행'소견을 보자. 이것이 의미 있을까? 조기 이행시에 감별해야 할 진단을 기억해 보자: (1) 어린이와 청년, (2) 우심실비대(RAH), (3) 우심실비대(RBB), (4) 후벽 심근경색(PWMI), (5) WPW 증후군 등이다. 환자가 하벽의 증상을 보인다면 이 조기 이행소견은 후벽 심근경색을 시사하는 것일까? V1–V6에서 보이는 ST 하강의 의미에 대해 생각해 보자. 이 물음들에 남다른점은 없다고? 자, 이 물음들에 대해 생각해 보자. 만일 이 ST하강의 양상에서 남다른점을 진행함에 따라 나타난 T파의

유도 II, III, aVF 및 V1–V6에서 보이는 ST 하강은 표준의 2배 기록상 1.5mm 하강이므로 실제로도 0.75mm의 하강을 보이는 셈이다. 하강 정도는 정상적범위로 받아들일 만한 정도이다. 그러나, ST분절이 통상적인 것보다 약간 편평해 보인다. 비록 엄격한 허혈의 기준에는 못 미치는 정도라 하더라도, 이런 편평한 ST하강이 관찰되면 허혈의 강력한 징조로 의심해야 하며 허혈 여부를 진단할 필요가 있다. 왜? 허혈 여부를 진단하려는 노력과 시간의 생명을 구할 수도 있고, 여러분이 별청에서 소비해야 한지도 모르는 시간을 줄여 줄 수 있기 때문이다. 심전도와 환자의 상태를 연관지어 살펴보는 것을 습관화하자.

역전이 동반되었을 것이다. 이 경우 T파의 역전이 없으므로 그 가능성이 적다. 다른 원인들 중, 만약 심근경색이라면 정색은 조기 이행, ST하강 및 역전되지 않은 T파를 보일 수 있을까? 바로 후벽 심실 정색증이 가능하다. 만약 임상적인 상태가 확실하다면 가능한 후벽심근경색을 평가할 도움을 주기 위하여 후면유도 심전도를 측정하는 것이 필수적이다(이 주제에 관하여는 12 Lead ECG: The Art of Interpretation, Second Edition, by Garcia. 459~463페이지에서 다루고 있다).

심전도 자가 테스트 9-4

먼저 속도 계산을 해보자. 속도는 80회/분을 약간 넘는다. 그러면 이것은 정상일까? 심전도의 심박조율기가 동방결절이라는 전체 하에서는 그렇다. 그러나 P파를 보면 유도 II, III 및 aVF에서 역전되어 있다. 26~29페이지의 내용과 심장의 6개의 축면에 비스듬 관계를 생각해보라. 역전된 P파를 보이는 유도 II, III, aVF와 실제 P파의 벡터가 서로 반대 방향이라는 것을 알 수 있다. 이는 심박조율기가 심방의 아래쪽이나 방실 서로 절점에 위치하여 "아래→위"(정상의역방향)의 방향으로 심방 탈분극이 일어날 때마다 가능한 일이다. 그러므로 이 리듬은 심방 하부의 이소성 심방 리듬이나 접합부성 리듬(80회/분 정도의 속도이므로, 가속성접합부리듬이라 해야 정확하다) 중 하나이다.

심방 하부의 이소성 리듬과 접합부성 리듬을 구별하는 것은 아주 어려운 경우가 망설인다. 이 때 판독을 돕는 소견은 바로 정상 혹은 연장된 PR간격이다. 이 심전도처럼 정상 혹은 연장된 PR 간격이 보이면 심방 하부의 이소성 리듬일 가능성이 높다. 이러한 심방의 전기 자극은 생리적 자극 전달 현상으로 방실 결점을 느리게 통과하기 때문이다. 방실 결점에서 전기 자극이 만들어지면 이러한 생리적 지연이 생략되면서 PR 간격이 짧아지거나 아예 사라지게 된다(P파가 역행하거나 QRS의 뒤에 숨어 하기도 한다).

통상적인 심전도에서 벗어나는 또 다른 이상은 없는가? 흉부유도에서 ST분절은 어떤가? 흉부유도의 ST분절은 무척 평평하며 T파의 역전이 동반되어 있다. 이는 급성 심근 정색(AMI)의 진행적인 소견이다. 101페이지의 ST분절의 다양한 모양을 복습하도록하자.

유도 II, III, aVF에서 ST분절은 약간 상승되어 있다. QRS군은 Rsr' 양상의 비정

상 모양을 보이고 있다. 이 경우 T파의 역전이 없었을 것이다. 이럴 때는 예전의 심전도와 비교할 필요가 있으며, 예전 심전도가 없을 땐 이 유도를 부위가 심근경색에 침범되었을 수 있음을 주의해야 한다.

전문학습이 필요한 경우

V₂의 S파와 V₅의 R파 높이를 더하면 35mm 이상으로 좌심실 비대의 기준에 부합한다. 그러나 편평한 ST분절과 대칭적인 T파는 좌심실 긴장(strain)보다는 심근 손상이나 정색에 합당한 소견이다. 유도 V₁–V₅의 ST 상승은 전체-중의 심근경색의 측벽 확장을 의미한다.

하벽 유도의 Rsr' 양상은 부분적인 심실내 전도 지연(IVCD)을 의미한다. 심실내 전도 지연의 심부조율기가 심실내 유도에서 보이는 미미한 ST 상승도 이것에 동반되어 나타난 소견일 수 있다. 단, 하벽유도의 ST 상승이 세롭게 나타난 것이라면 측후-우심실 정색을 시사하는 것일 수도 있다. 이런 경우, 임상 양상과 추가적인 하벽-우심실 정색을 진단에 도움이 될 수 있다. 정색이 막 진행되고 있는 환자의 경우라면 본 치료를 시작하고 혈전 용해제를 투여하며, 필요시 응급 혈관 성형술을 시행해야 한다.

심전도 자가 테스트 9-5

심전도상 현저한 소견은, 흉부유도에서 보이는 하향의 편평한 ST분절이다. ST분절의 하강은 없고 심부하게 보인다. 다시 말해 이 심전도는 '허혈!'이라고 외치고 있는 것 같다.

그 외에 정상 동성 리듬과 경미한 좌심방 확대가 관찰되는 흉부유도에서 관찰되는 작고 미미한 U파도 허혈에 의한 것으로 추정된다.

전문학습이 필요한 경우

V₂와 V₃에서 예상보다 빠른 조기이행이 보인다. V₂의 S파와 V₅의 R파의 합이 35mm이상으로 좌심실비대의 기준에 부합한다. 좌심실비대가 있다면 조기 이행에 대한 판독은 더욱 고민스럽다. 즉 조기 이행의 가능한 원인으로 후벽 심실 정색과(조기 이행)을 야기(한)우심실 비대를 동반한 양 심실 확대를 모두 고려해야 하는것이다. 이 환자에게 아마도 후면 유도 심전도가 환자평가에 도움이 될 수 있을 것이다.

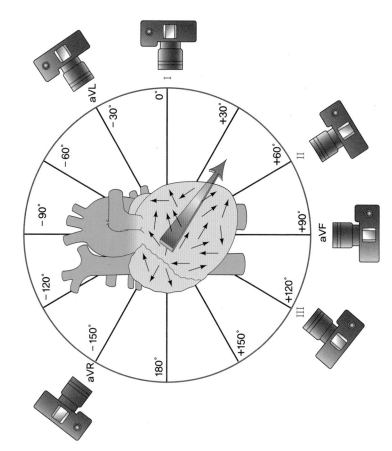

그림 10-1: 유도의 위치가 벡터의 방향을 결정한다.

지금까지, 우리는 여러 장을 통해 전기축의 개념에 대해 다루었다. 이것은 심전도의 모든 것들이 다른 유도들에서 축과 축의 그래프 표현과 관련되어 있음을 보여준다. 이 장을 시작하기 전에 벡터에 관한 3장을 먼저 복습하기 바란다.

3장에서 다루었던 전기축은 심실 심근세포의 각각에 대한 활동전위에 의해 생성된 모든 벡터들의 총합계이다. 심실축을 바로 계산할 수는 없다. 대신에 다양한 전극의 각각에 따라 움직이는 벡터의 검을 통해 측정할 수 있다. 그림 10-1에서 보이는 것처럼, 각각의 유도에 의해 생성된 그림들은 3차원 영역처럼 이들 축의 다른 측면을 보여준다. 어떻게 이런 그림들이 나타내는지를 검사해볼 때, 심장의 위치를 알기 때문에 심장에서 일어나는 것을 아는 것처럼 벡터를 조합할 수 있다.

어떻게 심장축을 임상적으로 활용할 수 있을까? 심장의 한쪽에 비대가 있다고 가정해 보라. 문제를 진단할 때 도와주는 것처럼 그 심장은 심장축을 변경할 것이다. 그럼 심장에 경색이 있는 부위를 상상해 보라. 경색된 부위에서 발생된 전기 활동의 부족으로 심실축은 확실히 변경될 것이다. 전기적 전도체계 부분에 질병이 있거나 장애가 있다는 것을 가정해 보라. 심실의 전기적 축이 변할 것이라 생각하는가? 그렇다. 확실히 변한다.

지금부터, 우리는 심실축에 대해 복습하고자 한다.

각 복합체의 파와 간격에 의해 발생된 축이 있다는 것을 기억하라. 그들의 상호작용이 병리상태를 반영할 것이다.

전기축을 계산하는 방법

6방향 시스템

심실축의 방향과 강도를 계산하는 여러 가지 방법이 있다. 우리는 이해하기 쉽고 사용하기 쉬운 방법을 보여주고자 한다. 이 시론에서, 사사분원으로 이끄는 6방향시스템을 매우 단순한 방법을 보여준다. 그 이후에 심실축이 향하는 정확한 사분원을 어떻게 결정하는지를 보여준다.

6방향 시스템은 모든 유도가 포함될 원으로 나타낸다. 각각에 서로 겹쳐진 6개 유도로 구성된 전체 원이라는 것을 기억하는가? (그렇지 않다고 생각하면 3장에서 이것을 복습할 것). 그림 10-2에서 보이는 것처럼, 각 유도에서 절반은 양성이고 절반은 음성이다.

간단히말해, 색깔이 있는 부분은 양성이고 힘써과 표시하는 부분은 향상 음성이다. 자, 유도에서 각각의 양성과 음성으로 절반을 나누는 구분선은 해당유도에 대해서 정확히 90°를 이룬다는 것을 주목하라. 이 유도는 양성도 음성도 아닌 것을 의미하는 등전위(isoelectric) 유도이다(그림 10-2에서 빨간색 글자의 유도). 다른 말로, 각 유도는 상응하는 등전위 유도를 가지고 있다; I 유도는 aVF에, II유도는 aVL에, III유도는 aVR에 등전위위고 각각에 대해서도 서로 반대이다. 등전위 유도의 개념은 후에 10° 범위내에서 유도를 분리시킬 때 매우 유용하다.

심전도에서, 어떠한 양성 벡터는 길게 나타나거나 높이 양성을 나타낸다. 어떤 음성벡터는 길게 나타나거나 높이 음성 복합체로 보일 것이다(그림 10-3). 유도에서 만약 조금이라도 음성보다 양성이라면 양성으로 간주한다. 반대로, 양성보다 조금이라도 음성이면 음성으로 간주한다.

유도에서 음성만큼이나 양성과 복같은 거리에 있을 때 이 유도는 등전위이다. 단지 한 개의 심실축이 존재하기 때문에 심전도에서 등전 사자유도는 단지 한 개가 존재한다.

다른 모든 유도는 양성도는 음성이거나 음성이다.

6방향시스템에서 벡터를 결정할 때, 벡터는 비록 약간의 양성이라 하더라도 원에 서 반쪽 양성에서 찾을 수 있다. 독같은 현상으로, 어떤 음성 복합체라도 원에서 반 음성에 위치해 있다. 만약 이것이 정확히 등전이라면, 등전위 유도를 따라 같은 방향에 놓이게 된다. 이런 일이 일어나면 약간 문제가 생길 것이다. 벡터는 음성방향 이나 양성 방향의 양쪽 방향중 하나를 찾아야 한다. 양방향으로 정확히 등전위일 것

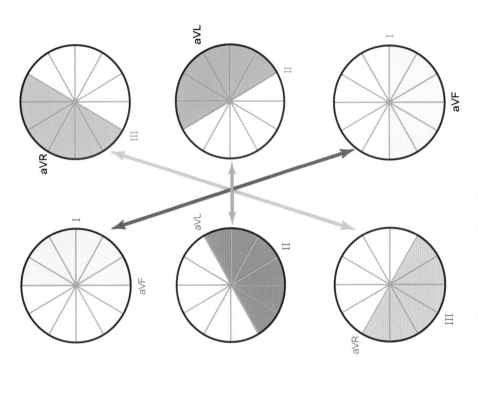

그림 10-2: 각유도와 그의 등전위 유도들

이라는 것을 주목하라. 어떻게 이 딜레마를 해결할 수 있을 것인가? 이 시점에서 심전도로 들어가서 등전위 유도가 발전된 복합체를 살펴볼 필요가 있다. 이 복합체가 양성이라면, 벡터는 등전위유도에서 양그을 나타낼 것이다. 만약 복합체가 음성이라 면, 벡터는 음그을 향해 있을 것이다. 이것이 첫 번째 벡터이다. 이것은 매우 어렵지 만 이해하는데 중요한 포인트가 된다.

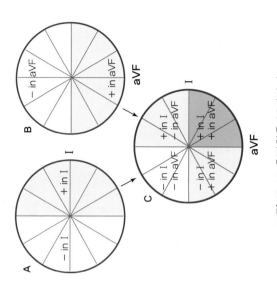

그림 10-5: 축방향을 분리하기

인지는 걱정하지 말아라. 단지 반원의 어디에 위치하는지만 생각하라. 그림 10-5A에서 보이는 것처럼 양성이면, 파란색부분이나 유도의 양성부분에 위치할 것이다; 음성이면, 흰색부분이나 유도의 음성반원에 위치할 것이다. 다음으로, aVF유도를 보라. 똑같은 사고과-정을 반복하라. aVF에서 양성인가 아니면 음성인가? 그림 10-5B에서 양성이거나 흰색반원에 위치시켜라. 두꺼운 원을 겹치게 하면 노란색과 파란색이 초록색을 만드는 것을 알기 때문에, 네 개의 분원을 가진 새로운 원을 만

들 수 있다: 그림10 – 5C에서 보이는 것처럼 하나는 흰색, 하나는 푸른색, 하나는 노란색, 그리고 하나는 초록색이다.

양성이나 아니면 음성이냐 라고 말하는 대신에, 양성유도가 같다고 하는 것보다 크다, 그러므로 ↑라고 하는 것이 더 유용하다. 음성유도가 크다고 하는 것 보다 같다, 그래서 ↓라고 하는 것이 더 낫다. 이 체계를 이용하여 매수적으로 복합체의 구성요소들의 크기를 더할 필요는 없다.

12유도가 양성 유도 I과 양성 유도 aVF를 가진다고 가정해보자. 이 유행에 맞는 유일한 분원은 정상 분원이다(그림 10-6). 얼마나 쉬운가? 다음으로, 10°범위 내에서 축을 분리할 것이다. 그러나 지금은 분원을 결정하는데 주반계를 가지도록 하자.

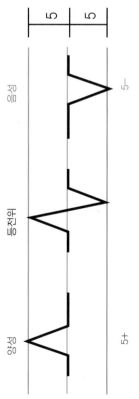

그림 10-3: 양성, 등전위, 음성유도의 QRS 복합체

예를 들면, 그림 10-4에서 유도 I 에서 벡터 A, B, 와 C는 모두 양성이고, 벡터 D, E, F는 모두 음성이다.

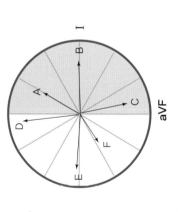

그림 10-4: 6방향 시스템에서 양성과 음성 벡터

시스템의 적용

이제 어떻게 벡터와 심전도가 관련되어 있는지를 알 수 있었는가? 벡터는 보이지 않기 때문에, 각 유도에서 심실축의 정확한 방향이 상대적으로 양성인지 음성인지를 계산하기 위해 우리는 복합체를 사용한다. 360°에서 네 개의 90°분원중 하나로 어떻게 방향을 좁게 하는지를 살펴보는 것으로 시작해보자.

12유도심전도를 볼 때, 죽이 어디 있는지를 모른다. 그 방향을 분리하기 위해, 유도 I과 aVF(이 두 유도는 서로 동일인 것을 주목하라)를 살펴보고자 한다. 첫째로, 유도 I을 보고 그것이 양성인지 음성인지를 평가한다. 지금은 얼마나 양성인지 음성

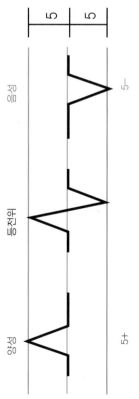

1. 정상 2. 좌축 3. 우축 4. 극 우축 5. 정상 6. 좌축(-90°) 7. 극 우축 8. 정상 (90°) 9. 좌축 10. 우축(180°)

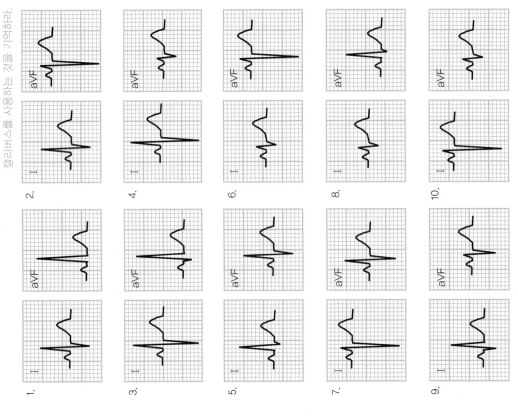

그림 10-7: 극단적인 우축 편위 심전도

우측으로 향하는 축을 도와준다.

이 시스템을 연습하도록 도움을 준다. 그림 10-7은 이 시스템을 연습하도록 도움을 준다. 만약 축이 우축 분원에 위치한다면, 우축편위이다. 만약 축이 좌축 분원에 위치한다면, 좌축편위이다.

축이 정상 분원의 어느 쪽 바깥에 위치하는가를 확인하기만 하면 비정상임을 알 수 있다. (실제로, 정상 분원은 0 ~ +90°가 아니라 -20 ~ +100°지만, 지금은 전자를 이용한다).

가능한 한 근접하게 전자 축을 계산하고자 할 때 매우 유용하다. 지금부터, 어떤 우측, 극 우측. 이것은 그림 10-6에서 볼 수 있다.

수 있었다. 이 네 개의 분원에 분원을 확인하기 쉽도록 이름을 붙이고자 한다: 정상, 좌측, 단지 유도 I과 유도 aVF를 조사함으로써 6방향시스템을 네 개의 분원으로 분류할

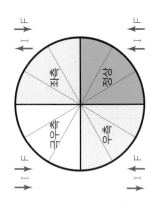

그림 10-6: 6방향 시스템의 사분원

이 훈련의 단계에서는 좌측 사분원에 있는 축이 병리적이거나 생리적으로 좌측영역에 있느냐를 분리하는 것으로 충분하다. 그러나 이렇게 이것을 간단하게 빨리 할 수 있겠는가? 이 딜레마의 답은 유도 II에 있다.

QRS가 유도 I에서 양성이고, aVF에서 음성이라는 것을 확인했다면 좌측 사분원으로부터 축을 분리할 수 있다는 것을 알 수 있다. 이제 -30 ~ -90°사이에서 축이 음의 영역을 분리할 필요가 있다. 이렇게 그렇게 할 수 있을까? 자, 그림 10-2로 돌아가서, 우리의 이전을 보라. 유도 II와 aVL이 둥선 유도인 것을 알 수 있다(그림 10-9 아래). 유도 II는 6방향 시스템을 정화하면 -30°로 나뉜다. 만약 복합체가 음성이면, -30°에서 +150°사이의 그림의 흰색반원에 위치할 것이다. 어디로 가고 있느지를 알겠는가?

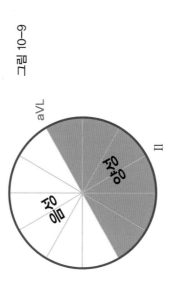

그림 10-9

전기축을 분리하기

근사치 구하기

사분원에 위치하는 것을 분리함으로써 축이 매우 좋은 근사치를 파악할 수 있었다. 그러나, 그것은 그리 단순하지만은 않다. 6방향 시스템에서 실제의 병리적인 측정범위은 아래 그림 10-8에서 보여 준다.

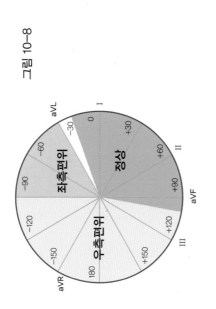

그림 10-8

보는바와 같이 우측 사분원에서 정상과 비정상사이의가 다소 중복되고 있다. 정상은 실제적으로 -20~ +100°의 범위이다. 그러나 우리의 축의 가장 큰 목적은, 이 10°의 중복 (+90~ +100°사이)은 그리 중요하지 않다. 그래서 축의 두께의 우측 사분원 어디에 위치한다면, 환자는 우측편위(그림 10-8)되었다고 말할 수 있다. 이것은 축이 두께의 우측 사분원의 하나로 비정상적으로 편위되었다는 것을 의미하는 것이다.

그러나, 좌측 사분원은 다른 이야기이다. 정상은 모두 -20°까지이고, -21 ~ -29는 병리적이지도 않고 정상이지도 않다. 이 좁은 영역은 전기적으로 "사람의 영역이 아님(no man's land)"이다. 간단히 말하면, -1 ~ -29°사이인 사람은 생리적으로 좌측인 것이다. 이 용어는 -30° ~ -90°사이에서 실제로 병리적인 좌측인 영역으로부터 영역을 구별하느니 도움을 준다. 만약 축이 좌측 사분원의 병리적인 영역에 위치한다면, 환자는 좌측편위를 가진다고 말한다(그림 10-8을 보라).

먼저 우리는 사분원에서 벡터를 분리했다. 유도 I 에서 양성 복합체와 aVF에서 음성 복합체를 확인할 수 있다면, 좌측 사분원에 있다는 것을 알 수 있다(그림 10–10A). 이제, 우리는 유도 II로 주의를 돌리자. 유도 II 에서 음성이면(그림 10–10B), 우리의 축을 그림 10–10C에서처럼 별표된 영역으로 분리할 수 있다. –30 ~ –90°사 이의 이 영역은 좌축편위로 정의된다.

심전도에서, 단지 유도 I , II 그리고 aVF를 보라(그림 10–11). 유도 I 에서 복합 체가 양성이고, aVF에서 음성 복합체라면, 유도 II만 보면 된다. 이 유도에서 복합 체가 음성이라면, 좌축편위이고 축은 병리적이다. 아주 간단하지 않는가?

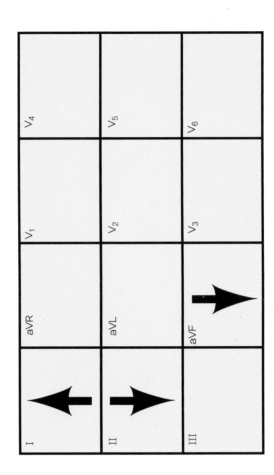

I	aVR	V₁	V₄
II	aVL	V₂	V₅
III	aVF	V₃	V₆

그림 10–11: 12유도 심전도에서 좌축편위를 확인하는 방법

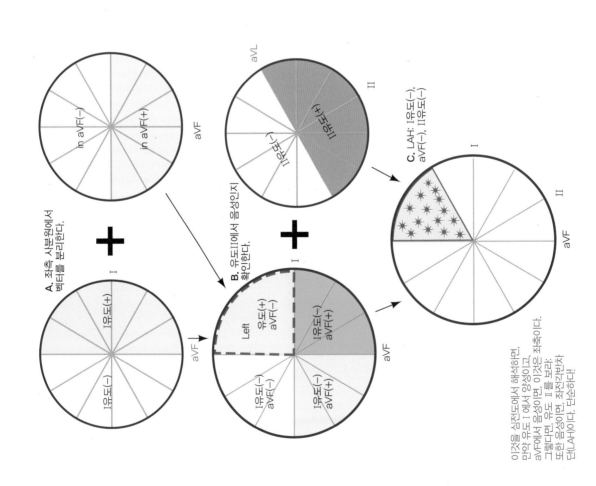

A. 좌측 사분원에서 벡터를 분리한다.

B. 유도 II에서 음성인지 확인한다.

C. LAH: I유도(–), aVF(–), II유도(–)

이것을 심전도에서 해석하면,
만약 유도 I 에서 양성이고,
aVF에서 음성이면, 이것은 좌축이다.
그렇다면, 유도 II를 보라:
또한 음성이면, 좌전각반차
단(LAH)이다. 단순하다!

그림 10–10: –30 ~ –90축 분리하기

좌측편위(LAD)의 원인들

그렇다면, 좌측편위의 원인들은 무엇인가? 첫 번째 그리고 가장 흔한 원인은 좌전각 반차단이다. 이것은 왼가지(LBB)의 좌측 전상방 근막이 어떤 이유 때문에 차단된 것을 의미한다(보통 심근경색이나 허혈 때문에). 이 차단의 결과로 좌심실의 신경지배는 바닥에서 시작되어 위로 향하게 된다. 이것이 위로 향하는 전기축을 가지게 하고, 그래서 좌측편위가 된다. 다음 장에서 더 자세히 설명할 것이다.

또 다른 흔한 원인은 좌심실비대이다. 좌심실비대에서 좌심실의 근육벽이 커지거나 비대한 것을 의미한다. 근육의 폭을 가진 바디빌더의 사진을 보지 않았는가? 그 폭이 비대된 것이다. 고혈압환자의 경우, 높은 압력에 대항하여 심장근육이 수축하기 때문에 가장 흔히 심장이 비대하게 된다. 좌심실비대는 항상은 아니지만 때때로 좌측의 변화와 좌측편위를 일으킨다.

하벽심근경색(IWMI)은 심장의 기저부의 근육이 전멸된다. 또한 이것은 아래로 향하는 어떤 베타도 전멸시키고, 저항이 없는 위로 향하는 베타만 남기게 한다. 그 최종적인 결과로 좌측편위가 된다.

결국, 이소성 박동이 어디에선가 나타날 수 있다. 그것이 심장의 기저부에서 시작된다면, 충동이 위로 퍼지게 되고, 차례로 위로 향하는 베타를 만들고 좌측편위가 된다.

우측편위(RAD)의 원인들

우측편위는 베타가 직접적으로 우측으로 향하는 것에 기초한다. 아동은 성인보다 더 큰 우심실을 가지고 있어서, 베타는 좀 더 우측을 향한다. 우심실비대는 비대된 우심실의 덩어리의 증가로 우측으로 베타가 향하도록 잡아당긴다. 연가지의 좌측 후 하방의 근막의 차단은 베타가 우상방으로 향하게 한다. 우심증(Dextrocardia)은 심장이 정상의 반대 방향, 즉 오른쪽으로 향하고 있다. 그래서 죽은 우측을 향하게 된다. 그림 10-12와 그림 10-13은 좌측편위와 우측편위의 원인과 심전도양상을 요약하고 있다.

비대와 차단은 다음 장에서 설명할 것이다. 이것은 단지 이러한 매우 부접한 병리들을 조기에 빨리 확인해 보려는 것이다. 놀라지 말라!

좌측편위의 원인들
1. 좌전각반차단
2. 좌심실비대
3. 하벽심근경색
4. 이소성 박동

우측편위의 원인들
1. 정상 이동
2. 우심실비대
3. 좌후각반차단
4. 우심증
5. 이소성 박동

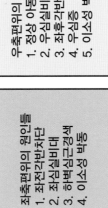

그림 10-13: 좌측편위와 우측편위의 원인들

임상 포·인·트

해답을 이중 확인하려면, 유도에서 가장 높은 복합체를 확인하라. 죽은 그 유도가 향하는 방향을 지적할 것이다.

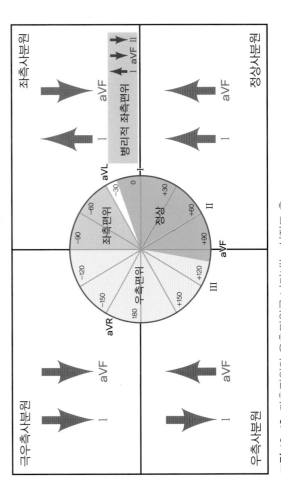

그림 10-12: 좌측편위와 우측편위를 나타내는 심전도 축

10 장 ■ 전기축(The Electrical Axis)

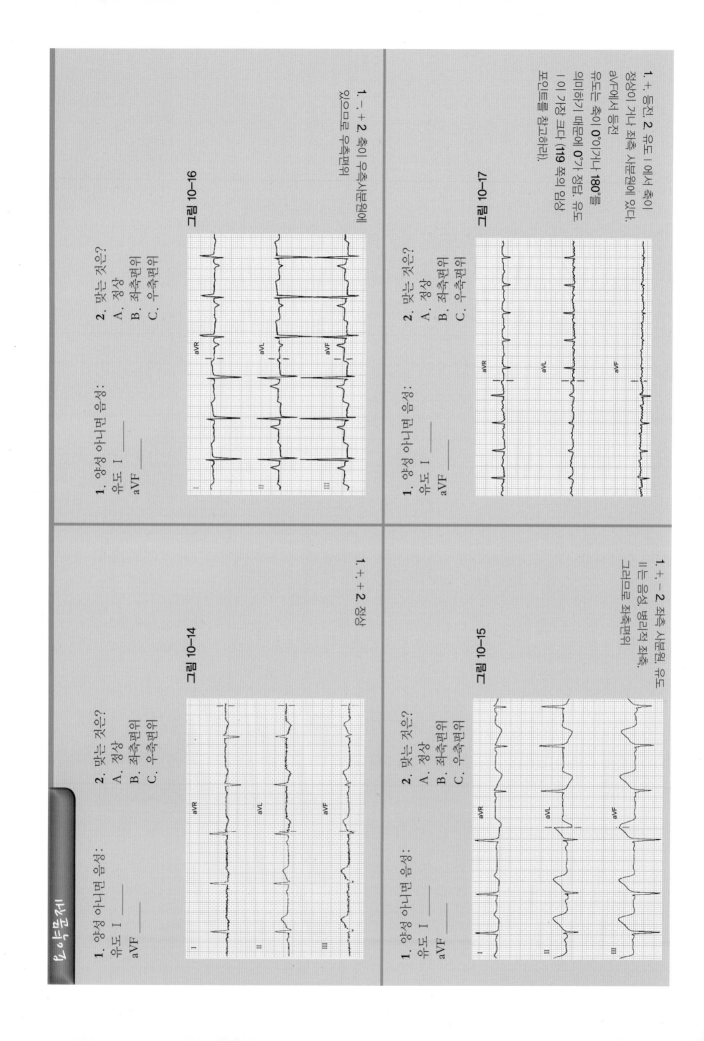

1. +, 등전. 2. 유도 I 에서 축이 정상이거나 좌측 사분원에 있다. aVF에서 축이 유도는 축이 0°이거나 180°를 의미하기 때문에 0°가 정답. 유도 I 이 가장 크다 (119 쪽의 임상 포인트를 참고하라).

그림 10-17

2. 맞는 것은?
A. 정상
B. 좌측편위
C. 우축편위

1. 양성 아니면 음성:
유도 I ____
aVF ____

1. +, − 2. 좌측 사분원, 유도 II는 음성, 병리적 좌축, 그러므로 좌축편위

그림 10-15

2. 맞는 것은?
A. 정상
B. 좌측편위
C. 우축편위

1. 양성 아니면 음성:
유도 I ____
aVF ____

1. −, + 2. 축이 우측사분원에 있으므로 우축편위

그림 10-16

2. 맞는 것은?
A. 정상
B. 좌측편위
C. 우축편위

1. 양성 아니면 음성:
유도 I ____
aVF ____

1. +, + 2. 정상

그림 10-14

2. 맞는 것은?
A. 정상
B. 좌측편위
C. 우축편위

1. 양성 아니면 음성:
유도 I ____
aVF ____

복습 문제

1. 전기축이 모든 심실 근육세포의 활동전위에 의해 생성된 모든 벡터들의 합계이다.
   참 또는 거짓

2. 정상 사분원에 대한 설명으로 옳은 것은?
   A. 유도 I이 양성이다.
   B. 유도 aVF가 양성이다.
   C. A와 B 둘 다 맞다.
   D. 이상 모두 거짓

3. 좌측 사분원에 대한 설명으로 옳은 것은?
   A. 유도 I이 음성이다.
   B. 유도 aVF가 양성이다.
   C. A와 B 둘 다 맞다.
   D. 이상 모두 틀리다.

4. 우측 사분원에 대한 설명으로 옳은 것은?
   A. 유도 I이 음성이다.
   B. 유도 aVF가 음성이다.
   C. A와 B 둘 다 맞다.
   D. 이상 모두 틀리다.

5. 극 우축 사분원에 대한 설명으로 옳은 것은?
   A. 유도 I이 음성이다.
   B. 유도 aVF가 음성이다.
   C. A와 B 둘 다 맞다.
   D. 이상 모두 틀리다.

왜 축이 중요한가?

우리는 항상 축이 무용지물이라는 경험있는 임상가들에 의해 공격을 받아 왔다.

사실 축을 구하는 방법을 모른다면 이것은 쓸모없는 개념이 된다. 그러나 축이 말해 주는 것을 이해한다면, 이것은 임상적으로 많은 유용한 정보를 제공한다는 것을 알게 될 것이다.

죽은 심장의 모든 전기적 활동의 총체이다. 우리는 119쪽에서 임상적 중요성을 언급했다. 심장의 비대, 차단, 경색과 방향이 어떻게 축에 영향을 미칠 수 있는지를 보았다. 죽에서 이것이 해심이다: 비정상축을 발견한다면, 이들의 가능한 원인들—감별진단을 기억하라. 모든 가능한 원인들에 대해 생각한다면, 이러한 가능성들의 하나가 맞다는 것을 확신하게 될 것이다.

일단 가능한 진단의 분야를 좁히게 된다면, "심전도를 보는 관점(the company it keeps)"을 찾아야 한다. 진술에서는 아무것도 존재하지 않는다는 것을 기억하라. 비정상축을 발견한다면, 당신은 항상 정확한 진단을 이끌어 주는 관련된 심전도의 다른 비정상들을 찾을 수 있을 것이다. 이것이 우리가 말하는 "심전도를 보는 관점"이다. 예를 들면, 좌축편위를 살펴보자, 가능한 원인들은 무엇인가? 좌전방 반차단, 하벽 심근경색, 고혈압, 이소성 박동이다. 시작할 때, QRS 복합체가 넓지 않다면, 이소성 박동을 제외할 수 있다.

고혈압에 관해서는, 12장에서 좌심실비대에 대한 구별된 범주를 기술하고 있다. 심전도가 이러한 범주를 만나지 못한다면 좌심실비대를 제외할 수 있다. 하벽심근경색은 Q파와 하부유도에서 ST절의 비정상인 것과 관련되어 있다. 이러한 것을 보지 못한다면, 또 다른 가능성이 있다. 자 이제 좌전각반차단만이 남았다. 그 때 진단을 내릴 수 있을 것이다.

이무기록지에서 과거와 새로운 심전도사이에서 축의 이동이 있다는 것을 가정해 보라. 그것이 무엇을 말하는가? "심전도를 보는 관점"을 보라.

이 '전기축'이 우리가 지금까지 논의해 온 중요한 주제이며, 이것이 바로 우리가 이 장에서 설명하고자 하는 것이다.

각차단(Bundle Branch Blocks(BBB))

각차단(BBB)의 개념을 제 9장과 제 10장에서 다루었었다. 이제 관련된 심전도의 원리를 명확하게 이해하기 위해, 이 개념들을 좀 더 깊이 있게 다루어 보자.

전기 전도 체계를 살펴보는 일반적인 노의을 다시 시작을 필요가 있다 (그림 11-1). 히스속은 왼가지와 오른가지로 나뉘어 진다는 첫을 주목하자. 왼가지는 다시 왼쪽 앞면 그리고 왼쪽 뒷면의 섬유속으로 나누어 진다. 오른가지와 왼가지의 두 개의

섬유속들은 모두 더 작은 가지들로 갈라져서 말단 가지의 연결망을 형성하는데, 이들을 모두 합쳐 퍼킨지 시스템이라 부른다 (그림 11-2). 퍼킨지 시스템은 모든 심실 세포들이 지체 없이 거의 동시에 전기신호를 방출할 수 있도록 해준다.

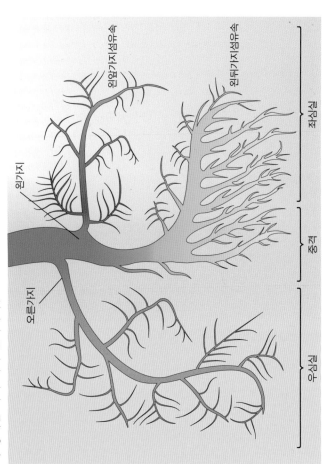

그림 11-1: 심장과 전기 전도체

아래 그림 11-2를 보자. 상상력을 발휘하여 심장의 심실들을 삼차원적 구조보다는 평면적으로 생각해보자. 이러한 방식으로 전도 체계를 생각하는 것이 개념이 이해를 도울 것이다.

이렇게 전도 체계가 나누어 져서 심장의 다른 부분에 분포하는지를 주목해보자. 왼가지섬유속은 좌심실의 위쪽과 앞쪽에 분포하여 자극을 전달한다. 왼뒤가지섬유속은 좌심실의 아래쪽과 뒤쪽에 분포하여 자극을 전달한다. 오른가지는 중격과 우심실에 분포하여 자극을 전달한다.

다른 전도체계간에 서로 겹치는 부분이 있는데, 이러한 겹침은 중격과 두 섬유속의 경계를 따라 더욱 현저하다.

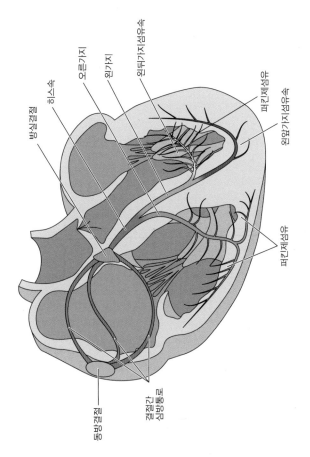

그림 11-2: 전기 전도체계의 상세한 모습

안 쪽이 차단되면 무슨 일이 일어날까?

자, 이제 환자가 심근경색을 가지고 있거나 또는 전도 체계의 일부분을 차단하거나 파괴하는 어떤 질환을 가지고 있다고 가정해보자 (그림 11-3). 정상적으로 기능하는 전도 체계는 그대로였던 것처럼 정상 전도체계의 아래쪽으로 자극을 전달할 것이다. 그리고 나면 전도 체계의 섬유조직이 분포한 심장의 부분은 즉시 전기 자극을 방출할 것이다. 하지만 차단된 부분이 지배하는 부위는 조화로운 전기 자극을 받지 않는다. 대신 중격을 따라 어디선가 시작되어 심장의 손상된 부분을 지나 파동처럼 전진되는 전기 자극의 느리게 전도되어 탈분극된다 (그림 11-4).

그림 11-4를 좀 더 자세히 살펴보자. 전기자극은 오른가지를 따라 정상적으로 이동할 것이다. 따라서 오른가지가 분포된 좌심실과 중격 부분은 정상적으로 전기자극을 방출할 것이다. 반대로, 중격의 나머지 부분과 우심실은 더 느린 세포 대 세포 경로를 따라 탈분극을 하게 될 것이다.

상상하는 것처럼, 이런 심실의 탈분극 방법은 심전도에서 비정상적인 복합체를 만들게 된다. QRS 복합체의 넓이는 증가할까? 그렇다. 왜 그럴까? 전파는 심장을 탈분극시키는데 더 긴 시간을 필요로 하기 때문이다. 그 최종적 결과는 복합체가 더 넓어진다는 것이며, 정확히 말하면 0.12초 또는 그 이상으로 더 넓어진다는 것이다.

형태는 다를까? 그럴 것이다. 다시 반복하면 복합체의 형태는 탈분극과 재분극 등 안 심장에서 발생한 벡터의 심전도 표현이다 (87페이지 참고). 차단이 발생하게 되면 일레 존재하지 않았던 비정상적인 느린 벡터를 만들게 된다. 또한, 이것은 인가지의 전기 전도가 끝난 뒤 발생한 것이기 때문에 느린 벡터는 극성으로 QRS 복합체의 모양을 바꿀 것이다. 이 여분의 그리고 정상적이지 않는 극성으로 QRS 복합체의 모양을 바꿀 것이다.

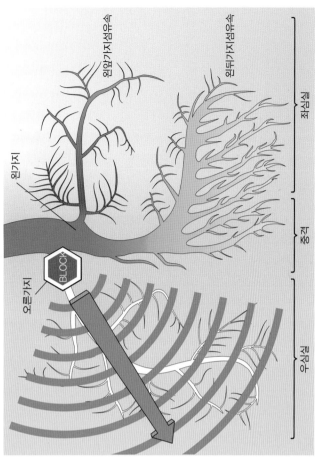

그림 11-3: 각차단 그림

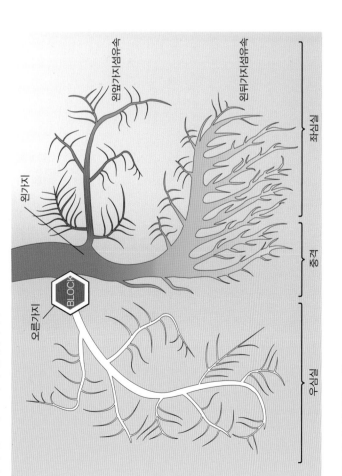

그림 11-4: 각차단으로 인해 발생한 느린 탈분극

11 장 ■ 각차단과 반차단 (Bundle Branch Blocks and Hemiblocks)

우각차단(Right Bundle Branch Block(RBBB))

주요 형태

이전 페이지에서, QRS 복합체의 모양은 넓이와 형태 모두 정상과 달라질 것임을 언급했다. 좋은 소식은 각차단에서는 단지 두가지의 주요한 형태 (좌각차단과 우각차단)만 있다는 것이다. 우선 우각차단에 대해 얄아보자 (그림 11-5).

우각차단의 형태는 오른가지의 시작부위 근처 어딘가의 차단에 의해 유발된다. 심장 왼쪽 부분의 탈분극은 정상적으로 탈분극한다는 사실을 시작하는 QRS 복합체를 발생시킨다. 즉, QRS 복합체의 처음 0.04 ~ 0.08초는 보통 기대하는 정확한 방향의 초기 편향(deflection)과 함께 외관상 풍향하고 좁은 모양을 보인다. QRS가 정상적으로 형성되는 방법을 이해하기 위해 87페이지를 다시 보자.

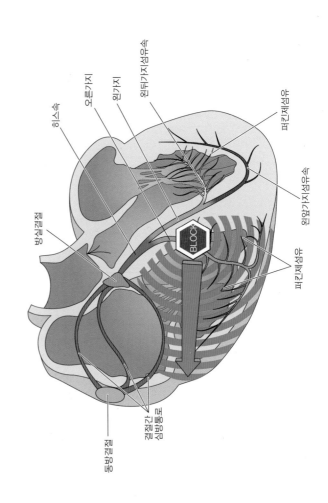

그림 11-5: 우각차단

그러나 복합체의 끝은 다른 문제이다. 이 부분은 그림 11-6에 4로 표시된 벡터 때문에 넓고 이상해 보인다. 느리고 영향 받지 않는 벡터는 유도 I과 V_6에서 느리게 이어진 S파(slurred S wave)처럼 보인다. 이것은 벡터 4가 오른쪽을 향해 있고, 유도 I과 V_6에 위치된 전극들로부터 멀어지기 때문에 일어난다.

유도 V_1에서는 형태가 약간 다르다. 여기에서 중위의 탈분극을 나타내는 벡터 1은 작은 r파를 만든다. 그 다음 벡터 2와 3은 S파를 만든다. 그러나 S파는 벡터 4가 그것에 영향을 주기 시작하기 때문에 완료되지 않는다. 감시 중에, 벡터 4가 영향 없이 완전해진다. 다시 말하면 V_1의 전극은 크고 영향을 받지 않으며 다가오는 벡터를 바라보고, 그것은 훨씬 더 큰 R'파로 나타난다. 이것이 V_1에서 우각차단의 전통적인 rsR' 또는 RSR'이 만들어지는 방법이다. 많은 사람들이 이 복합체를 "토끼 귀"라고 지칭한다 (그림 11-7).

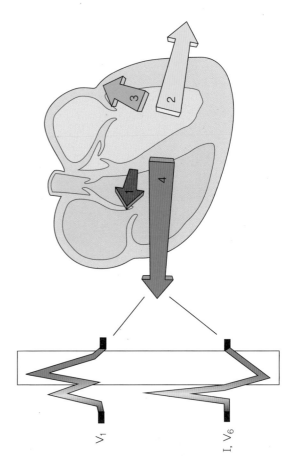

그림 11-6: 우각차단시 심전도 모양

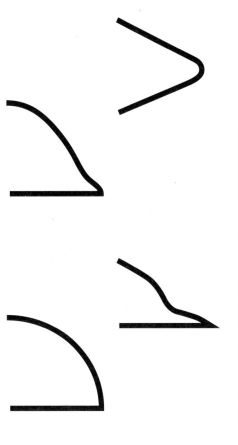

그림 11-8: 느리게 이어진 S파(slurred S wave)의 다양한 형태

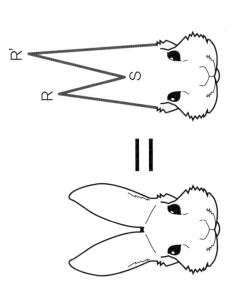

그림 11-7: 우각차단시 V₁에서 나타난 RSR'복합체

우리는 한 가지를 완전히 명확하게 할 필요가 있다. 우리는 각차단이 두 개의 주요한 형태를 만든다고 언급했다. 하지만 실제 차단의 일어난 위치, 느린 탈분극파의 진행방향 등에 의해 수없이 많은 작은 형태들이 존재한다. 그 결과 작은 토기귀가 무수히 많은 다른 모양을 가지고 있는 것처럼, RSR' 그리고 느리게 이어진 S파는 무수히 많은 작은 차이를 가질 수 있다 (그림 11-8).

이와 같은 사실은 우리를 다음과 같은 지혜의 정수로 이끈다: 우각차단을 진단할 때 절대 토기 귀에 의존하지 말라. 때때로 유도 V₁에서 부함체는 전혀 토기 귀처럼 보이지 않고 단지 큰 R 파 또는 약간의 죽이 있는 R 파처럼 보일 것이다. 이러한 명확한 토기 귀가 보이지 않는 것은 우각차단을 진단하는 것을 실패하게 하는 주요한 원인이 된다. 이것은 심전도를 판독하는데 있어 중대한 실수가 될 수 있다. 이러한 실수 때문에 많은 환자들이 죽어있고, 많은 불운한 심무자들이 고소당해왔다.

유도 V₁에서 유념해야 할 가장 중요한 점은 향상 양성의 부함체들을 가질 것 이라는 것이다. 당신은 컵고 – 반복하지만, 컵고 – 우각차단시 유도 V₁에서 음성의 부함체들을 보지 못할 것이다. 이것은 영향을 받지 않는 베타 백터 때문인데, 이로 인해 유도 V₁에서 뚜렷하게 양성인 부함체를 만든다.

그렇다면 우각차단을 진단하기 위해 V₁에서 양성 복함체 외에 무엇을 찾아야 하는

임상 포·인·트

토기 귀를 주의 하라! 대신에 느리게 이어진 S(slurred S)를 찾아라.

가? 답은 느리게 이어진 S 파들이다. 우각차단시 항상 느리게 이어진 S파를 찾아라. 이것이 RSR' 군 보다 훨씬 더 일관되게 관찰하는데 이온 하도록 격렬한 다른 저자들에 의해 제안된 것 모 반대다. 우리는 누구의 감정을 해치지 않기를 원하지 않지만, 이것은 준보자의 실수이다. 만약 QRS 군이 0.12초 보다 크거나 같다면, 유도 V₁에서 양성의 부함체와 느리게 이어진 S 파를 찾아라. 만약 당신이 명확한 토기 귀를 발견했다면, 더욱 좋다.

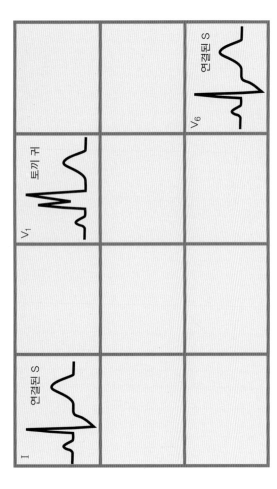

그림 11-11: 심전도와 우각차단

우각차단의 진단 기준 적용

심전도에서 박동수를 계산할 때는 간격을 익숙하게 측정해야 한다. 항상 가장 넓은 유도를 측정한다는 것을 기억하자. 만약 0.12초보다 더 넓은 복합체를 발견한다면, 당신은 각차단을 다룰 수 있다.

그 다음 당신은 유도 I와 V6에서 느리게 이어진 S파를 찾아야 한다. 만약 S파가 QRS의 첫 번째 부분보다 두꺼우면, 만약 그 모양이 어찌되었든 느리게 연결되어 있으면, 우각차단으로 간주할 수 있다.

이제 V1을 보자. 만약 이 유도에서 양성 복합체들만 있다면, 형태에 상관없이 이것은 우각차단 형태로 명확히 분류된다. 이것은 매우 빠르고, 단순하고, 정확하다! 그림 11-9에서는 우각차단을 구별하기 위한 관찰 순서를 요약하였고, 그림 11-10과 11-11은 3가지 기준을 설명하고 있다.

QRS 복합체가 0.12초 이상인가?
↘ 예
유도 I과 V6에서 느리게 이어진 S파가 존재하는가?
↘ 예
유도 V1에서 QRS 복합체가 양성인가?
↘ 예
우각차단

그림 11-9: 우각차단의 확인 순서

우각차단 기준:
1. QRS 연장 ≥ 0.12초
2. 유도 I과 V6에서 느리게 이어진 S파
3. 유도 V1에서 RSR' 형태

그림 11-10: 우각차단의 기준

심전도 사례연구 우각차단

다음 페이지에 있는 ECG 11-1을 보아라. 복합체가 0.12초 보다 더 넓은가? 그렇다. 다음에 할 일은 당신의 유도 I와 V6에서 연결된 S파를 볼 수 있는가를 확인하는 것이다. 그 군들에서 S파의 연결이 분명히 있다. 이제 V1을 보아라. 그 군들은 양성인가 음성인가? 분명히 양성이다. 게다가 RSR'유형이 그 군들에는 매우 명확하다. 그렇다면 우각차단에 대한 진단을 확정시킨다.

시간을 가지고 ECG를 밀접하게 관찰하라. 당신이 ECG를 더 많이 연구할수록 더 많이 배울 것이다. 기억하라. ECG는 일종의 시각적 예술이다. ECG들을 보는데 일종의 시각적 예술이다.

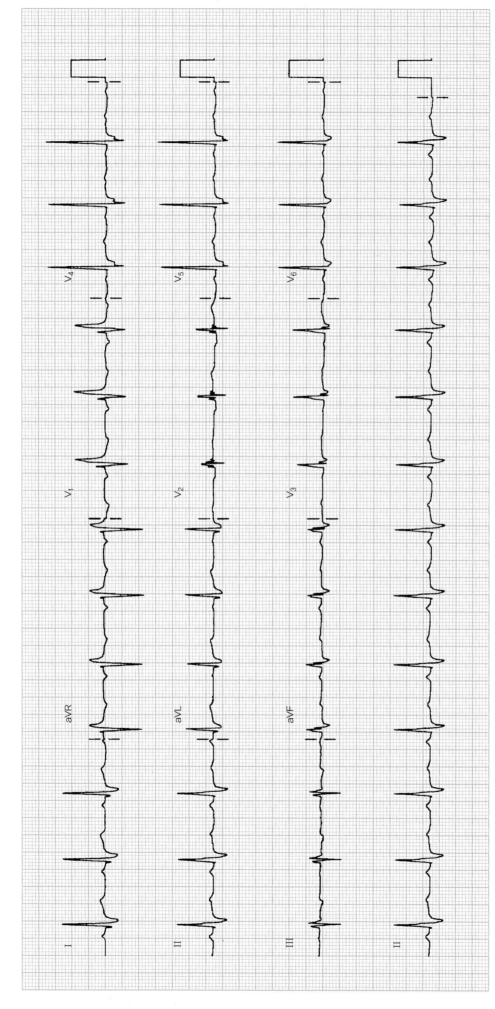

ECG 11-1

좌각차단(Left Bundle Branch Block(LBBB))

보기 흉한 ECG의 기원

다음의 지혜로운 말을 기억하라: 규칙적인 리듬을 가지고 있는 ECG를 볼 때 마다, "에구머니나, 못생긴 녹두네"라고 말한다면, 당신은 아마도 좌각차단을 보는 것일 것이다. 좌각차단은 항상 0.12초 넓어이거나 그 이상이다. 그럼 무엇이 이러한 ECG를 음 그렇게 보기 흉하게 만드는가? 그것들은 키의 단일한 형태의 복합체들로(모두 양성이거나 또는 모두 음성) 이루어지며, ST 하강 또는 상승 그리고 넓은 T파들을 가지고 있다. T파들은 일치하지 않는다는 것(discordant)에 주의하라. 이것은 QRS복합체의 마지막 부분과 T파가 전기적으로 서로 반대인 것을 의미한다. 바꾸어 말하면 만약 QRS복합체가 양성이면, T파는 음성이 되어야 한다. 또는 그 반대 이거나. 만약 그것들이 둘 다 같은 방향을 향하고 있다면 그것들은 일치한다(concordant)라고 말한다. 이것은 어떤 질병 과정이 진행 중이라는 신호이다. 이러한 모든 소견들이 겹쳐는 "노틀담의 곱추" ECG를 나타낸다.

좌각차단과 관련된 병적 현상은 왼가지 또는 왼가지의 양 섬유속 차단에 의해서 유발된다. 이 차단은 전기적 전위가 오른가지로 먼저 이동하여 우에서 좌로 이동하게 한다. 그리고 심실의 탈분극은 직접적으로 세포에서 세포로 이동하여 우에서 좌로 일어난다(그림 11-12). 좌심실은 너무 커서 이동이 많이 지연된다. 따라서 0.12초 이상이며, 그리고 복합체들은 우각차단 유형처럼 조기에 날카롭지 않다. 날카로운 베타가 없는 이 느린 이동은 좌각차단에서 고전적으로 보여 지는 폭 넓은 단일한 형태의 복합체를 만든다. 게다가 벽 타가 우에서 좌로 진행 중 이기 때문에 그러한 근들은 유도 V₁에서 V₂는 음성이고, 유도 I와 V₅에서 V₆는 양성이다. 다시 말하면: 만약 V₁과 V₆을 본다면 당신은 그 유도가 각각 모두 양성이거나 또는 모두 음성이라는 것을 쉽게 될 것이다 (그림 11-12). (V₁과 V₂는 오른가지을 통한 자극에 의해 생긴 조기 베타 때문에 작은 r파를 가지게 될 것이다.)

우른가지로부터 발생되는 베타는 갈라지는 지어서 좌심실로부터 오는 큰 베타에 의해 없어지기 때문에, 복합체들은 일반적으로 사람들보다 비슷하다. 이 때문에 좌각차단은 유형을 인식하는 것은 우각차단보다 쉽다. V₁과 V₆를 봐야 하는 것을 기억하자; 만약 복합체들이 넓고, 단일한 형태이면서, 모두 올라가거나 모두 내려가 있다면, 당신은 좌각차단을 확인한 것이다.

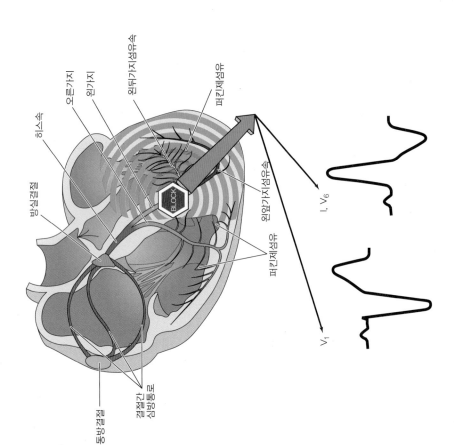

그림 11-12: 좌각차단

(그림 내 표기: 동방결절 / 결절간 심방통로 / 방실결절 / 히스속 / 오른가지 / 왼가지 / 왼뒤가지섬유속 / 푸르킨예섬유 / 왼앞가지섬유속 / BLOCK / 푸르킨예섬유 / I, V₆ / V₁)

좌각차단의 진단 기준

우각차단처럼, 좌각차단을 분석하는 세 가지 주요한 기준이 있다(그림 11–13).

1. 지속기간 0.12초 이상
2. I와 V_6에서 넓고, 단일한 형태의 R파
3. V_1에서 넓고, 단일한 형태의 S파; 작은 r파를 가질 수도 있음

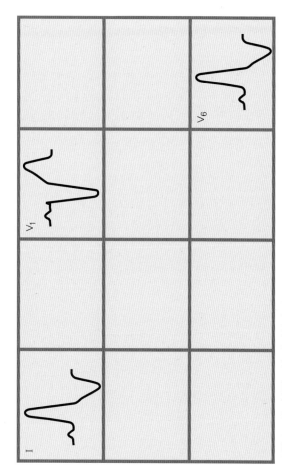

그림 11-13: 심전도와 좌각차단

이를테면 인생에서 확실한 것이 없는 것처럼, 복합체의 모양에도 확실한 것이 앞다. 일반적으로, 앞서 언급한 것처럼 모든 좌각차단들은 서로 비슷하다 – 복합체의 모양에 관한 한 ECG들의 어떤 다른 유형보다 훨씬 더 그렇다. 하지만 그들 중 몇몇은 다양하고 작은 차이들을 가질 수도 있다; 예를 들어 (그림11–14) V_6의 R파는 V자형 절흔(notching)이 보일 수 있다. 이러한 V자형 절흔은 RSR'유형으로 드물게 오인할 수 있으나, RSR'은 아니다. 우각차단과 관련된 토끼 귀는 V_6가 아닌 V_1에서 발견된다는 것을 기억하라.

V_1에서 또한 R파의 크기에 약간의 변화가 있을 수 있다. 예를 들어 R파가 0.03초보다 작게 좁아질 수 있다는 것을 유의하자(그림 11–14). 더 넓은 R파는 이전에 발생한 후벽 급성심근경색의 경우일 수 있다. 이후 상세히 하습할 것이다.

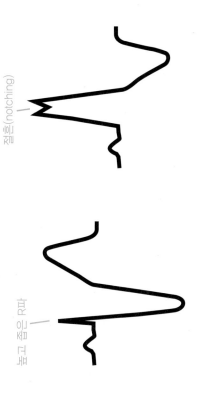

높고 좁은 R파

절흔(notching)

그림 11-14: 변형된 형태 (위 두가지 모양 외에도 다양하게 나타날 수 있다)

11 장 ■ 각차단과 반차단 (Bundle Branch Blocks and Hemiblocks)

133

심전도 사례연구 좌각차단

좌각차단에 대해 "에그머니, 못생긴 녹두네"라고 서두부에 언급했다. 그것은 우리를 좌각차단 또는 어떤 분류의(심부조율기를 포함한) 심실성 리듬으로 이끈다. 각 복합체 앞에는 정상 P파가 있고, 일관되게 심실성 리듬이라는 것을 배제한다. 심부조율 리듬의 스파이크(spike)에 합당한 어떠한 예리하고 작은 피크도

없으므로, 이 역시 아니다. QRS복합체들은 분명히 0.12초 넓이 이상이고, 유도 I파 넓이 좌각차단 심실성 리듬으로 이끈다. 결국, 유도 V₁에 단일한 형태의 S파가 있고, V₆에 V₆에 단일한 형태의 파행이 있다. 결국, 유도 V₁에 단일한 형태의 S파가 있고, V₆에는 단일한 형태의 R파가 있다. 그럼 답은? 좌각차단이다.

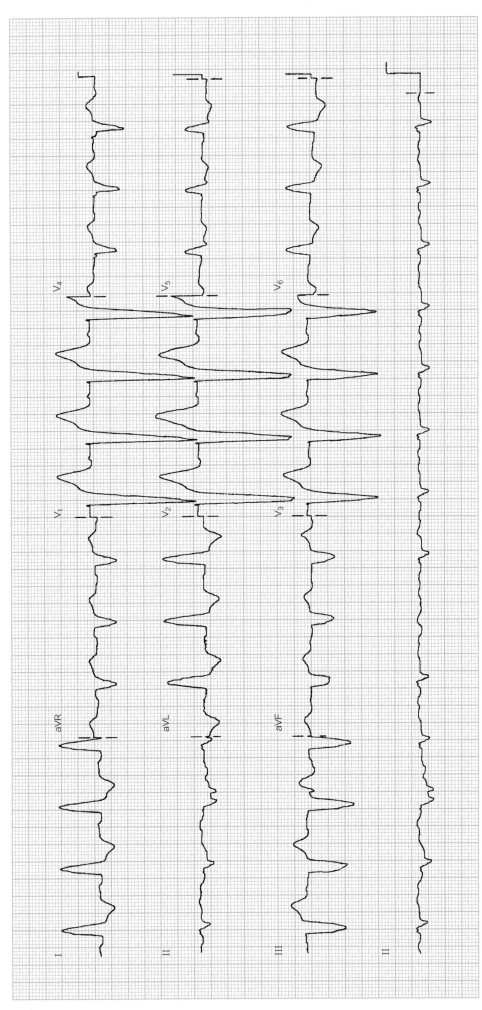

ECG 11-2

반차단(Hemiblocks)

전기 전도 체계의 주요한 가지들의 차단을 다루었었다. 이제 좌속 다발의 더 작은 부분들의 차단을 볼 것이다 — 왼앞가지섬유속(LAF)과 왼뒤가지섬유속(LPF). 섬유속이 차단되면 ECG에서는 반차단(hemiblock)이라고 하는 특별한 유형이 발생한다. 반차단에는 두가지의 구별되는 형태가 있다: 좌전반차단과 좌후반차단(또는 왼앞가지섬유속차단과 왼뒤가지섬유속차단. 역주).

반차단은 QRS복합체의 연장이 거의 없거나 또는 아예 없다. 왜냐하면 세포에서 세포로 느리게 전달되는 발부근과의 양이 제한적이기 때문이다. 전도 체계의 대부분이 아직 기능을 하기 때문에, 심실의 대부분은 정상적으로 전기자극을 받는다.

그렇긴 하지만, 두 섬유속의 차이를 좀더 살펴보자 (그림 11-15). 왼앞가지섬유속은 단지 섬유들의 단일한 끈과 같다. 반면에 왼뒤가지섬유속은 마치 많이 꼬리와 같다: 넓고 정말 많은 섬유 다발로 구성되어 있다. 그렇다면 어떤 반차단이 더 흔하게 일어날까? 좌전반차단은 매우 흔하다. 왜냐하면 작은 구조적 이상으로도 섬유속을 차단할 수 있기 때문이다. 좌후반차단은 정말 매우 드물다. 이 섬유속은 많은 가닥들 때문에 차단하기 훨씬 더 어렵다. 이 섬유속차단을 차단하기 위해서는 병변이 매우 광범위해야 한다. 게다가 왼뒤가지섬유속은 심장의 두 개의 주요한 동맥으로부터 혈액을 공급받는다. 두 개의 좌우 관상동맥에 섬유속에 혈액을 공급하고, 이 섬유속을 제거하기 위해서는 두 혈액의 공급이 모두 중단 되어야 한다. 즉, 이런 일은 거의 일어나지 않는다.

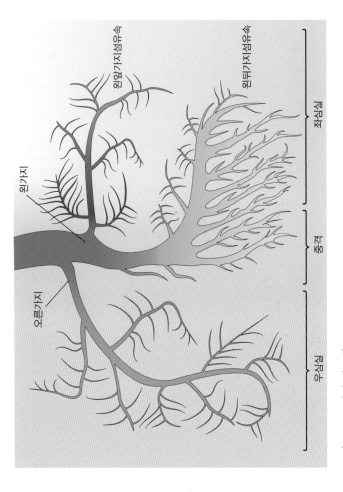

그림 11-15: 전기 전도계

좌전반차단(Left Anterior Hemiblock(LAH))

왼앞가지섬유속이 차단되면, 좌심실의 전상방 부분의 탈분극은 심실중격, 하벽, 그리고 후벽으로부터 왼아 하고 위쪽으로 전파되어야 한다 (그림 11-16). 이것은 전기축의 이동을 초래하여, 병적인 좌 축편위를 만든다. (이 부분은 117-119쪽에서 다시 볼 수 있다). 그러므로 병리적인 좌 축편위 -30~-90°사이는 좌전반차단 진단의 중요한 기준이다.

좌전반차단과 관련된 다른 변화는 유도 I에서 qR 또는 R 그리고 III에서 rS 이다. 작은 q 그리고 r 파는 영향을 받지 않는 심실중격의 탈분극 벡터가 원인이다.

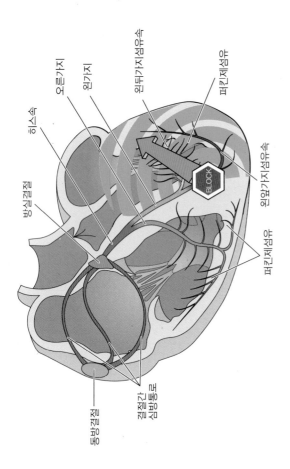

그림 11-16: 좌전반차단의 판단기준

많은 사람들은 하벽 급성심근경색을 가진 환자의 좌전반차단(LAH)을 진단하지 못할 것이라고 말한다. 그것은 유도 II 와 III, 그리고 aVF에서 Q파 때문인데 - 그들이 말하길 - 이는 좌전반차단에서처럼 병적 벡터의 말기 편향이보다는 초기 편향이 원인이 되다. 이런 사람들에 대한 우리의 주장은 다음과 같다: 좌전반차단이 존재하지 않는다는 것을 우리에게 증명하라: -30~-90°의 병적인 좌 축편위는 병변의 존재를 암시한다. 이 ECG는 정상이 아니다. 유도 II, III, 그리고 aVF에서 작은 qR는 - 만약 있다면 - 좌전반차단의 근거가 된다.

그러나 중요한 기준은 여전히 -30~-90°범위에 있는 좌 축편위다. 급성 심근경색에서 발생되면 병적 Q파는 작은 때를 감출 수 있다. 이섬유속차단(bifascicular block)을 공부할 때, 심근경색 환자에서 이섬유속차단의 존재는 3도 방실차단으로의 발전 기능성이 있다는 것을 알게 될 것이다. 우리는 약간의 좌전반차단들을 놓치기 보다는 약간의 추가적 좌전반차단을 기억하는 편이 좋다고 생각한다. 만약 우리가 이 진단을 놓친다면 환자는 죽을지도 모른다; 만약 우리가 그것을 심각하게 생각하고, ECG가 여전히 이상하다면, 우리는 아무도 다치게 하지 않는다. 순수주의자(purist)의 논평을 이해하되, 너무 엄격해지지는 맙자.

심전도 사례연구   좌전반차단(Left Anterior Hemiblock(LAH))

아래의 ECG 11-3을 보자. 우선 해야 할 일은 비정상적인 좌 축편위가 있는지를 살피는 것이다. 유도 I는 양성이고 유도 aVF는 음성이며, 축은 좌 사분면에 있다.

우리는 그 다음 유도 II를 보면 이것 또한 음성이고 축이 -30°와 -90°사이에 놓여 있는 것을 알 수 있다. 이것은 좌전반차단에 대한 근거가 있는 분석을 하는데 해부학적으로 충분하다.

이 심전도는 또한 다른 기준들을 충족한다. 유도 I에 qR군이 있고, 유도 III에 rS군이 있는 것을 알 수 있다. 또한 유도 II, III 그리고 aVF에 미세한 R파가 있다는 것과 이 유도들에 병적인 Q파가 없다는 것을 주목해야 한다.

당신은 11-3에서 그랬던 것처럼 ECG 11-4에서 똑같은 사고 과정을 겪을 수 있다.

그 축은 분명히 병적인 좌 축편위가 있는가를 우리로 하여금 좌전반차단을 추정진단 할 수 있게 해준다. 물론 다른 기준들도 존재한다.

이 경우, 아래쪽 유도들에서 rS파동은 좀 더 명확히 드러난다. 그러나 유도 I과 aVL에서 Q파는 어떤가?; 그것들이 의미가 있는 것들인가? 아니다. 그것들은 중격 Q파이다. 우리는 중격 Q파를 다루었다. 만약 그것을 분석하는데 어떠한 문제가 있다면 지금 다시 보는 시간을 갖도록 하자. 기억하자. ECG는 정복하기 어렵다. 이런 정보들을 복습하는 것은 배움의 과정 중 한 부분이다.

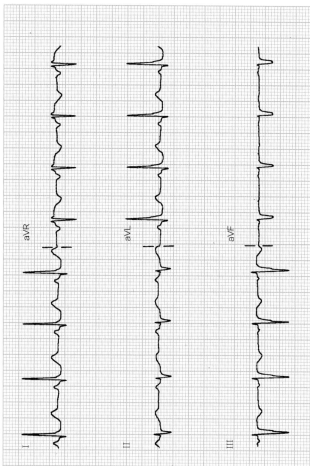

ECG 11-4

ECG 11-3

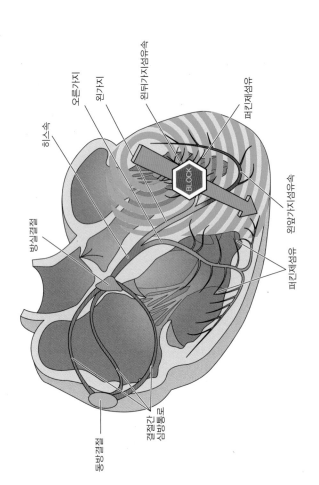

QRS 그리고 유도 aVF에서 양성의 QRS, — 다음 사고는 '이것이 좌후반차단인가?'가 되어야 한다. 만약 I에 s파가 있고 III에 q파가 있고, 우심방비대 또는 우심실비대의 증거도 없다면, 그러면 당신은 좌후반차단을 분석한 것이다. 만약 이것을 고려하지 않는다면, 그것을 놓칠 것이다!

좌후반차단(Left Posterior Hemiblock(LPH))

인뒤가지섬유속은 섬유들이 하나의 분리된 다발처럼 구성되어 있지 않고 좌심실의 중격벽을 통해 산재해 있기 때문에 잘 차단되기 어렵다. 이 때문에 이러한 유형의 차단을 유발할 수 있는 병변은 꽤 커야 한다. 그러므로 이러한 반차단은 드물다. 그것들은 또한 진단하기도 어렵다. 당신은 2,000에서 3,000개의 ECG를 판독할 수도 있고, 운이 좋다면 좌후반차단을 찾을 것이다. 좌전반차단들은 상대적으로 매우 흔하고, 진단하기 쉽다.

인뒤가지섬유속이 차단될 때, 좌심실의 아래쪽과 뒤쪽 부분의 탈분극은 지연된다. 영향을 받지 않는 결과는 베타는 우측과 아래 그리고 오른쪽으로 향하게 된다 (그림 11-17). 최종 베타의 결과는 우 사분면을 향하는 심실축의 우방향 굴절 즉, 우 축편위이다. 심실 사이 중격과 상-전벽을 탈분극하는 본래의 베타는 영향을 받지 않는다. 이것은 유도 I에서 작은 r파를 만들고, aVF에서는 작은 q파를 만든다.

요약: 좌후반차단 진단 기준

1. 90° ~ 180°의 축 (우 사분원)

2. 유도 I에서 s파와 III에서의 q파

3. 우심방비대 그리고/또는 우심실비대가 아닐 것

배제의 진단(Diagnosis of Exclusion) 이해하기

좌후반차단을 진단하기 어려운 점은 우 축편위의 다른 원인을 배제하는 것이다. 우심방비대와 폐성 P파의 기준을 명확히 이해할 필요가 있다. 또한 우심실비대(제 12 장)와 긴장(strain) 형태를 동반한 우심실비대를 이해할 필요가 있다. 우 축편위의 가장 일반적인 원인은 우심실비대라는 것을 기억하자. 그러므로 좌후반차단을 진단하기 위해 그것의 존재를 배제할 필요가 있다. 우심방확대의 가장 흔한 원인이 우심실비대이기 때문에, 이것 또한 배제되어야 한다. 좌후반차단을 효과적으로 확인할 수 있는 기준은 없다. 대신, 좌후반차단은 배제의 진단이다; 일단 우 축편위에 대한 다른 원인들을 배제하고 진단 기준을 충족한다면 그것을 좌후반차단이라고 부른다. 좌후반차단 진단의 열쇠는 그것에 대해 생각해보는 것이다. ECG를 읽을 때 그리고 우 사분면에 축이 있다는 것을 당신이 주시할 때 – 예를 들어 유도 I에서 음성의

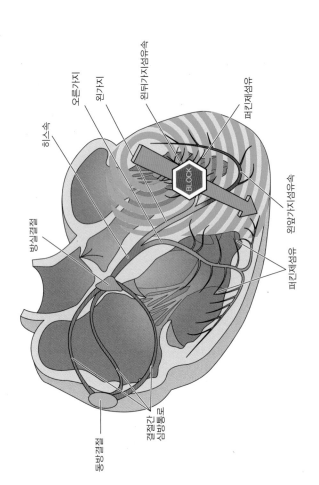

그림 11-17: 좌후반차단

기억할 것!

만약 우축편위를 가지고 있다면, 자문해보자: 이것이 좌후반차단인가?

심전도 사례연구 　좌후반차단(Left Posterior Hemiblock(LPH))

우리가 ECG 11-5를 처음 보았을 때 그리 강한 인상을 받지 않았다. 그렇다면 그

것이 양성 ECG가 맞는가? 틀렸다. 신중하게 판독해보도록 하자. 복합체들은 전흉

부의 유도들에서는 약간 크지만 극도로 크지는 않다. 우선 박동수를 생각해보자. 속

도는 100을 약간 넘고, 따라서 빈맥을 다루고 있다. 그 다음 리듬으로 가보자. 각 복

합체 앞에 P파가 있고, 빠르므로 우리는 동성 빈맥을 다루고 있는 것이다. 간격을 보

면, QT가 약간 길어 보이는 것을 알 수 있다. 이제 죽음을 보자. 이 ECG에 있는 죽은

무엇인가? 유도 I에서 음성이고 유도 aVF에서 양성인 것을 알 수 있다. 죽은 우 사

분면에 있고, 죽이 우 사분면에 있을 때마다 진단해보아야 한다: 이것이 좌후반차단

이 될 수 있는가?

유도 I에 분명히 S파가 있고 유도 III에 작은 q파가 있으면 그러한 기준들이 충족된

다. 이제 우리는 우심방비대 또는 우심실비대의 증거를 배제할 필요가 있다. 사지 유

도에 우리는 우심방비대를 다루는 징후가 없고 유도 V₁에서 P파가 처음 절반은 1.5mm 보다 크

지 않다는 것을 알 수 있다. 그래서 답은 우심방비대가 없다는 것이다. 우리는 아직

우심실비대를 발견하지 못했다. 지금 당분간은 그것이 존재하지 않는다고 생각하자.

그래서 이것은 좌후반차단이다. 이러한 환자를 진단할 때 조심해야 한다. 왜냐하면

이것은 심장에 위중한 병적 현상이 있다는 징후이기 때문이다.

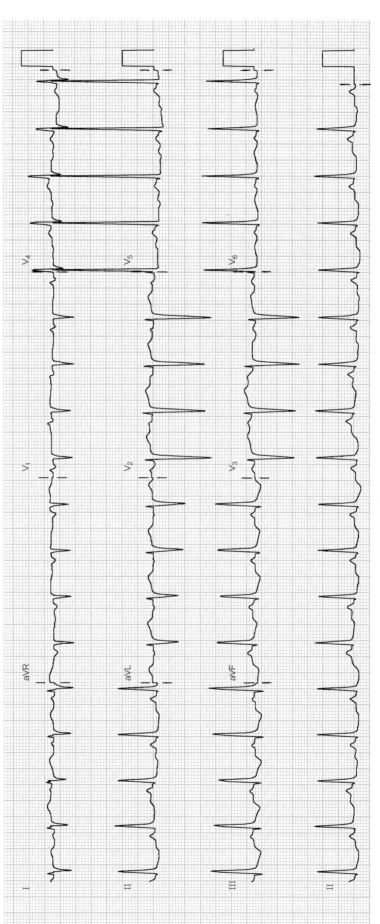

ECG 11-5

이해에 있는 축의 부분에 있는 좌 측편이 병적인 우각축 체계의

1. 유도 V_1에서 토끼 귀 또는 RSR'복합체는 우각차단을 진단하기 위한 가장 쉽고도 안전한 방법이다.
   참 또는 거짓

2. 우각차단을 진단하는 세 가지 주요한 기준은 다음과 같다:
   A. 0.12초 이상의 QRS
   B. 유도 I와 V_6에서 느리게 연결된 S파
   C. V_1에서 RSR' 유형
   D. 위의 세 가지 모두
   E. 위의 어떤 것도 포함되지 않음

3. 좌각차단을 진단하는 주요한 기준은 다음과 같다:
   A. 0.12초 이상의 QRS
   B. 유도 I와 V_6에서 넓고 단일한 형태의 S파
   C. 유도 V_1에서 넓고 단일한 형태의 R파
   D. 위의 세가지 모두
   F. 위의 어떤 것도 포함되지 않음

4. 반자단에서 QRS군은 0.12초 이상이다.
   참 또는 거짓

5. 좌후반차단은 우각축 체계의 병적인 좌 측편이 부분에 있는 축의 이해에
   진단된다.
   참 또는 거짓

결론

각차단과 반차단을 이해하는 열쇠는 그것들을 가능한 많이 보는 것이다. 경험이 최고의 스승이다. 어떤 것들은 각 차단에서 특이적으로 관찰된다. 에들을 면밀히 살펴 보라. ST변화들이 어디에 있는지 그리고 T파가 어디에서 역전되는지 주시하라. 주요 병리적인 관점으로 오직 차단들만 가지고 ECG들을 면밀히 연구한다면, 표현되는 형태들에 익숙해질 것이다. 차단의 정상적이고 일반적인 유행들을 이해함으로써, 다 각적인 병적 문제가 명확히 드러날 것이다. 이러한 문제들을 더 깊이 탐구하는 것은 개론서의 영역을 벗어나는 일이다.

다음 심전도는 자가 학습을 위한 것이다.

여러분의 지식을 바탕으로 심전도를 판독해 보자.

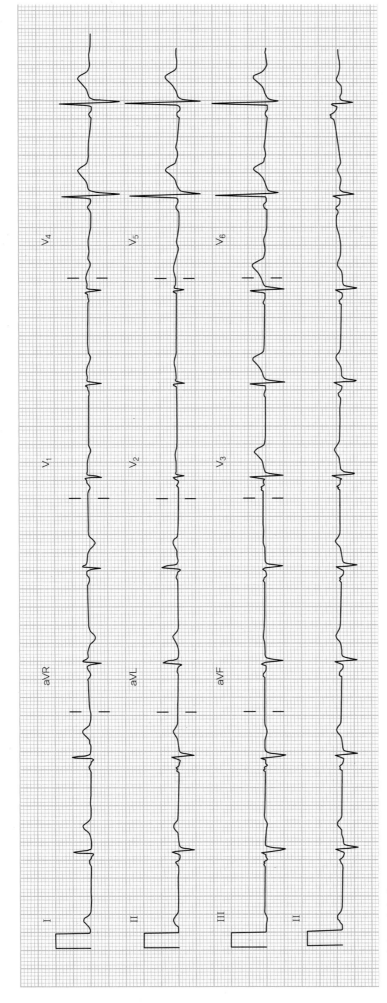

심전도 자가 테스트 11-1

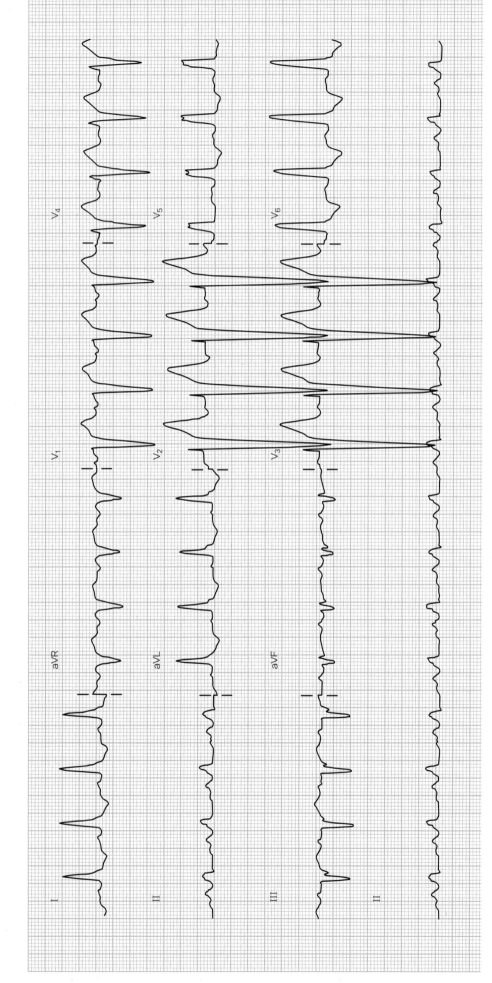

심전도 자가 테스트 11-2

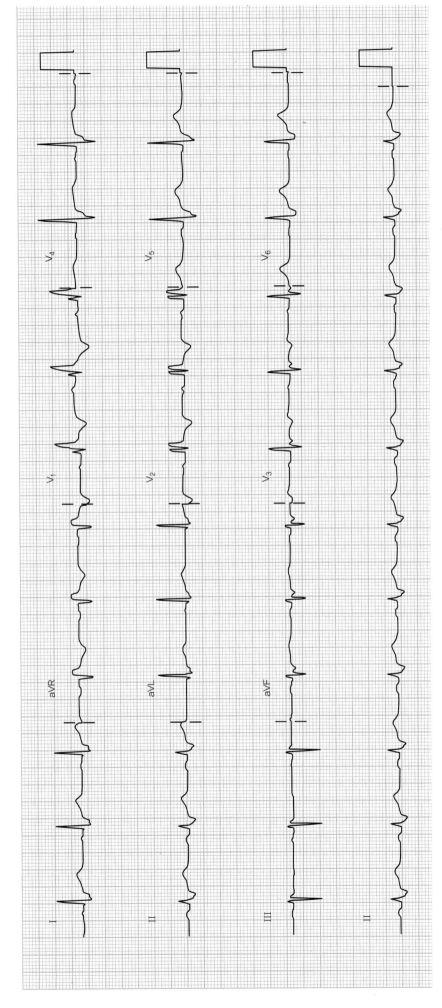

심전도 자가 테스트 11-3

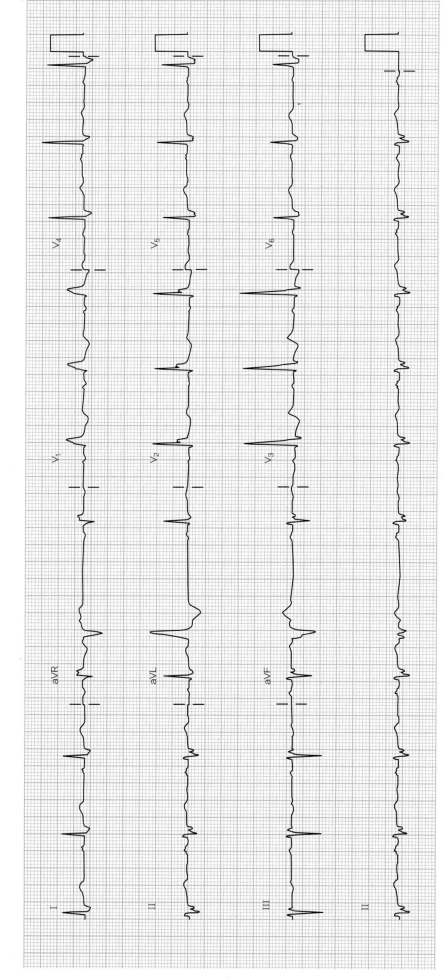

심전도 자가 테스트 11-4

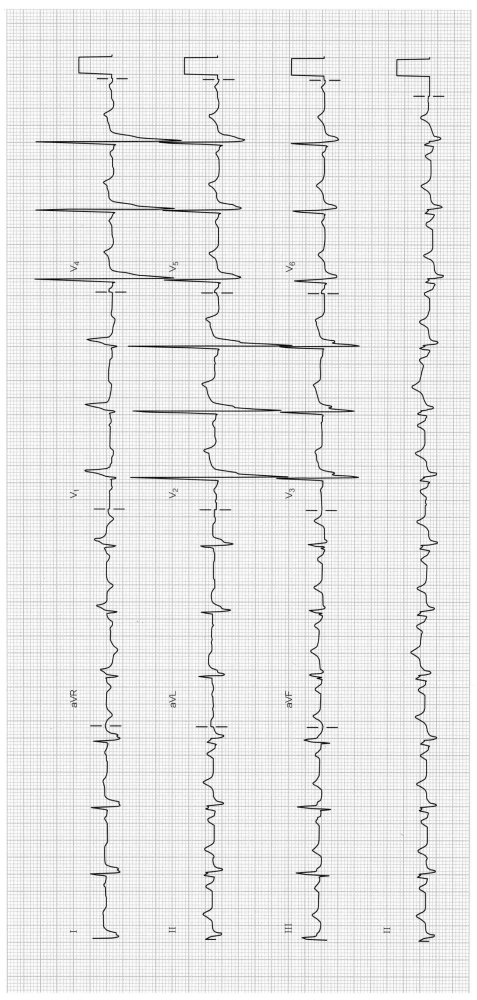

심전도 자가 테스트 11-5

심전도 자가 테스트 11-1

이것은 전형적인 ECG이다. 판독을 시작해보면, 리듬은 규칙적이고, 속도는 50~60회/분 사이이다. 각 복합체 앞에 P 파가 있고, 리듬은 규칙적이다. 그러므로 리듬은 동성박이다. 간격들은 일반적인 정상범위 내에 있다.

당신은 심실 축을 분리해서 구별했는가? 축의 위치가 추가적인 진단을 할 수 있게 하는가? 복합체가 유도 I에서 양성이고, 유도 aVF에서는 음성이므로 축은 좌측으로 편향되어 있다. 축이 좌 사분면에 있을 때마다 다음에 할 일은 유도 II를 보는 것이다. 만약 유도 II가 음성이면, 축은 -30~-90°사이의 병적 좌 축편이다. 유도 I에 화

qR군이 있고 유도 III에 rS군이 있으면 그것은 좌전반차단의 기준을 충족시킨다. 확실하게 진단하기 위해서는 좌심실비대 또는 근위부 심근경색 존재의 증거가 없다는 것을 확실히 해야 한다. 지금 당분간은 이러한 것들이 존재하지 않는다고 생각하자.

결국 답은: 좌 축편위와 좌전반차단을 가지고 있는 ECG이다.

이제, 다음으로 넘어가 보자. 이 ECG에서 T파에 대한 이상이 있는가? 미묘한 소견이 지만, 유도 III과 aVF에서 T파를 보자. T파는 둔게 서있지 않고 유도 III에서는 역전 되어 있으며, aVF에서는 편평하며 등전위선에 있다. 이는 국소적 허혈 또는 다른 어떤 병적 현상에 대해 진행성의 소견이 아니지만, 그렇다고 해서 정상 소견도 아니다. 비 특이적이지만 정상성이 아닌 T파와 ST 분절 변화를 비특이적 ST-T파(nonspecific ST-T wave, NSSTTW)라고 부른다. 이것은 매우 흔한 진단이다. NSSTTW의 존재는 ECG가 정상은 아니며, 어떤 위중한 심장 질환을 가질 가능성이 높다는 것을 의미한다.

심전도 자가 테스트 11-2

ECG를 설명하는 한 단어는... 못생겼다! 는 것이다 이 심박수는 90회/분을 약간 넘는다. 각 복합체 앞에 P파가 있고, 리듬은 규칙적이고 따라서 정상 동리듬이다. 지금 P파동을 좀 더 자세히 보자. 유도 V_1의 P파를 주목하였는가? 12장 비대(hypertrophy)에서 보겠지만, P파는 이상성이고 후반부가 현저한 음성이라는 좌심방비대 조건을 충족시킨다. PR 간격은 정상이다.

QRS 복합체는 0.12초보다 더 넓다. 이것은 감별진단이 필요하다: 우각차단, 좌각차단, 또는 심실내전도. 유도 I 또는 V_6에는 느리게 이어진 S파가 없다. 또한 유도

V_1에서 발전되는 RSR'군들도 없다. 그러므로 우각차단은 옳은 진단이 아니다. V_1을 보면 단일한 형태의 rS군이 있는 것을 볼 수 있다(음성 복합체의 정의에 의해). 마찬 가지로, 유도 I와 V_6을 볼 때 큰 단일한 형태의 R파들을 알 수 있다. 두 가지 모두 좌각 차단인 것처럼 함으로한다.

좌각차단이 있다면, 앞서 했던 것처럼 심방의 확대에 대해 말할 수 있다. 그러나 심실 비대에 대해서는 어떤 말도 할 수 없다. 국소 허혈과 경색의 존재 여부에 대한 ST와 T파의 평가 기준이 있다. 그러나 이 부분들은 심전도 개론서의 수준을 넘는다. 그러나 축에 대해 이야기 할 수 있다. 이 ECG에서 심실의 축은 어디에 있는가? 유도 I와 aVF 그리고 그 다음에 유도 II를 보자. 축은 생리적 좌 사분면에 있다는 것을 알 수 있다.

심전도 자가 테스트 11-3

이 ECG는 0.12초이상의 QRS군 연장을 보여주고 있다. 다시 한번 우각차단, 좌각차단, 또는 심실내전도의 감별이 필요하다. 유도 I와 V_6에서 느리게 이어진 S파가 있는가? 그렇다. 이제, 유도 V_1을 보자. 복합체가 유도 V_1에서 양성인가? 그리고 RSR' 형태를 보이는 복합체가 있는가? 그렇다. 이러한 기준들의 존재는 우각차단의 진단을 확진하게 해준다.

이 ECG에서 심실 축은 어디에 있는가? 축은 0°~30°사이의 생리적인 좌 사분면에 있다. 어떻게 알 수 있는가? 복합체들은 유도 I에서는 양성이고 유도 aVF에서는 음성이다; 이것은 좌 사분면 0°~-90°이내에 있는 것으로 판단할 수 있다. 유도 II가 양성이기 때문에 축이 생리적인 좌측축을 동반한 우각차단이며, 이섬유속차단이다. 그러므로 이런 ECG는 생리적인 좌축을 동반한 우각차단이며, 이섬유속차단(bifascicular block)이 아니다.

심전도 자가 테스트 11-4

이 ECG는 70회/분 보다 약간 빠른 심박속도를 가진 정상 동리듬이다. 우리가 리듬에 대해 토론하는 동안에 5번째 복합체에서는 무슨 일이 일어난 것일까? QRS 복합체가 ECG에서 다른 QRS 복합체보다 분명히 더 넓고 이상해보이기 때문에 변형된 전도되고 있는 것임을 알 수 있다. 그러나 이것이 심실조기수축, 심방조기수축, 또는 접합부조기수축인가? 이상 박동과 관련이 있는 보상성 휴지기(compensatory pause)가 있기 때문에 변형전도(aberrancy)를 동반한 심방조기수축으로 배제하기 쉽다. 이지를 보라. 보상성 휴지기는 동방결절의 조기박동에 의해 다시 맞추어 지지 않는 다는 것을 의미한다. 따라서 기원한 곳은 아마 방실 결절 부위 또는 그 아래에 있을 것이다. 이제 비정상 T파가 함께하는 복합체와 연관된 T파를 보라. 이 파는 정상적인 박동의 박동으로 부르느지 또는 심실조기수축으로 부르느지는 논란이 있고, 임상적 유용성이 미미하다. 이러한 두 가지 가능성에 대한 근거가 있다 (이러한 논의는 이 책의 범위를 넘어선 것이다). 그러나 그것을 심실조기수축이라고 부르는 것이 좋다.

PR 간격은 정상이다. 그러나 QRS 간격은 분명히 넘어져 있다. 유도 I과 V6에서 느리게 이어진 S파 그리고 유도 V1에서 qRsR' 유형을 가진 양성 복합체는 우차단단에 대한 기준을 맞추한다.

죽은 어면가? 죽은 좌 사분면에 있고, 유도 II에서 음성 복합체를 볼 때 그것은 병적 좌 축편위다. 게다가, 이 가능성을 배제할 다른 흔동스러운 병적 소견이 없기 때문에 좌전반차단이 존재하고 있다고 말할 수 있다. 우차단단과 좌전반차단의 조합으로 이 환자는 이섬유속차단 임을 진단할 수 있다.

마지막으로 정리하자면, 유도 V1에서 P파의 형태는 좌심방비대와 우차단단의 장애에서 볼 수 있는 이것과 다를 것이다.

심전도 자가 테스트 11-5

이 ECG는 매로 75회/분의 속도로 정상 동리듬이다. QRS 군들은 0.12초 이상의 넓은 간격을 보여준다. 유도 I과 V6에 느리게 이어진 S파가 있고, 유도 V1에 rsR' 유형과 함께 양성의 복합체가 있으므로 우차단단으로 진단이 가능하다. 심실 축은 정상 범위내에 분석하는니데 정상적으로 중요하다. 심실 축이

우 사분면에 있다고 보면 QRS 복합체는 유도 I에서 양성이다. 우 사분면에 죽이 있을 때마다 항상 스스로에게 단순한 질문을 하라: 이것이 좌추반차단이 될 수 있는가? (기어하라, 만약 당신이 이 질문을 묻지 않으면, 당신은 결코 옳은 진단을 할 수 없을 것이다.) 이 경우에는 그것은 좌추반차단이다. 기준들을 재빨리 다시 보자. 그 죽이 +90~ +180.사이에 있는가? 그렇다. 유도 I에 s파가, 그리고 유도 III에 q파가 있는가? 그렇다. 우심방비대 또는 우심실비대에 대한 어떤 근거가 있는가? 아니다(지금은 일단 우심실비대에 대해 우려를 믿으라). 그러므로 이 기준들은 좌추반차단에 모두 부합된다. 이 사례는 우차단단과 좌추반차단을 가진 이섬유속차단이다. 이것은 드물면서도 매우 위험한 조합이다. 이 환자는 즉시 심박조 옳기 삽입에 대한 평가가 필요하다.

전문학습이 필요한 경우

ST분면에 이상한 양상이 있는가? 유도 aVL에 있는 ST분절은 약간 상승되있고 오목 하다. 게다가 유도 III와 aVF에 있는 ST부분은 약간 하강되있고 평평하다. 그 양은 극을 나타낸다, 그러나 당신이 사지유도에서 사지유도에서 상호변화(reciprocal change) 형태의 ST 변화를 보나면 조심하라. 그 이유는 허혈/경색과 관련이기 때문이다. 변화들의 조기에는 상승과 하강이 미약하게 보이는 짧은 기간이 있다. 경색의 기간 중 어느 시점에서 12조 동안의 ECG 시리즈를 얻을 것인지 모드기 때문에, 이심하는 것이 중요하다. 경색의 이심되면, 10분 정도 지난 후 ECG를 반복하라(이것은 현병한 행동이다). 반복 ECG에서 유도 aVL에서 3-mm ST 상승, 그리고 유도 II와 III, aVF에서 2-mm ST 하강을 맞느다. 당신은 놀랄 것인가? 않은 아니의 여야 한다. 이심하는 것은 항상 보답이 있다. 이섬유속차단을 가진(우차단단 그리고 좌추반차단) 환자는 인타가지섬유속의 기능을 멈추게 하기 위해서는 많은 앙의 심근이 필요하기 때문에 합병증의 위험이 매우 높다. 이러한 합병증은 3도 방실차단을 포함한다. 이것은 우차단단과 좌추반차단의 흔한 합병증이다. 왜나하면 그 두 개의 심실로 가는 총 전기 자극은 매우 가는 조직의 띠인 인얼가지섬유속을 통해되기 때문이다. 만야에 이 섬유속의 기능을 멈추다면 아떻게 자극이 심실에 도달하는가? 소 허혈에 취해하다. 이것이 완전 방실 방실 해리 또는 급성심근경색을 가진 환자의 3 말함가? 도달할 수 없다. 지금은 외부(경피) 또는 경정맥 인공심박동조율을 해야 할 급박 도 방실차단이다. 지금은 시간이다.

12 장

근육량, 확장, 그리고 벡터(Vector)

비대라는 용어를 엄격할 때 우리는 심장의 심방과 심실(chamber)이 커지거나(en-largement), 늘어난 것(dilation)을 말한다. 커지는 것은 심장의 펌프작용에 대응하는 압력이 증가되어 발생한다. 심장은 증가된 압력에 대해 수축하려면 역기를 드는 것처럼, 방실 공간 자체가 늘어나던 늘어나지않던 간에, 더 많은 근육조직을 형성하게 된다. 확장 역시 근육량을 증가시키고, 늘어난 공간을 둘러싸기 위해서는 더 많은 조직이 필요하기 때문이다. 그러므로 심장의 심장의 비대와 확장은 동시에 발생하여 심장 전체 근육량을 증가시키게 되는 결과를 초래하게 된다.

더 많은 근육량은 더 많은 세포를 의미하고, 더 많은 세포는 더 큰 벡터를 형성하게 되는 것을 의미한다. 각각의 벡터들은 서로 합칠 수도 있고, 상쇄 될 수도 있다. 만약 벡터들이 서로 합쳐진다면, 보다 큰 복합체(QRS군)와 특수한 형태 변화로 나타나고, 벡터들이 모두 펴져서 상쇄되면, 심전도상 중립이거나, 보다 작은 전압을 만들 것이다.

벡터가 상쇄될 가능성 때문에 비대의 진단이 힘들다. 이러한 이유로 비대에 대한 심전도적 평가는 확정적 진단이 아니라 제안적 양식이라고 말할 수 있다. 역시 이러한 어려움때문에, 심방 비대(hypertrophy)의 가능성이 있는 경우에도, 단지 커졌다라는 용어를 사용 한다. 예를 들면, 승모판성 P파(P-mitral)와 같은 기준은 좌심방비대에 서 제법 특이하게 나타나지만, 다른 것들은 단지 제안적 암시의 의미 밖에 없다. 일부에서, 심실에 대한 기준은 보다 확실한 근거가 있다. 판례에 따라, 좌심실과 우심방 비대라고 언급을 한다. 아직 용어결정에 노쟁 중임을 감안하여, 만약 용어를 답리 사용하는 사람이 있더라도 놀라지 말기 바란다. 임상적인 해석을 위하여, 비대라는 제안을 하려면 충분한 의심소견이 있어야 한다.

임상적인 판단을 내리려면, 일단 심전도상에 비정상적인 소견이 발견되었다 하면 라면, 환자를 평가하고 당신이 세운 가정이 임상적으로나 병력적인 자료에 의해 확실해 보이야 한다. 예를 들면 QRS복합체가 매우 큰 심전도가 있다고 가정을

해보자. 또한, 논의를 위하여 그 심전도 소견들이 좌심실비대의 기준에 맞는다고 말 하자. 그 심전도를 간략하게 제점하고 하고나서, 이제 환자에게 다시 돌아가 대화해 보 면, 우리는 환자가 고혈압 치료약을 복용하고 있다는 것을 알아낼 수 있다. 이런 소 견들이 당신의 심전도판독을 보강할 것이다. 그리고 신체검사로 환자의 혈압이 높고 심장이 지나치게 활동적인 사실을 알아낸다. 과활동성 심장은 매우 강한 힘과 강도로 수축하므로 이 때문에 만들어진 많은 명백한 소견을 신체검진을 통해 확인할 수 있 다. 그러한 소견들이 또 한번 당신의 결정을 뒷받침한다. 우심실비대의 가능성은 이 미 심전도 소견 자체만으로도 근거가 있다. 임상증상에 의해 가능성은 더 높아진 다. 우리가 해석의 예술이라고 하는 것이 바로 이 부분이다. 심전도의 정확한 해석과 환자의 임상증상을 바탕으로 나온 결과물은 예술이다. 희망적이게도 이러한 훈련과 정을 지나면 당신도 진정한 전문가가 될 수 있다.

문제와 위치의 분리

심장의 모든 방실이 커지거나 비대되는 근본이유나 기준을 알아보자. 이런 방실들 은 개별적으로 늘어나거나 비대해 질수도 있지만 또는 여러 방실이 포함되어 집단적 으로 비대될 수 있다는 것을 주의하여야 한다. 예를 들면 단지 우심방만 확대 되어있 고 비대해보자. 이런 소견은 우심방이 심방 밖으로 혈액을 뿜어내기 위해, 보통보다 훨씬 더 많은 압력을 이겨야한다는 사실을 암시하는 것이다. 이 상황이 심점판 협착 증에서 더 많은 압력이 혈액이 심방밖으로 혈액의 흐름을 막아서 우심방 확대를 초래할 수 있다. 다음은 그 이후의 방실들을 영향을 받을 것이다. 다음 단 계로도 신체검진이나, 임상검사를 통하여 가능성 있는 진단을 결정하거나 배제하는 것이다. 또 다른 예로 우심방비대, 우심실비대, 좌심방비대는 있지만, 좌심실비대는 없는 경우를 가정해보자. 이 때도 거진 우심실 때문에 폐대가 소거되는 문제가 생길 수 있지만, 승모판 구조의 폐쇄에 의한 소견으로도 말 할 수 있다. 달리 말하면, 막힘으로 인하여 압력이 모든 방실은 비정상적으로 변할 것이

다. 모든 것은 그 다음에 발생하는 병적 상태에 따라서도 영향을 받는다. 마찬가지로 좁아지거나 압력이 증가된 이후의 방실은 정상으로 될 것이다. 임상적, 실험적, 그리고 진단방사선과 검사 과정은 큰 도움을 준다. 심전도는 4개의 방실을 나누어 평가할 수 있으므로 유용한 검사이다. 그러나 환자의 정확한 진단을 위하여 임상증상에 관한 주문과 심전도 판독이 모두 필요하다.

임상 포·인·트

형성 환자에게 심전도의 결과와 해석을 확인시켜주어라. 거꾸로 환자도 자신의 변화를 알려야 한다!

심방비대

좌심방비대(Left Atrial Enlargement(LAE))

승모판성 P파(P-mitrale)

만약 P파가 사지유도(I, II)에서 0.12초보다 길거나, 절흔이 있거나, 절흔이 있다면(M-모양) 승모판성 P파이다(그림 12-1). 이것은 심한 좌심방비대의 진행적이지만, 흔치않은 소견이다. 두 융기부(hump) 사이의 거리는 반드시 0.04초보다 크거나 같아야한다.

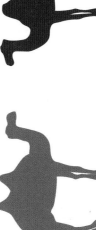

0.04 s.

0.12 s.

그림 12-1: 사지유도에서 절흔이 있는 0.12초보다 긴 P파는 승모판성 P파를 가리킨다.

절흔은 확장된 좌심방을 통과하여 지극이 전달되느네 필요한 전도시간의 연장 배문에 실제 발생한다. 동방결절은 우심방에 있다는 것을 기억하라. 지극이 동방결절에서 생겨나서, 확장된 좌심방을 통과하고 있는 동안, 그 보다 작은 우심방에서는 이미 빠르게 지극이 지나가버리고 만다. 이러한 결과로 두개의 두께의 융기(hump)가 나타난

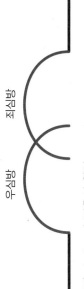

우심방 좌심방

그림 12-2: P파 절흔의 원인

다. 절흔은 간혹 0.12초기 넘지 않는 P파에서도 관찰되는데 이러한 경우에는 좌심방 비대와 연관짓지 않는 것으로 간주한다.

심전도 사례연구

승모판성 P파(P-mitrale)

아래의 ECG 12-1을 보자. 정말 크고 넓은 P파가 관찰된다. 그 P파는 0.12초보다 넓고 둔중돼이 있다. 그 둔중된 지점 간의 거리 또한 0.04초 보다 긴 거리이다. 이 심전도는 승모판성 P파이며 더 이상 의심의 여지가 없다.

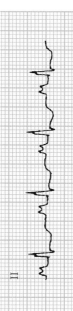

II

ECG 12-1

ECG 12-2 또한 승모판성 P파에 또 다른 좋은 예이다. 기억하라! 동종의 모양은 낙타의 등이 낙타마다 다양하듯이 환자의 승모판성 P파도 환자마다 다양하게 나타난다.

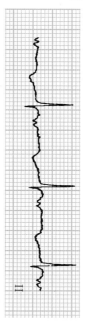

II

ECG 12-2

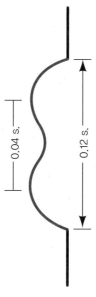

그림 12-3: 승모판성 P파 모양은, 환자에 따라 다양하다.

우심방비대(Right Atrial Enlargement(RAE))

폐성 P파

사지유도에서 P파가 뾰족한 인뿔형 텐트모양으로 2.5mm보다 크게 나타나면 폐성 P파임을 알 수 있다(그림 12-4). 이것은 전형적인 우심방비대의 소견이다. 뾰족한 인뿔형 텐트모양 P파들은 유도 II와 III에서 가장 현저하고 일반적으로 관찰된다.

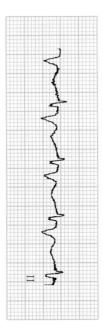

2.5 mm

그림 12-4: 사지유도에서 2.5mm 보다 크고 뾰족하면 폐성 P파를 의미한다.

뾰족한 P파는 인뿔텐트 모양을 하고 있다. 어떤 P파는 2.5mm 보다 작을 수도 있다. 어떤 P파는 2.5mm 보다 작을 수도 있느데, 폐성 P파는 뾰족한 P파의 특별한 형태의 하나이다. 뾰족하지만 2.5mm 보다 작은 P파는 우심방비대와는 연관이 없다.

심전도 사례연구 폐성 P파(P-pulmonale)

ECG 12-3은 폐성 P파의 기준에 적합하다. ECG의 P파는 폐성 P파의 기준에 적합하다. ECG의 P파는 2.5mm보다 훨씬 크다. 주의할 점은 P파의 넓이가 폐성 P파의 기준이 아니라는 것이다. P파의 폭이 좁더라도 그 크기가 2.5mm 보다 크다면 폐성 P파의 기준에 적합하다.

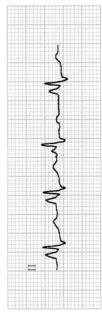

ECG 12-3

ECG 12-4 또한 2.5mm가 넘는 P파가 존재하므로 폐성 P파의 기준에 적합하다. 혹시 ECG 자료에서 어떤 다른 점을 발견하였는가? 3번째 P파와 복합체(QRS군)는 어떠한가? 자 이제 캘리퍼를 사용하여 첫 번째 리듬군과 두 번째 리듬군사이의 P-P 간격을 측정해보자. 3번째 리듬군의 P파가 빨리 나온 것을 보게 된다. 3번째 나타나는 리듬군의 P파의 모양과 P-R간격 또한 다르다. 무엇이었는가? 이것은 심방조기 수축이다. 중분중심은 동방결절이 아니므로 3번째 P파는 다른 P파와 다르다. 이 경우에는 폐성심의 P파가 아니다.

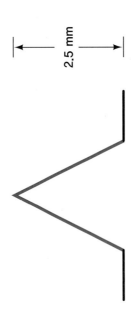

ECG 12-4

심전도 | 사례연구

심방내 전도 지연(IACD), 우심방비대 (RAE), 좌심방비대(LAE)

심방내 전도 지연 (Intraatrial Conduction Delay(IACD))

V_1에서 자주 이상(二相)성 P파를 찾을 수 있다면, 이것은 심방내 전도지연의 증가이다. 심방내 전도 지연은 심방에서 나타나는 비특이성 전도장애문제를 표현하는 또 다른 용어이다.

비록 어느쪽 심방이 커져있다고 확정적으로 판단하기 어렵거나, 승모판성 P파나 폐성 P파의 소견을 나타낼 만큼 커진것이 아니더라도, 일반적으로 문제는 심방비대에서 기인한다. 좌심방비대와 우심방비대를 감별할 수 있는 이상성 P파를 검토해보자.

V_1에서 이상성 P파의 전반부가 V_6에서 P파의 전반부보다 크면(그림 12-5) 우심방비대일 가능성이 높다.

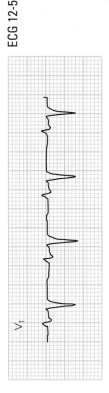

그림 12-5: V_1과 V_6의 이상성 P파

P파의 후반부가 0.04초(작은 한 칸)보다 넓고 깊으면 좌심방비대일 경향이 매우 높다(그림 12-6). 실제로, P파의 후반부의 높이와 폭을 곱한 값이 0.3 (높이[mm] x 폭 [sec] = 0.3) 보다 같거나 크다면 좌심방비대의 가능성이 95% 이상이다.

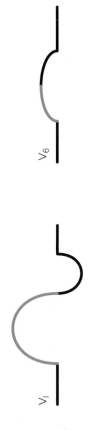

그림 12-6: 후반부가 0.3mm보다 큰 이상성 P파는 좌심방비대의 소견이다.

ECG 12-5는 유도 V_1에서 P파의 전반 부분이 아주 큰 이상성 P파를 나타낸다. 이것은 우심방비대의 매우 좋은 지표이다. 이 경우를 우심방비대 또는 심방내 전도 지연이라고 돌다 부를 수 있다. 두 용어 중에서도 비록 우심방비대에 더 구체적이기는 하지만 둘다 완벽히 맞는 용어이다.

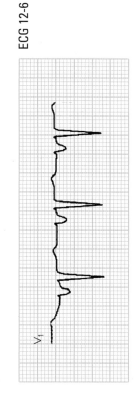

ECG 12-5

ECG 12-5와 다음의 심전도자료를 비교해보자. ECG 12-6에서도 또한 유도 V_1에서 이상성 P파를 가지고 있지만 이때 가장 큰 구성요소는 P파의 후반 부분 동안이다. 이것은 좌심방비대 (또는 심방내전도지연이라고도 부를 수 있다)에서 나타나는 소견이다. 눈대중으로 보아서 만약 P파의 후반 부분-뒤집힌 부분-이 작은 한 칸보다 길고 넓다면, 좌심방비대를 보고 있는 것이다. 이것은 얼마나 알아내기 쉬운 것인가?

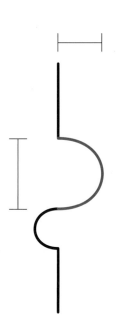

ECG 12-6

ECG 12-7의 두 자료는 동일인물이 심전도에서 얻어진 것이다. 유도 II를 자세히 살펴보면, QRS군이 명확히 2.5mm보다 크다는 것이 보인다. 유도 V_1을 자세히 살펴보면 후반부가 뚜렷하게 이상성 P파가 보인다. 이것은 틀림없이 한 간이상 깊고 넓다. 이 두 가지 소견으로부터 이 사람은 우심방비대와 좌심방비대 모두를 가졌다고 어느 정도 확신을 갖고 말할 수 있다.

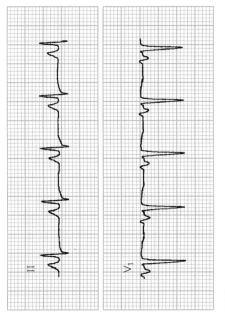

ECG 12-7

당신은 어떤 환자에서든 하나 이상의 방실이 비대될 수 있다는 것을 기억하라! 또한 당신은 어느 한 사람의 심전도에서 하나 이상의 방실비대의 증거를 찾아볼 수 있다는 것도 분명하다.

양심방비대(Biatrial Enlargement)

양심방비대란, 그 이름이 의미하듯이, 좌우 양심방비대의 증가가 있을 때 생긴다. 양심방비대의 소견은, 폐성 P파나, 폭과 길이를 포함 값이 0.3초이거나 그 이상(以上)인 이상(二相)성 P파 같은, 전에 언급되었던 심방비대 기준의 어떤 형태나 형태의 조합으로 나타난다(그림 12-7의 예1을 보시오).

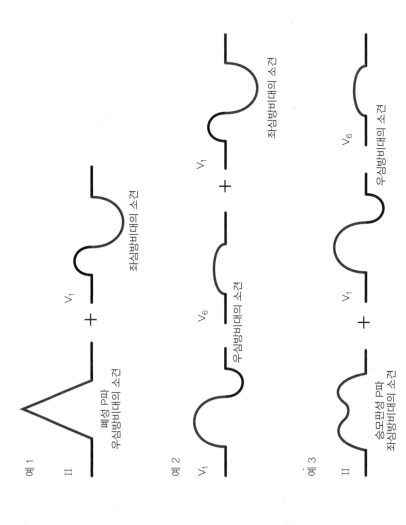

예 1

II

폐성 P파
우심방비대 소견

+

V_1
좌심방비대 소견

예 2

V_1 V_6
우심방비대 소견

+

좌심방비대 소견

예 3

II
승모판성 P파
좌심방비대 소견

+

V_1 V_6
우심방비대 소견

그림 12-7: 좌우 양심방비대의 소견을 보이는 예

좌심실비대(LVH)

이제 우리는 모든 방성의 우두머리인 좌심실에 대해서 논의해보자. 거듭 말하지만, 우리가 좌심실비대에 대해 연급할 때는, 좌심실의 근육량이 증가하는 좌심실의 확장 또는 비대의 결과로 발생하며 많은 근육량은 더 큰 벡터를 발생시킨다는 것을 명심하자.

핵심 : 많은 근육량은 더 큰 벡터를 발생시킨다.

심실은 충벽과 가까울수록, 심전도의 전압과 관련된 추가적인 문제를 가지고 있다. 전에 언급했듯이, 흉부유도는 전극의 위치가 심실벽에 근접하는가에 따라 영향을 많이 받는다. 그러므로 비대한 심실은 근육이 양이 많아져서 근접성이 증가하게 된다. 다시 말해 근육이 양이 많으면, 전극에 더 가까워지게 된다는 것이다.

왜 전극과 가까워지는가? 심장이 비대되거나 확장될 때 심장의 조직은 모든 방향으로 밀린다. 꽤나 다른 기관들의 중앙의 뒤쪽에 주로 있기 때문에 심장은 비례해서 앞쪽으로 밀려지게 된다. 이런 결과로 흉부유도에서는 전극의 위치에 매우 인접하게 되고, 이런 유도에서의 변화는 매우 두드러지게 나타난다.

좌심실비대의 진단을 내리기 위해서, QRS군의 전압에 근거한 여러가지 다양한 기준이 사용된다. 이런 기준은 언제나 맞는 건 아니더라도 매우 유용하다. 한가지 명심해야 할 사항은, 만약 전기 전도가 정상적인 경로를 잘 일어나지 않는다면, QRS군의 형태는 크게 변화되기 때문에 이 기준은 사용될 수 없을 것이다. 이렇게 좌심실비대 없이 QRS 형태 변화를 나타내는 진도의 변형은 좌각차단, 심실성 포는 변형전도 리듬이나 진해섬이나 약물의 효과 때문에 나타날 수 있다.

좌심실비대의 심전도 기준

너무 맞은 좌심실비대에 대한 기준이 있어서, 불기능하지는 않지만 그 기준을 모두 다 암기하는 것은 어렵다. 단육이 심전도를 배울수 있는 쉬재의 저자는 그들이 사용하기 좋아하는 여러 기준을 소개할 것이다. 이런 것은 그들이 옳고 우리가 틀렸다거나, 아니면 그 반대란 의미가 아니고 단지 기준이 많아서 훈련을 주기도 한다는 것이다.

기억하기 간단하고 가장 임상적으로 연관이 많은 기준을 찾아보자. 다음 짓 당 기억하기 바란다(그림 12-8에서 12-10까지 보고 154페이지의 이런 기준의 설명을 보시오).

---

1. V₁또는 V₂중 가장 깊은 S파의 깊이와, V₅ 또는 V₆ 중 가장 높은 R파의 높이를 합산하여라. 좌심실비대를 진단하기위해서는 그 중합이 35mm같거나 더 커야한다.

다른 말로 표현하면 $(V_1$이나 V_2의 S파 깊이$) + (V_5$나 V_6의 R파 높이$) \geq 35mm$ 이다.

좌심실비대의 추가적인 기준은:

2. 어느 중부유도라도 45mm보다 같거나 크다.

3. aVL 의 R파 $\geq 11mm$

4. 유도 I 의 R파 $\geq 12mm$

5. 유도 aVF 의 R파 $\geq 20mm$

좌심실비대에서 심장의 축

좌심실비대에서 가장 흔하게 발견되는 축의 종류는 무엇이라고 생각하는가? 많은 사람들이 생각하는 것과는 반대로, 정상적인 축을 가지고 있다. 좌심실비대는 보통 정상적인 사분원 내의 축을 가지고 있거나, 생리적인 좌축의 축과 연관된다. 좌심실비대가 있는 사람에서도 좌축편위 또는 우축편위가 나타날 수 있는가? 그렇다. 그들은 또한 병적인 좌축의 죽을 가질 수 있다. 이와 같은 현상이 각 차단에도 해당 된다. 좌각차단과 우각차단은 정상이거나 각 죽을 우죽 죽을 가질 수 있다. 우리가 볼 수 있듯이, 특이한 예외는 좌전각반차단이다. 이것은 병적인 좌축편위를 가지고 있다는 것이다.

이와 같은 현상이 각 차단에도 해당 된다. 우리가 볼 수 있듯이, 좌각차단과 우각차단은 정상이거나 각축 죽을 우죽 죽을 가질 수 있다. 특이한 예외는 좌전각반차단이다.

단계적인 좌심실비대의 확인

좌심실비대를 결정짓기 위해 필요한 길이 측정 방법을 소개하겠다. 첫째, V_1 또는 V_2 중 가장 깊은 S파를 측정한다(그림 12-8의 간격 A). 이제 간격을 변화시키지 말고 캘리퍼를 옮겨서 V_5 또는 V_6 중 가장 높은 R파의 꼭대기에 내려 놓는다(그림 12-9 A). 다음 위쪽에 핀을 고정하고 아랫쪽 핀을 당신이 측정한 그 R파의 기저선 쪽으로 움직인다. 그 간격은 V_1 또는 V_2 중 S파의 깊이와 V_5 또는 V_6 중 R파의 높이를 합한 것이다. 만약 이것이 35mm와 같거나 더 크면 당신은 좌심실비대를 확인한 것이다. 그림 12-10의 자료들은 좌심실비대의 다른 판단기준들을 설명한다.

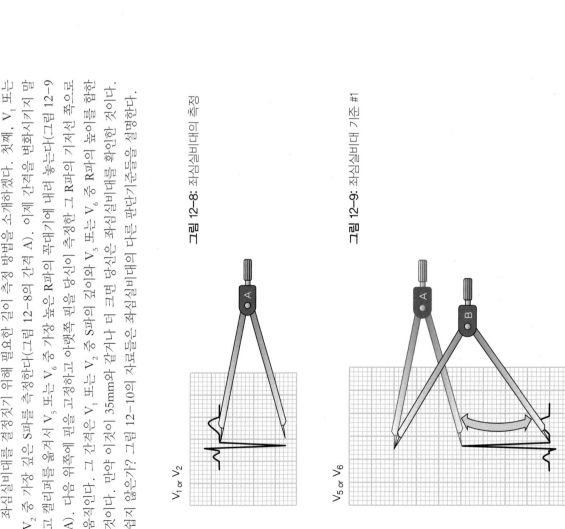

V$_1$ or V$_2$

그림 12-8: 좌심실비대의 측정

V$_5$ or V$_6$

그림 12-9: 좌심실비대 기준 #1

어느 흉부유도라도 45mm보다 길거나 크다

aVL ≥ 11 mm

aVL

I ≥ 12 mm

I

aVF ≥ 20 mm

aVF

그림 12-10: 좌심실비대 기준 #2-5. 캘리퍼를 사용하라.

심전도 사례연구 좌심실비대

난해한 심전도로 시작해보자. ECG 12-8은 좌심실비대의 5가지 진단 기준 중 단 한 개에만 해당된다. 유도 V_2의 R파와 V_6의 S파의 길이를 더해본다면 좌심실비대를 진단할 때 필요한 크기(35m) 보다 큰 38.5mm이다. 가장 흔한 소견이지만, 눈을 크게 뜨고 보아야한다. 때로는 상당히 명백하지만 많은 경우에 분석을 해보고 물리직으로 몇mm인지 세야한다. 이럴 때 캘리퍼는 매우 좋은 기구이다. 우리는 전에 그림 12-8 과 12-9를 통해 다룬 바가 있으므로 정확히 이렇게 하는 것인지 다시 보기 바란다.

ECG 12-9는 조금 더 많은 기준들이 더해져 뒤섞여 있다. 먼저 V_1의 복합체와 V_6의 복합체를 더했을 때 명백하게 35mm가 넘는다. 그럼 aVL로 시선을 옮겨보자. 11mm 보다 큰 파가 있는가, 그렇다. 그렇고. 그것은 좌심실비대평가의 2번째 기준이다. 이제 유도 I를 보자. 12mm보다 큰 복합제가 있는가? 대답은 또 그렇다 이다. 당신은 이 심전도에 빠져진 다른 좌심실비대의 기준을 기억할 수 있겠는가? 만약 그렇지 못하면 154페이지로 돌아가서 다시 보기 바란다.

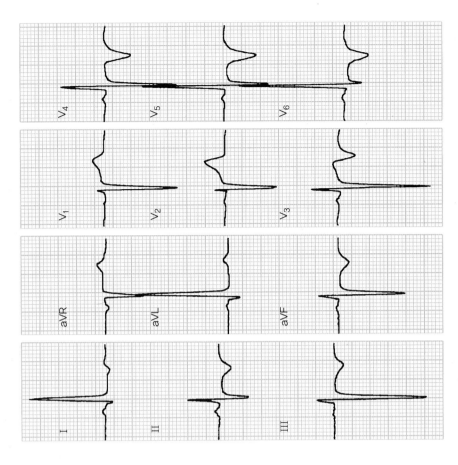

ECG 12-9

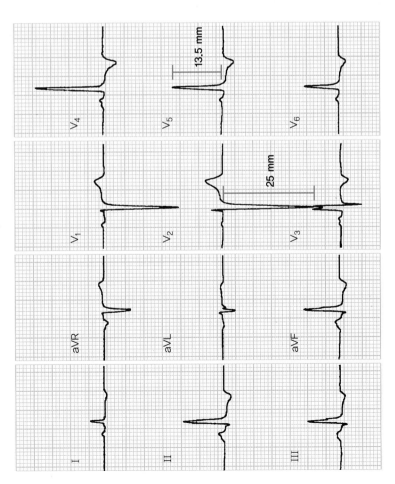

ECG 12-8

우심실비대(RVH)

좌심실이 비대되는 것처럼 우심실도 비대될 수 있다. 우심실의 압력이 높아지는 경우는 폐고혈압안에서 높아지는 경우는 폐고혈압안에서 생길 수 있다. 그외에는 다발성 폐색전증, 원발성 폐고혈압, 폐심실의 반증형성 등이다.

심전도 소견은 우심실에 의해 만들어진 벡터들의 장소와 방향이 다르기 때문에 좌심실비대의 것과 다르다(그림 12-11). 이 벡터들은 앞쪽과 우측으로 향한다. 흉부 유도V₁과 V₂는 이 방향에 가장 가까운 유도이므로 우리는 심전도에서 우심실비대의 가능성을 규명하기 위해 V₁과 V₂를 살펴볼 것이다. 특히 유도 V₁이 가장 가깝다.

그림 12-11: 정상상태

정상 심전도 소견에서 비정상적인 우심실비대의 심전도가 발생하는 이유는 큰 근육세포에서 생산되는 전기적 활동전위의 양이 클수록 큰 벡터가 생기기 때문이다. 우심실비대가 있는 심전도는 어떤 소견이 나타나리라 기대하는가? 유도 V₁에서 QRS군의 큰 R파가 나타나는 것이 첫번째 소견이다(그림 12-12). 큰 R파가 생기는 이유는 정상적으로 심실중격의 중앙부분에 발생하는 QRS벡터에 비대된 우심실에서 생긴 큰 새로운 벡터가 서로 합쳐져서 생긴 결과이다.

이런 비정상적인 큰 R파 심전도 소견은 정상심장에서는 V₁에서의 작은 r파와 큰 S파로 나타나는 것과 반대로 나타난다.

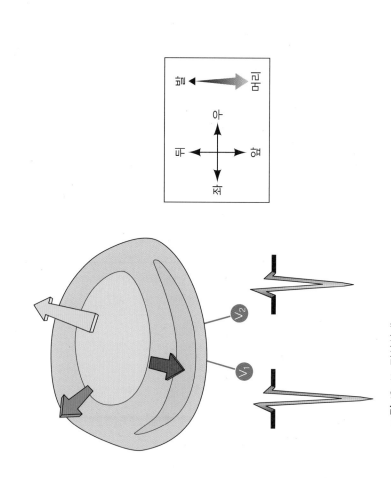

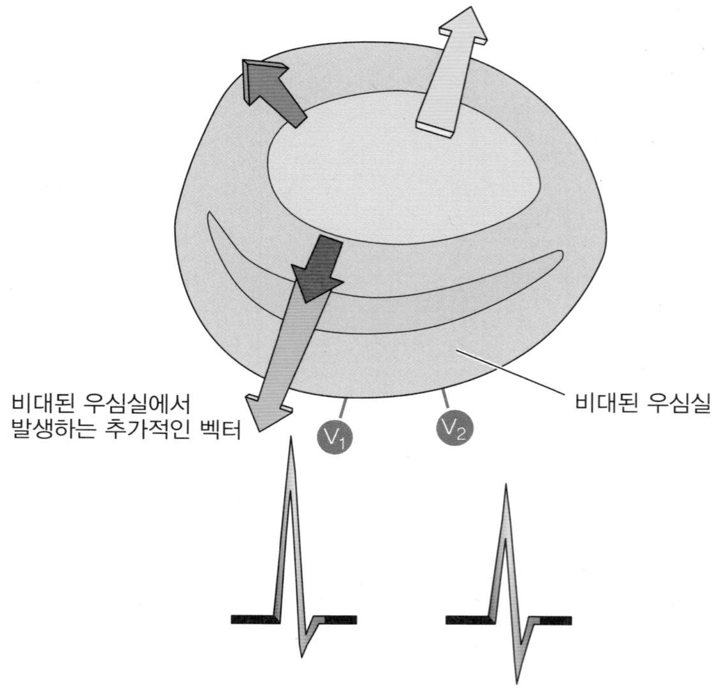

비대된 우심실

비대된 우심실에서 발생하는 추가적인 벡터

그림 12-12: 우심실비대

우심실비대(RVH)와 심전도

그림 12-13A에 유도 V_1에서 볼 수 있는 전형적인 우심실비대의 소견을 볼 수 있다. 잊지 말아야 할 것은 유도 V_1과 또는 유도 V_1에서 R : S 비율이 1이상이라는 것이다(그림 12-14). 그림 12-13B에서 R : S 비율은 여전히 1보다 크다는 것을 알 수 있으나 ST 와 T파는 다르게 보일 것이다. 자, QRS군에 집중해 보자. 다음의 몇 페이지에서 V_1과 V_2의 다양한 예들을 볼 수 있다.

우심실비대에서 나타나는 다른 심전도 소견들도 있다. 우리가 지난번에 얘기했던 것에 대해 생각해보자. 자, 만약 당신이 과부하 압력 때문에 큰 우심실을 가진다면 우심실은 단단하고 튼튼해야 할 것입니다. 그렇지 않은가? 그런 우심실을 혈액으로 채우기 위해 더 강한 우심방이 필요할 것이다. 이 결과 우심방비대를 유발하게 된다. 심전도에서 어떤 소견이 나타나는지 기억하는가? 만약 우심방비대를 기억하지 못한다면 이번 장의 앞부분으로 가서 복습해야 할 것이다. 우리는 좌심실비대와 좌심방비대에 관계에도 동일하다.

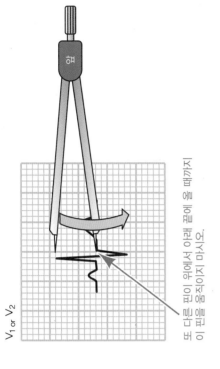

$V_{1 \, or} \, V_2$

또 다른 핀이 위에서 아래 끝에 올 때까지 이 핀을 움직이지 마시오.

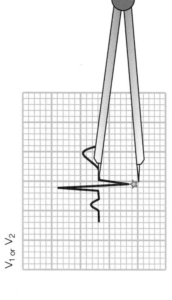

$V_{1 \, or} \, V_2$

아래쪽의 넘은 공간 R파가 S파보다 더 크다는 것을 의미하고, 이것이 R:S ≥ 10[이]란 우심실비대기준에 부합된다.

그림 12-14: 캘리퍼를 이용한 R : S 비율 측정법

기억할 점

우심실비대가 나머지 심전도 소견에서 심장축에 어떤 영향을 주는지 뒤에 배울 것이다. 귀뜸해 주면: 우축편위의 원인이 되기도 한다.

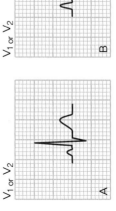

$V_{1 \, or} \, V_2$

A

$V_{1 \, or} \, V_2$

B

그림 12-13: (A) 우심실비대의 특징적인 경향. (B) 긴장(strain)이 동반된 역 우심실비대

심장 소견

복습한 ECG 12-8과 12-9에서 T파의 소견을 살펴보자? T파는 정상인가? 아니다. T파는 역위되고 비대칭적이다. 이런 소견이, 좌심실비대에서 나타난다면 긴장-소견이라 부르는 심전도 소견일 테이다. 이 경우들은 긴장이 동반된 좌심실비대의 경우인데, 우심실비대에서도 나타날 수 있다.

긴장소견은 우심실비대나 좌심실비대에서 발견되는, 재분극 이상(異常)때문에 생기는 ST와 T파의 변화에 판단할 수 있다.

다른 말로, 심실이 커지면 큰 전기적 힘이 생기는데, 이런 힘은 세포의 탈분극과 재분극에서 생긴다. 비대된 근육에서 많은 힘이 발생하면서 재분극에도 영향을 미친다. 탈분극 동안에, 이런 힘은 심전도에 매우 큰 복합체를 형성한다(이런 경우에는 이런 큰 힘들이 서로 상쇄되기도 한다). 이런 큰 힘은 재분극이 비정상적인 방향이나 비정상적인 형태로 나타나게도 한다. 이런 이유때문에 긴장소견이란 심전도 변화가 나타나게 되는 것이다.

심실재분극 기간에 나타나는 변화는, ST와 T파의 시기에 관찰할 수 있다는 것을 명심하시오.

기간에 대해서 이야기했으니, 긴장때 나타나는 변화는 무엇인가 살펴보자! 이 변화하는 유도에 따라 다르고 좌심실비대와 우심실비대에 따라서도 다른데, 먼저 좌심실비대부터 시작해보자.

긴장이 동반된 좌심실비대

좌심실비대의 경우, 오른쪽 전흉부유도(V₁에서 V₃)에서 가장 잘 관찰된다. 이런 역위되고 비대칭적이다. 좌심실비대와 연관되어서 나타난다면 위로 오목한 모양의 ST 분절이 상승되어 있고 T파는 바로 세워져 있고 비대칭이다(그림 12-15).

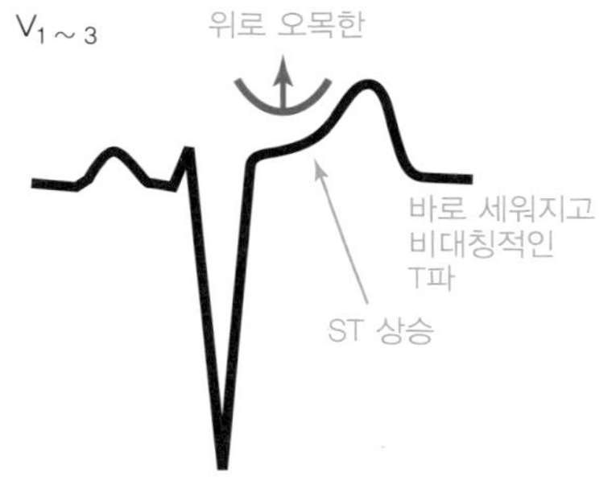

그림 12-15: 유도 V₁～V₃

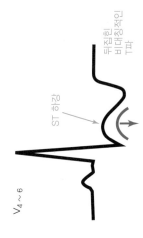

V₁～₃

바로 세워지고
비대칭적인
T파

위로 오목한

ST 상승

다시 좌심실비대를 보면, 왼쪽(左側) 흉부유도(V₄～V₆)에서의 가장 중요한 변화는 아래쪽으로 오목한 ST하강을 포함한다. 이 경우 T파는 뒤집힌 비대칭의 모양을 나타낸다.

그림 12-16: 유도 V₄～V₆

V₄～₆

뒤집힌
비대칭적인
T파

ST 하강

아래쪽으로 오목한

심전도 사례연구 | 긴장이 있는 좌심실비대

심전도 12-10은 긴장이 있는 좌심실비대의 완벽한 예이다. T파가 모두 비대칭적인 것을 주의하라. ST분절이 오른쪽 흉부유도에서는 위를 향하고 왼쪽 흉부유도에서는 아래를 향한다. 게다가, 가장 큰 QRS 전압(전위차)이 있는 유도는 기준선으로부터 가장 큰 ST 분절의 편향도를 나타낸다.

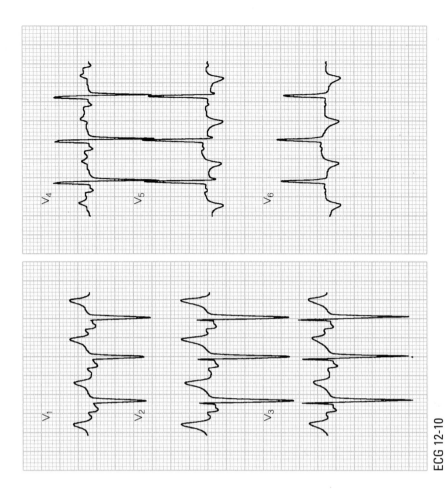

ECG 12-10

기억해야 할 주요점: 긴장 소견은 가장 크거나, 가장 깊은 QRS 형태를 가진 유도에서 가장 뚜렷하게 나타난다. 널리 말하자면, 만약 V_2에 있는 S파가 15mm 이고 V_3에 있는 S파가 20mm이라면 V_3에 가장 높은 ST상승이 있다고 예상할 수 있을 것이다 (그림12-17). 역으로, 만약 V_5에서 20mm정도의 R파가 있고 V_6의 R파가 15mm라면, V_5에서 ST는 가장 심하게 하강된다. 이런식으로 생각해 보면 더 크거나 깊은 파일수록, 긴장은 더 커지게 된다.

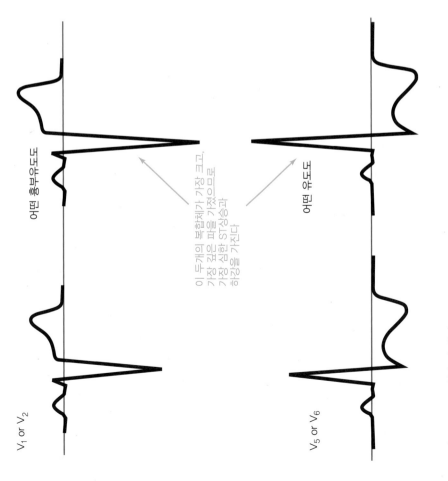

어떤 흉부유도

어떤 유도

이 두개의 복합체가 가장 크고, 가장 깊은 파를 가졌으므로 가장 심한 ST상승과 하강을 가진다

V_1 or V_2

V_5 or V_6

그림 12-17: ST 상승과 하강

긴장이 있는 좌심실비대의 보충설명

긴장이 있는 좌심실비대는 심전도 해석에 있어 가장 난해한 상황 중 하나이다. 왜 냐하면 생명을 위협하는 상태인 심근허혈이나 심근경색과 구별해야 하기 때문이다. 허혈 에서 나타나는 ST상승과 하강은 성질상 오목하고 평평하고 T파는 비대칭이기 보다 대칭이다(그림 12-18). 이 해석은 어느 심전도에서는 쉽지만, 어느 것에서는 쉽지 않다. 날카로운 J 지점은 허혈이나 경색을 나타내지만, 긴장이 있는 좌심실비대 는 V₁~V₃ 까지 우측 흉부유도에서 보다 평평한 J 지점을 보인다. V₅~V₆의 긴장 소 견은 평평해지고 아래쪽으로 하강한다. 중요한 것은 V₄~V₅이 복합체는 비슷하게 보 인다는 것으로 아래로 오목하고 비대칭적인 T파를 보인다는 것이다(그림 12-19). 내 장적 T파는 나쁘다고 기억하라.

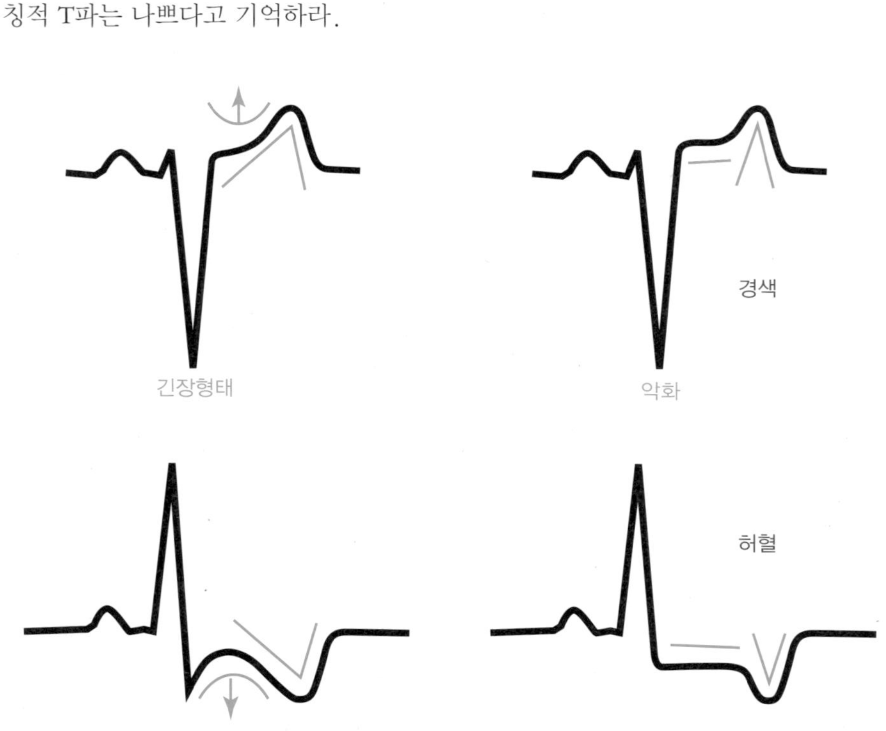

만일 당신의 환자가 흉부 근처에 칼린 넘어져서 검사한 심전도가 아래와 같다면 환자 는 긴장소견일 가능성이 크다. 그러나 흉통을 호소하면서, 수축기 혈압은 60mmHg 이며 죽을 것처럼 보인다면, 이 때는 나타나는 심전도가 아래와 같다면 긴장이 동반 된 좌심실비대일 것이고, 환자는 급성심근경색일 가능성을 염두에 두고 치료하는 것 이 더 나을 것이다.

결정을 내릴 수 없다면 심장전문의와 상의하라.

심장전문의에게 물어봐서 나를 전 없고 임상가시의 자존심때문에 환자가 죽도록 두 는 것보다 더 나쁜 것은 없다고 생각한다.

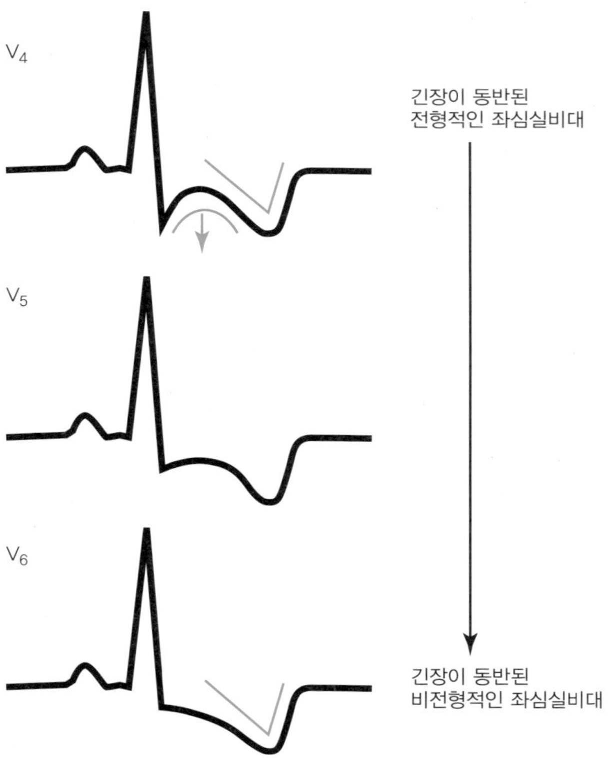

경색

허혈

긴장형태

그림 12-18

V₄

V₅

V₆

긴장이 동반된 전형적인 좌심실비대

긴장이 동반된 비전형적인 좌심실비대

그림 12-19

1. 참 2. 가짓 기준들은 재연적으로 특징적이지 않다
3. D 4. 참 5. F

1. 비대는 하나 또는 그 이상 심장방실에 근육량이 증가하는 것이다.
   참 또는 거짓

2. 심전도의 해석에서 비대에 대한 기준은 상태에 대하여 정확한 진단을
   내릴 수 있음만큼 명확하다.
   참 또는 거짓

3. 승모판성 P파의 특징은?
   A. P파가 적어도 **0.12**초 보다 넓다.
   B. P파가 적어도 **2.5mm**보다 높다.
   C. P파는 두 군데가 융기되어 있고 융기부는 적어도 **0.04**초 이상
      떨어져 있다.
   D. A와 C가 맞다.
   E. 모두 맞다.

4. 유도 V_1 or V_2에서 R:S비율이 1보다 같거나 크면 우심실비대를
   의미한다.
   참 또는 거짓

5. 좌심실비대의 기준은?
   A. (V_1 or V_2의 S파) + (V_5 or V_6의 R파) ≥**35mm**
   B. 어떤 흉부유도리드도 ≥ **45mm**
   C. aVL에서 R파 ≥**11mm**
   D. 유도 I에서 R파 ≥ **12mm**
   E. aVF의 R파 ≥ **20mm**
   F. 모두 맞다.

긴장이 있는 우심실비대

긴장이 있는 우심실비대에 대한 논의는 많지만 중요한 것은 항상 V_1에서 R:S 비
율이 증가된 것을 찾는 것이다. 만일 발견되면, 심전도 나머지 부분에서 우심실비대
의 소견이 있나 살펴본 후 긴장의 소견을 찾아봐야 한다. 우심실비대가 있는 긴장의

소견은 좌심실비대에서 보이는 긴장의 소견과 다르다. 거의 모든 환자가 V_1 or V_2에
서 나타나며, 오목하게 하강한 ST 분절과 뒤집어지고 비대칭인 T파의 소견이 나타난
다(그림 12-20).

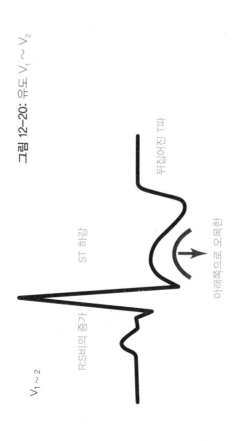

그림 12-20: 유도 $V_1 \sim V_2$

$V_{1 \sim 2}$

R:S비의 증가 ST 하강

뒤집어진 T파

아래쪽으로 오목한

다음 심전도는 자가 학습을 위한 것이다.

여러분의 지식을 바탕으로 심전도를 판독해 보자.

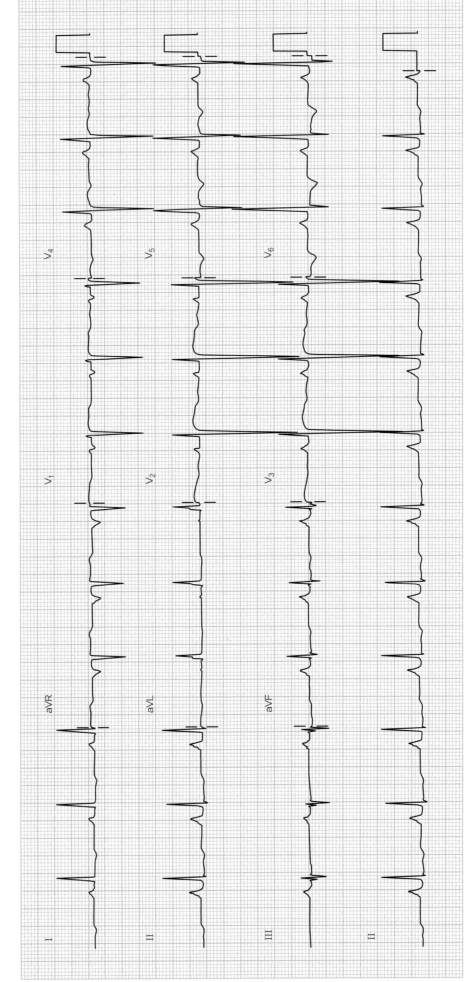

심전도 자가 테스트 12-1

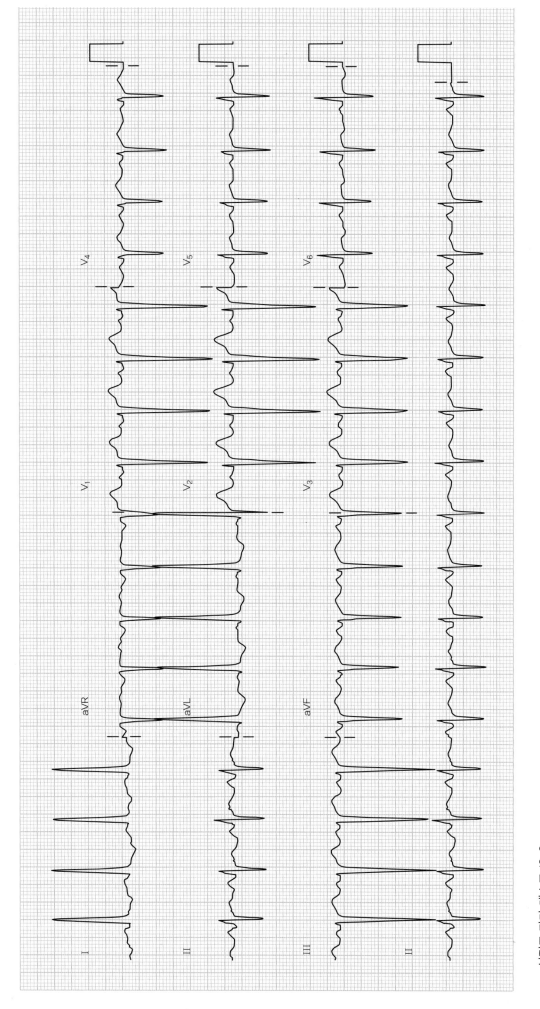

심전도 자가 테스트 12-2

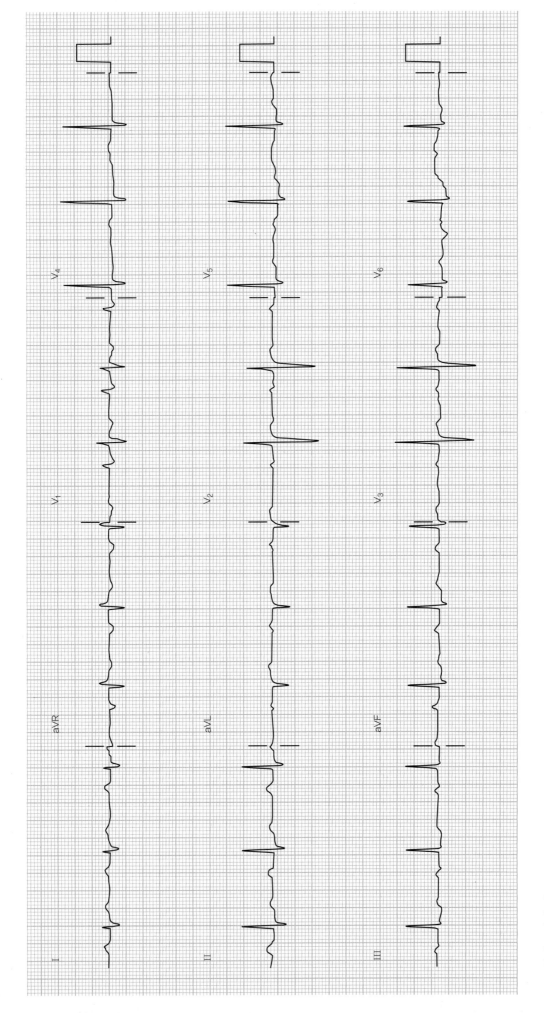

심전도 자가 테스트 12-4

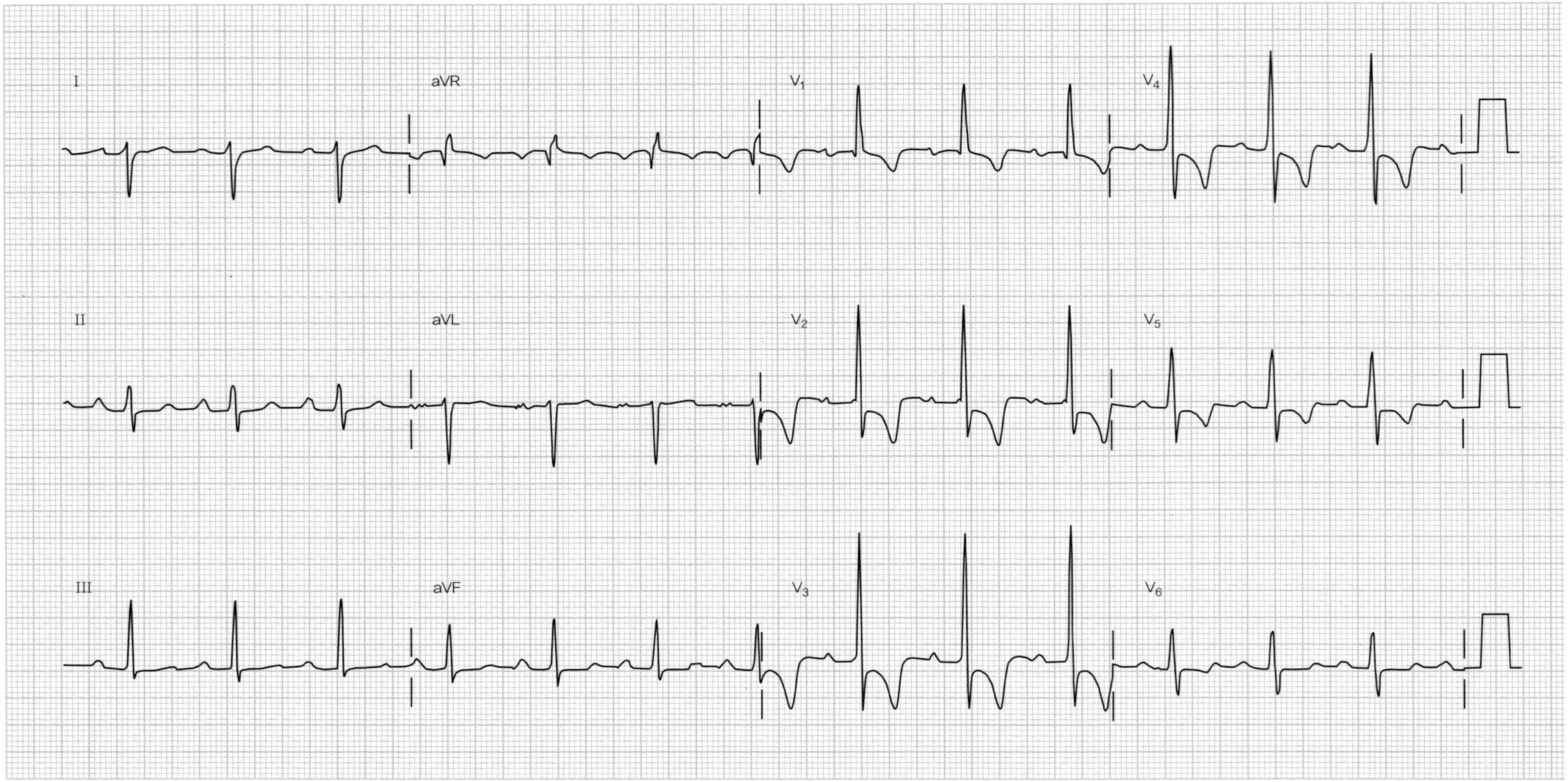

심전도 자가 테스트 12-5

I
aVR
V₁
V₄

II
aVL
V₂
V₅

III
aVF
V₃
V₆

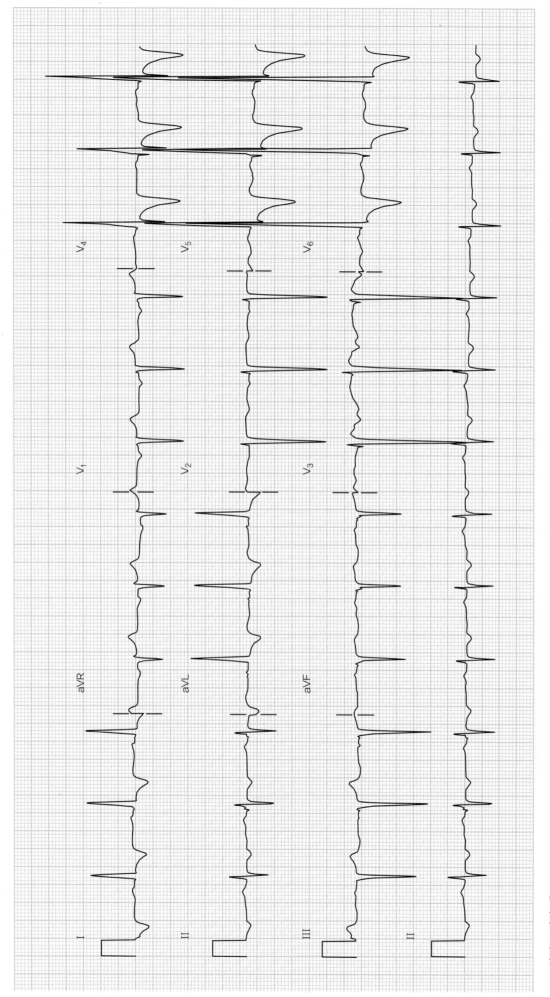

심전도 자가 테스트 12-6

요약

심전도 자가 테스트 12-1

이 심전도는 분당 박동수가 70회나 조금 넘는 속도의 정상 동조율이다. 간격은 모두 정상 범위 내에 있다. 심장의 축은 정상 4분원의 범위 안에 있다. 이제 심전도의 주된 병리현상인 비대에 대해 알아보자.

폐성 P파가 있는 우심방비대소견이 사지유도의 P파에서 나타난다. 유도 V_1에서 후반부에 커다란 음성분이 나타나는 이상성 P파가 나타나서 좌심방비대의 소견다 나타날 수 있다. QRS군은 이떠한가? 좌심실비대나 우심실비대가 있는지 실파보면서 심전도의 분석을 시작해보자.

먼저 (V_1 or V_2의 S파) + (V_5 or V_6의 R파) =35mm을 공식을 사용하여, 기준에 맞느지 보자. 유도 V_2의 S파가 유도 V_1의 S파보다 더 깊다. 그것을 측정해보고, 그 측정치를 이용해보자. 캘리퍼를 사용할 좋은 기회이다. 이 측정치는 30mm이다. 다음에는 유도 V_5의 R파를 측정하자, 왜냐면 이것이 유도 V_4의 R파보다 크기 때문이다. 이 측정치는 22.5mm이다. 이런 측정치를 공식에 대입 해보자. 30mm + 22.5mm = 52.5mm 이다. 이 수치는 35mm보다 크다. 그래서 좌심실비대가 있다고 단정할 수 있다.

다른 기준의 검토

45mm와 같거나 큰 흉부유도는 않고, 유도 aVL의 R파도 11mm보다 같거나 크지 않고, 유도 aVF의 R파도 20mm 보다 같거나 크지 않고, 유도 I의 R파도 12mm보다 같거나 크지 않다. 다른 기준들은 도움이 되지 않는다. 그래서 이 심전도는 좌심실비대의 소견을 보인다.

주의를 바꾸어서 ST간격과 T파를 살펴보자. 비정상적인 소견이 있는가? 유도 V_1 ~ V_4까지 ST간격의 약한 상승이 있고, 유도 V_5에서 약한 ST간격의 하강이 있다. 계다가 유도 I, II, aVL, aVF와 V_4~V_6까지 T파가 뒤집혀져 있다. 이런 소견을 긴장의 소견으로 볼 수 있을까? 아니면 허혈이나 경색 때문일까? 이런 것이 감별진단은, 우리 생각으로는, 심전도의 가장 큰 문제이고, 가장 큰 오진이나 치료 과실과 환자에게 합병증을 유발하게 하는 것이다. 시간이 걸리더라도, 이 심전도와 연관되어 가능성을 유의하게 하는 것이다.

검토해보자. 이 장을 끝내기 전에 이런 개념들을 철저히 이해해야 한다.

긴장에서 ST간격은 우측 흉부유도 V_1~V_3까지는 위쪽으로 오목하고, 좌측 흉부유도 V_4~V_6까지는 아래로 오목하다. 제다가 성질상 평평하지 않고 음폭 패여 있다. 이 심전도의 ST간격은 이 기준에 적합한가? 그렇다 않다. 그것들은 유도 V_1~V_5까지 아래로 오목하고 우리가 기대한 것보다 훨씬 평평하다. 이런 소견들은 손상이나 경색에서 나타나는 소견이다. 마지막으로 긴장소견은 하부 사지유도에서 나타날 수 있다. 하부유도에서 긴장소견이 나타난다. 보통은 나타나지 않는다. 긴장소견이 더 분명하게 나타난다. 이런 변화들은 이번 심전도의 하부 유도에서는 나타나지 않는다.

T파를 관찰해보자. 유도 I과 V_5~V_6까지의 T파는 비대칭이다. 이것은 긴장에서나 나타나는 소견이다. 대칭적인 T파는 다른 것으로 증명되기 전까지는 항상 의심해 보아야 한다는 것을 기억해라. 무엇이 이런은 점인가? 혹시 급성손상이나 경색의 소견은 아닌가? 혹시 급성 심근경색의 소견은 없는지 알아보자. 이 환자는 급성심근경색을 앓고 있는 환자로 허혈의 진행적인 증상인 흉통을 호소하여 응급실로 내원했다. 심전도를 판독할때 전형적인 긴장 소견에서 어떤 변형이 보일 때마다 이런 심전도와 현재 비교해보는 것은 항상 유용한 일이다. 이 환자의 이런 심전도에서는 유도 V_6에서 보이는 것과 유사한 긴장이 있는 좌심 실비대의 소견을 나타내었다. 이것이 유도 V_6와 유도V_5에서 비대칭 T파에 대한 설명이다.

우심실비대(RVH)

유도 V_1에서 R:S 비율이 증가나 우심실비대의 다른 소견은 보이지 않는다. 때로 우심실비대에서 우심실의 심근이 비대하면 심실의 축이 우측으로 향하고, 우측 혹은 심한 우축 편위를 보인다. 이 심전도의 축은 정상사분원 범위이므로 이에 대해서는 걱정할 필요가 없다. 우심실의 비대를 주측할 수 있는 강한 증거는 우심방, 좌심실의 소견이 비대이다. 이런 방향들이 거지면, 우심실의 커질 가능성이 있다. 땅으 경우에 우심실에서 발생한 베타는, 좌심실에서 발생한 큰 베타에 의해 압도되거나 억제되는 경우가 있다.

있는 좌심실비대의 소견이다. 가장 깊은 S 파를 가진 유도에서 가장 높은 ST분절 상승이 나타난다는 것을 기억해야 한다. 물론 T 나 유도 aVL에 교차해서 나타나지 않는다는 점을 주의하라. 이것은 많은 심전도에서 흔히 나타나는 소견이다.

처음부터 이러한 심전도부터 다루어 보자. 심전도의 변화들이 비대나 긴장 때문에 생긴 것인지, 손상이나 경색 때문에 생긴 것인지 구별이 어렵고 결정을 내리기 난해한 심전도를 취급하다보면, 왜 그런가 하는 점을 찾아보아야 한다. 만일 정확한 진단을 놓친다면, 이유를 찾아보아야 한다.

심전도 자가 테스트 12-2

심전도 자가 테스트 12-2는 분당 박동수가 100회가 약간 넘는 듯 빈맥을 보여준다. PR간격과 QRS 간격은 정상이다. QT간격은 R-R의 반이 약간 넘고 약간 연장되어 있다(임상 해설: 빈맥에서는 이 규칙을 일반적으로 적용하지 않는다. 그러나 이 경우에는 26.5mm 로 측정된다. 유도 V6에서는 둥 중에서 큰 R파를 가지고 있고 26.5와 7.5의 합은 34mm이다. 이 기준을 맞지 않는다. (QRS군을 둘 중에서 어떤 QRS군을 사용하느냐에 따라 32 ~ 34mm이 사이 값으로 매우 다르다. 정상적으로도, 매우 큰 QRS군일 경우 여러가지 종류의 QRS군의 크기에 약간 차이가 나타날 수 있다). 그럼 나머지 기준을 검토해보자. 유도 aVL에서 R파는 0.11mm보다 상당히 커서 좌심실비대의 소견이다. 심전도에서 20mm와 같거나 큰 R 파는 나타나지 않는다. 뿐만 아니라 좌심실비대의 기준에 적합하다. 그러므로 유도 I과 aVL의 소견에 따라, 이 심전도는 좌심실비대의 기준에 적합하다. 긴 장의 소견도 있는가? 맞다. 이 심전도를 심전도 자가 테스트 12-1과 비교해보자. 긴장의 소견이 있는가? 맞다. 다음 쪽을 표현하면 R파는 그유도에서 S파보다 크지 않다는 설

그러면 좌심실비대의 기준을 다 적용하고 이 심전도와 연관시켜 보자. 첫 번째로 공식에 대입시켜 보자. 갤리퍼를 사용해서 실제로 보면, S파가 V1~V2에서보다 작고, 깊이가 26.5mm 로 측정된다. 유도 V6에서는 둥 중에서 큰 R파를 가지고 있고 26.5와 7.5의 합은 34mm이다. 이 기준을 맞지 않는다. (QRS군을 둘 중에서 어떤 QRS군을 사용하느냐에 따라 32 ~ 34mm이 사이 값으로 매우 다르다. 정상적으로도, 매우 큰 QRS군일 경우 여러가지 종류의 QRS군의 크기에 약간 차이가 나타날 수 있다). 그럼 나머지 기준을 검토해보자. 유도 aVL에서 R파는 0.11mm보다 상당히 커서 좌심실비대의 소견이다. 심전도에서 20mm와 같거나 큰 R 파는 나타나지 않는다. 뿐만 아니라 좌심실비대의 기준에 적합하다. 그러므로 유도 I과 aVL의 소견에 따라, 이 심전도는 좌심실비대의 기준에 적합하다.

심전도 자가 테스트 12-3

심전도 자가 테스트 12-3은 판독하기 어려운 심전도이다. 리듬은 정상 동서리듬이다. 리듬에 약간의 불규칙성은 있지만, 환자에서 보통 생길수 있는 몇 가지 작은 차단 때문에 생기는 변동 정도이다. 이 환자에게서 리듬의 불규칙성이 생길 수 있는 다른 원인에 대한 가능성을 살펴보자. 이 리듬에서는 동조율에서 볼 수 있는 주기적으로 반복되는 가슴과 감소이 나타나지 않는 것에 주의하라. 짧은 QRS군(우측에서 4번째)은 다른 QRS군에서 나타나는 동일한 모양의 P파와 PR간격도 갖는다. 그리므로 동방결절에서 시작한 심방조기수축이다. 이것은 이 QRS군의 동방결절에서 시작한 심방조기수축이 아닌 소견을 발견했나요? P파, QRS군, QT간격은 모두 정상이지만 PR간격이 0.2초 이상으로 연장되어 있다. 연장되어 있어 1도 방실차단의 소견이다.

심장의 축에 대해서는 어떠한가? QRS군의 유도 I에서 약간 음성편위이고, aVF에 서 약간 양성편위이다. 이것은 축이 우분면에 있는 것이다. 심장의 축이 우측에 있을 때는 항상 간단한 축의 원인이 필요하다: 이것으로 좌축우변지차단이라고 판단할 수 있는 가? 이 경우에는 아니다. 먼저 좌축우변지차단의 기준에 대해 점검해보자(참 모르겠으면 135쪽에서 정보를 알수 있다). 좌축우변지차단의 경우 심장의 축이 우측 사분면에 있다. 유도 I에는 기대했던 대로 S파가 있지만 유도 III에서는 q파가 없다. 유도 III에서 q 파가 없는 것은 그럴수 있다고 하지만, 이것이 진단의 가능성을 현저히 감소시킨다. 진정한 문제는 마지막 기준으로 우심방비대나 우심실비대의 장후가 있는가? 그렇다. 유도 V1에서 발견되는 이상성 P파의 전반부가(유도 V1에서 나타나는 P파의 후반부가 큰 좌심방 비대 때문에 우심방비대가 존재하는가? 이것으로 우심방비대도 설명해보자. 이것맞으로도 좌축우변지차단의 가능성을 배제할 수 있게한다. 우심실비대의 가능성에 대해서도 살펴보자. 유도 V1과 V2에서의 R:S비율을 자세히 살펴보자. 유도 V1~V2까지의 S파보다 크지 않다는 설

부유도에서 나타나는 ST간격이 위쪽으로 오목하고, J지점이 넓다. 이런 소견들은 전형적인 긴장의 소견이다. 또한 가장 깊은 S파가 있는 부심체에서 가장 높은 ST분절 상승이 있다는 것도, 긴장이 있는 좌심실비대의 또 다른 전형적인 소견이다. 긴장때문에 T파에도 변화가 생겨서, 유도 I과 aVL에서는 뒤집어지고 비대 칭인 T파가, 유도 $V_3 \sim V_6$에서는 비대칭이고 이상성 T파를 보이게 된다.

심전도의 나머지 부분은 정상동성리듬 소견을 보이고 좌심방비대의 소견이 있다. 좌심방비대의 기준은, 유도 V_1에서 P파의 후반부가 크다는 것이다. 유도 II에서의 P 파는 어떤가? 승모판성 P파의 소견은 아닌가? 대답은 아니다. P파는 분명하게 함몰이 있고 폭기된 부분의 넓이가 0.12초보다 길거나 넓지 않다.

이 있고 향기된 부분이 있지만 넓이가 0.12초보다 길거나 넓지 않다. 심한 좌심실비대로 인해 QT간격이 연장이 약간 나타난다. 먼저 우심방비대로 인해 좌심실비대에서 흔히 나타난다. U파는 좌심실비대에서 흔히 나타난다.

심전도 자가 테스트 12-5

이 심전도는 1도 심장차단이 있는 정상동성리듬이다. PR간격은 연장되어있으나 나머지 간격은 정상범위 안에 있다. 이 심전도의 가지는 심장의 축이 유도 V_1에 있다. 축은 좌사분원 안에 있고, 유도 I은 음성 편위이고, aVF는 양성 편위인 것을 기억하라. 심전도 자체에 연급했듯이 수축편위를 보면, 좌주각반차단인지를 확인해야한다. 심전도 자가 테스트 12-3처럼 유도 I에서 S파가 나타나고, 유도 III에서는 q파가 없다. 이것이 르 도움이 되지는 않는다. 우심방비대나 우심실비대에 배제를 살펴보자. 먼저 우심방비대의 증거가 있는가? 없다. 우심실비대의 증거가 있는가? 답은"있다""있다"이다.

유도 V_1을 보면 분명히 R:S 비율이 증가된 것을 볼 수 있다. 실제로 V_1에서는 S파가 없다. 이것이 우심실비대의 큰 소견이다. 우심실비대가 우측편위의 원인이라는 강한 가능성 때문에, 좌측가반차단은 가능성이 없다. 우심실비대에 대해서 연급할 때는, 유도 V_1과 V_2에서 ST간격과 T파를 살펴봐야 한다. 비정상적인 소견을 발견할 수 있는가? 유도 V_1과 V_2에서 이런 변화를 전에도 본 적이 있는가? 그림 12-13을 보시오. 이것은 우심실비대의 긴장이 있는 심전도이다. 오목한 ST간격이 하강되어 있고 뒤집어진 것은 긴장이 있는 우심실비대의 에이다. 오목한 ST간격이 하강되어 비대칭적인 T파이다.

유의해야 할 것은 유도 V_1을 항상 잘 살펴보아라. 보는 방법만 안다면, 충분히 가지는 정보를 주는 유도는 유도이다. 이 유도는 우측부를 볼 수 있는 가장 좋은 유도이다.

땅이다. 그래서 우심실비대라는 진단을 할 수 없다. 그러나 이 심전도의 소견은 우축위와 우심방비대가 있는 것으로 보아서 우심실비대의 가능성이 있다고 의심할 수는 있다. 임상적으로도 우심실비대가 매우 의심되어서, 이런 가능성에 대한 추가적인 정보를 얻기 위해서 심초음파 검사와 이후적 소견을 찾아보았다.

성을 확인하기 위해서 심초음파 검사나 다른 검사가 필요할 수도 있다. 왜 우심실비대라는 판단에 대하여 그렇게 조심을 하는가? 그럼 이런 심전도 소견이 있는 환자에 대해, 내과적 질환이나 합병증, 예를 들어 고혈압을 치료해야 하는 경우를 상상해보자. 우심실비대가 생길 수 있다. 이노게를 쓰면 정맥귀환을 감소시켜서, 폐색전증이나 폐섬유증을 가진 환자에서는, 환자의 혈압에 우심방압을 높일 수 있다. 베타 차단제는 만성폐색성폐질환 환자에게 문제를 일으킬 수 있고, 이런 환자에서는 금기이다. 이것으로 보아 심전도는 홀겨만 판독해서는 안되다.

를 포함할 수 있게 해준다. 임상적 판단이 있는가? 그렇다. 이 문제에 대한 심전도 소견은 없다 하더라도, 문제는 그대로 남아있는 것이다. 예를 들어, 좌측과 우축의 심실에서 발생하는 베타나 서로 상세피아, 우리가 진단을 내리는 데 적용하는 기준에 맞추지 않을 수도 있다.

말으로 비특이성 ST파와 T파 변화가 나타난다. 허혈이나 긴장에서 나타나는 결정적인 소견은 아니어도, ST간격과 T파는 완전 정상소견은 아니다.

심전도 자가 테스트 12-4

이 심전도에서 가장 분명한 소견은 진폭이 큰 QRS군이다. 이들 복합체는 좌심실 비대라고 소리치고 있는 것이다. 유도 V_2에서 QS파의 크기는 36mm이다. 이 수치 만으로도, 진단기준에 속한다. 유도 V_1 or V_2에서의 S파 + 유도 V_5 또는 V_6에서 R 파의 합보다 크다. 그러나 좌심실비대의 다른 기준으로 나타나지 않는다. 즉 유도 aVL에서 R파가 11mm보다 길거나 크지 않고, 유도 I에서 R파가 12mm보다 길거나 크지 않고, 유도 aVF에서 R파가 20mm보다 않고, 45mm보다 길거나 큰 흉부유도가 없고, 유도 aVF에서 R파가 20mm보다 크지 않다는 것이다.

역시 긴장이 있는 좌심실비대의 소견의 기준에도 일치된다. $V_1 \sim V_3$까지의 우축 흉나 심장축은 병적으로 좌축편위를 보이고 있다. 이것의 이유는 나타날 수 있는 심한 좌심실비대나, 좌심방비대의 가능성 때문이다. 다시 한 번, 이 경우에는 좌심실비대가 커져 있기 때문에, 좌심방비대는 기술적으로 포함할 수 없는 것이다. 그러나 임상적으로 모두 고려해보아야 한다.

이다. 게다가 다른 여러 병리적 진단에 많은 도움을 준다. 진단에 도움을 주는 예로는 우각차단과 우심실비대가 있다. 이 두 가지 과정 모두가 유도 I에서 R:S비율이 증가되어 있다(즉 양성 복합체를 가진다).

유도 V_1에서 R:S비율이 증가하는 또 다른 예는 어린아이와 사춘기에서 자주 나타난다. 이것의 이유는 어린이는 약간 커져있는 우심실을 가지고 있어서, 심장의 축을 앞쪽 우측으로 당기기 때문이다. 지금까지 유도 V_1 or V_2에서 양성 복합체를 보았음을 고려해야 할 세가지 항목을 살펴보았다(주의: 우심실비대와 소년기에 나타나는 축변화는 유도 V_2까지는 전형적으로 나타나지 않을 수도 있다. 그러므로 유도 V_2에서 양성 복합체가 나타난다면, 그 원인으로 축변위의 가능성을 생각해야 한다. 나머지 하나로 하는 우각차단은 유도 V_1에서 항상 양성이어야 한다).

전문학습이 필요한 경우

유도 $V_1 \sim V_2$까지 R:S비율이 증가를 보였을 때 항상 고려해야 할 다섯 가지 사항은 다음과 같다.

1. 어린이와 사춘기 아이에서 정상소견
2. 우각차단
3. 우심실비대
4. 후벽심근경색
5. WPW증후군. A형

심전도 자가 테스트 12-6

이 심전도는 긴장이 있는 좌심실비대이다. 유도 V_6의 R파는 단독으로 51.5mm이다. 쉽게 알 수 있는 다른 기준들은 (1) 유도 V_1 또는 V_2의 S파 와 유도 V_5 또는 V_6의 R파의 합이 35mm와 같거나 클 때. (2) 유도 aVL의 R파가 11mm와 같거나 클 때 (3) 유도 I의 R파가 12mm와 같거나 클 때, 마지막으로 (4) 유도 V_6가 45mm와 같거나 클 때이다. 일치하지 않은 하나의 기준은 유도 aVF의 R파가 20mm와 같거나 크지 않다는 것이다. 긴장소견은, 밑으로 오목한 ST절, 뒤집히고 비대칭적인 T파로, 분명하게 나타난다. 심전도의 나머지 부분은 정상 동조율과 정상적인 간격을 보인다. 그러

13 장

급성 심근경색
(Acute Myocardial Infarction (AMI))

이 장은 바로 여러분이 기다리던 "급성심근경색"에 관한 장이다. 급성심근경색을 진단하고 환자의 생명이나 생활방식을 구할 수 있는 자료를 시작한다는 것은 대단히 스릴있는 일이다. 그렇지만 이 주제는 매우 광범위하며, 심장의 많은 부분, 즉, 전벽, 하벽, 후벽, 우심실 및 심첨부 등을 이야기하고 있으므로 중분된 마음을 다스가 다 앉아야 한다. 또한 이 주제는 하측벽, 전측벽, 하후벽 등에 발생하는 좀 더 드문 복합적인 심근경색도 포함한다. 거기에 각자단과 비전형적인 급성심근경색을 더하여 논의할 것이고, 그리고 이야기해야 할 몇 가지 중요한 사항이 있다. 이 주제를 충분히 논의하려면 아마도 한 권의 책의 필요할 수도 있다. 본 장에서는 개괄적인 내용을 다룬다. 우리는 급성심근경색의 결과로 심장에 발생하는 병태생리학적 변화와 심전도 유형이 어떻게 어떠한지를 논의할 것이다.

개요

심근세포를 포함한 모든 세포는 살아가기 위해 산소를 필요로 한다. 세포에서 산소가 부족해지면 그 기능이 변화되기 시작한다. 세포는 생존을 위해 산소가 없이 에너지를 생산하는 혐기성 대사를 시작한다. 이는 산증을 초래하고 대개 이것은 세포가 생존하기 위한 매우 비효율적인 방법이다. 결과적으로 세포는 이러한 해로운 대사로 인하여 손상을 입기 시작하게 되고, 이는 정상순환과 산소화가 회복되지 않으면 세포 사망으로 이어진다. 그림 13-1을 보면 이 과정을 점진적인 연속적 과정으로 입어낸다. 쉽게 유추하기 위해, 이수기를 생각해 보자. 그는 물밑에 가라앉는 그 순간에 바로 죽지는 않는다. 첫째로 그는 저장된 예비량을 모두 소진한 후, 서서히 무통해지 며, 공황상태에 빠지고, 기절하고, 결국 사망하게 된다. 여러분은 허혈, 손상, 경색을 이와 유사한 연속 선상으로 생각하기 바란다(공황은 부정맥과 혈역학적 변화를 초래할 것이다). 이와 병행하여 심전도의 변화도 꽤 정확한 프리젠테이션으로 다음에 간단히 연급할 것이다. 명명법에 대하여 간단히 언급한다. 허혈과 손상은 가역적이다. 허혈과 손상은 심장의 증상 표현은 흥통이다. 허혈과 손상은 어떤 이유에서진 심장의 요구가 일

시적으로 과도하거나, 그 영역에 혈류의 공급이 충분하지 못하게 되면 발생한다. 요구가 증가하거나 공급이 감소하면 허혈이나 손상이 원인이 된다. 불행히도 경색(세포사망)은 비가역적이다.

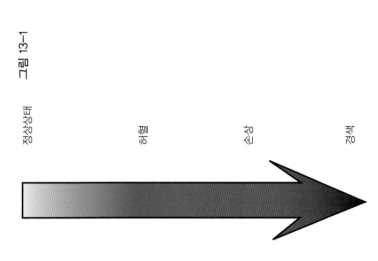

정상상태

허혈

손상

경색

그림 13-1

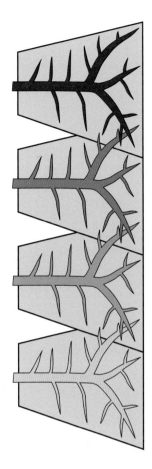

정색의 양상과 심전도 모양을 이해하기 위하여 우리는 심근에 혈액순환이 어떻게 이루어지는지를 알아야 한다. 우선은 심장순환을 기본적인 나무구조 형태로 생각하자. 주 줄기에서 주 가지가 나뉜다. 그것은 차례로 큰 가지와 중간 가지로 나뉘며, 그리고 계속 분지되어 잔가지와 잎이 있어 된다. 주 관상동맥은 그림 13-2처럼 심외막을 따라가다가 여러 지점에서 심근을 통과한다. 이 동맥은 심내막에 도달하는 동안, 점점 작은 가지로 나뉘다가 마지막에는 심근의 모세혈관 맞을 형성한다. 만약 하나의 큰 가지만을 특화하여 본다면 그림 13-3처럼 동맥의 기시부에서 멀어지는 쐐기 모양으로 심근 조직에 혈류를 보내며 원위부로 갈수록 두꺼워지는 것을 볼 수 있다.

우리가 앞서 노의했던 혈류의 종류를 기억하셨는가? 혈류은 심외했던 손상이 되고 마지막으로 정색이 된다. 세포가 죽을 때 심근의 부위에 공급하는 가지의 분포와 양

13 장 ■ 급성 심근경색 (Acute Myocardial Infarction (AMI))

그림 13-2

상을 따라 죽게 되어서 심내막쪽으로 갈수록 더 두터운 쐐기 모양의 정색이 되는 것이다.

그렇다면 허혈과 손상부위(그림 13-2)의 쐐기모양은 왜 심내막으로 갈수록 더 앞아지는가? 이 질문에 대한 답을 위해 우리는 심장의 세 가지 보호기전을 살펴볼 필요가 있다.

1. 측부 순환이라 불리는 다른 동맥들이 심내막을 따라서 혈류를 공급해주는 중복 되는 영역이 있어서 심내막의 어떤 부위는 다른 2개의 분지에 의해 혈류를 공급 받게 된다(그림 13-3).
2. 산소는 심실문부터 직접 인근조직의 세포로 움직이거나 확산되어 갈 수 있다.
3. 심실문부터 바로 나오는 작은 혈관인 테베지우스 정맥(thebesian vein)이 있다. 심내막 근처 세포에게 서른을 공급하기 위한 이런 기전은 허혈과 손상 이 일어날 가능성을 줄여준다. 그러므로 세포의 허혈과 손상은 심외막 표면 쪽 에서 좀 더 크게 일어난다.

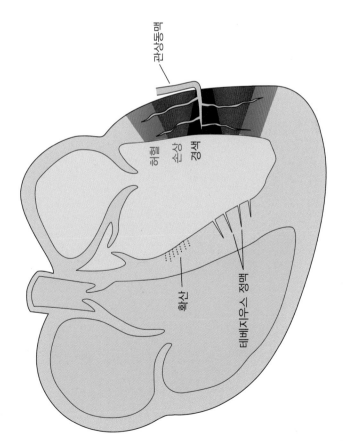

그림 13-3: 관상동맥에 의한 중복되는 쐐기 모양의 관류

전극은 반대벡터를 볼 수 있다. 다른 벽의 반대로 향하는 양의 벡터는 전극으로부터 멀어지게 되고, 그림 13-6에서처럼 Q파를 만든다. QRS군의 나머지 모양도 정상과 손상의 주변 지역으로부터 나타난다.

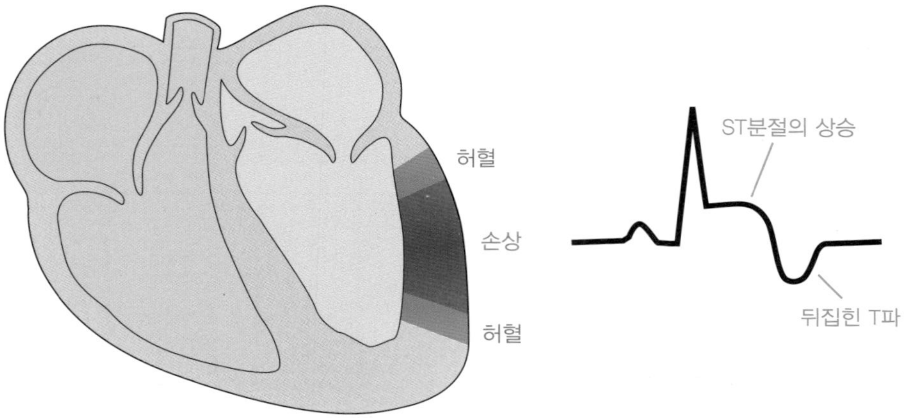

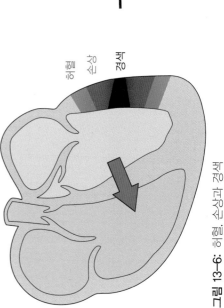

그림 13-5: 허혈과 손상

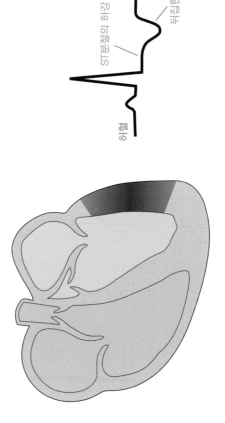

그림 13-6: 허혈, 손상과 경색

허혈, 손상 및 경색의 부위

허혈은 심장의 쐐기모양 부위로 영향을 미친다. 쐐기는 그림 13-4에 그려진 것처 럼 심내막에서는 얇고 심외막을 따라서는 두껍다. 허혈 부위는 주위의 정상 조직보다 좀 더 음극을 띠어서 ST분절 하강 모양을 만든다. T파는 역위가 발생하는데, 허혈에 의해 비정상적 통로로 재분극이 일어나기 때문이다.

그림 13-5에 보인 것처럼, 손상은 허혈에서 보이는 것과 유사하게 조직의 쐐기모 양 부분에 영향을 미친다. 그러나 손상부위는 완전하게 재분극하지 못한다. 그리하 여 이 부분은 주위조직보다 좀 더 양극을 띠어서 ST분절이 상승된다. 심근의 손상 및 허혈부위를 따라 비정상적인 재분극 경로가 나타나기 때문에 T파는 역위된 채로 남아있다.

경색은 죽은 조직이다. 이는 잠재적인 어떠한 활동도 만들어내지 못해서 전기적 으로 중성이다. 이 경색부위는 심근의 벽에 전기적 창처럼 보인다. 창을 통하여 보면

그림 13-4: 허혈

급성 관상동맥 증후군(Acute Coronary Syndromes)

급성 관상동맥 증후군(ACS)은 심근 허혈에 의해 야기되는 심장 상태의 분류에 포함된다. ACS의 주요 3가지 항목은 불안정형 협심증(UA), 비 ST분절 상승 심근경색(non-STEMI), 그리고 ST분절 상승 심근경색(STEMI)이다. 이러한 상태를 개별적으로 각각 살펴보자.

불안정형 협심증은 환자가 휴식 중 또는 점점 심해지는 양상의 흉통과 관련된 활발한 국소 허혈을 겪고 있는 허혈 증후군을 말한다. 불안정형 협심증의 3가지 하위 유형은 새로 발생, 휴식, 점점 심해지는 것을 포함한다. 불안정형 협심증은 전형적으로 흉통과 그와 관련된 증상 및 징후를 나타내고(호흡곤란, 발한, 심계항진, 오심, 구토), 정상적인 심전도나 ST분절 하강 그리고 혹은 T파 역위를 나타내는 심전도 증 하나를 나타낸다. CK-MB와 Troponin과 같은 심장 표지자의 상승은 혈액 검사에서 음성 소견이다. 불안정형 협심증은 영구적인 세포 손상으로 진행되지 않는 심근 허혈 상태를 나타낸다.

비 ST분절 상승 심근경색은 심근경색의 일반적인 증상과 징후가 있지만 심전도상 ST분절 하강이나 T파 역위를 보이는 심각한 심근의 허혈 상태를 말한다. 비 ST분절 상승 심근경색과 자존적인 불안정형 협심증 사이의 중요한 차이점은 혈액 검사에서 심근 세포 손상의 여부를 확인할 수 있다는 것이다.

ST분절 상승 심근경색은 우리가 이 장에서 더 논의할 전형적 영역 분포에서 ST분절 상승과 연관된 허혈 증후군이다. 이 증후군은 전형적으로 관상동맥 폐색과 관련이 있고, 영향을 받은 환자들은 가능한 많은 심근 조직의 회복을 위해 응급 재관류가 필요하다. 이러한 환자들에게서 ST분절의 상승은 대개 전층 허혈/경색으로 발생한다.

STEMI에 대한 현재의 심전도 기준은 두 개 이상의 연속적인 리드에 존재하는 ST분절 상승을 포함한다. ST분절 상승은 V₁, V₂, V₃ 리드에서 2mm이상, 다른 리드에서 1mm이상 이어야 한다.

V₁, V₂ 그리고 V₃에서 2mm 이상의 제한적인 값은 젊은 환자와 남성에서 정상적으로 관찰되고 보이는 J-point 상승의 증가가 반영된다. 연속적인 리드란 용어는 해부학적으로 서로 가까이 있는 리드를 말한다. 우리는 이 장의 뒷부분에서 심전도체 그룹으로써 심장의 부위에 따라 어떻게 다르게 나타나는지 보여줄 것이다.

경색과 Q파

Q파 경색

오늘날의 임상의들은 가장 급박한 위험으로 진행되는 STEMI와 함께 STEMI 또는 비 STEMI 둘 중 하나를 급성 심근경색으로 생각해야 한다. 그러나, 옛날에는 급성 심근경색을 Q파 경색 또는 비 Q파 경색으로 분류하였다. 그것은 우리가 Q파가 생성되는 방법에 대해 이해하고 상대적 유도의 개념을 검토하기 시작하는 데 도움이 되기 때문에 이 분류에 대해서 생각하는 것은 여전히 유용하다. 우리의 목적에, 비 Q파 경색과 비 STEMI 사이에는 실질적인 차이는 없다. 이 경색 유형의 예후에 대한 우리의 이해는 매우 임상적으로 남아있다.

우리는 Q파 경색을 전체 심근을 침범하는 전층의 경색에 의한 것으로 언급하였다. 전벽에 걸쳐 죽은 조직 때문에 그림 13-7과 같이 창문효과와 Q파를 볼 수 있다.

그러한 전통적인 생각은 부검연구결과 전층의 괴사가 아니더라도 Q파가 생길 수 있음을 보여줌으로 끝나게 되었다. 어떻게 전층의 괴사가 아닐 경우라도 그러한 양상이 되는지 이해하기 위해서는 벡터를 생각해 볼 필요가 있다. 예를 들어(이것이 유일하게 가능한 설명은 아니지만) 경색부위가 단지 심실벽의 1/3만을 포함한 경우를 가정하자(그림 13-8). 경색부위는 또한 퍼킨제 섬유망의 부위를 포함할 것이다. 퍼킨제 시스템은 심근을 통해 매우 빠르게 전위를 전달하므로, 만약 경색부위에서 이 시스템이 동작하지 않으면, 경색부위 위의 손상된 심근은 그림 13-9에 도시된 것처럼 느린 세포 간 전도에 의해 탈분극된다. 이러한 전도지연은 반대편 벡터가 방해를 받지 않는 짧은 기간을 만들게 된다. 경색부위의 전극에서 빠르고 방해받지 않는 반대편 벽의 벡터가 Q파로 나타나고 그후 느린 손상 부위의 벡터가 나타나기 시작한다.

허혈
손상
경색
그림 13-7: Q파 경색

손상
경색
해부학적 경색은 Q파의
원인이 있느냐? 답: 있다
그림 13-8

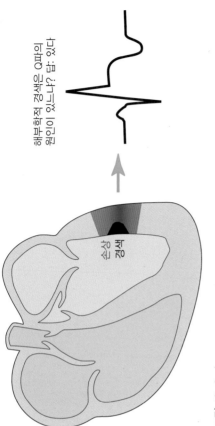

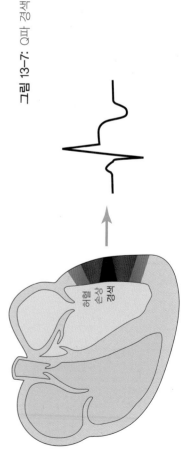

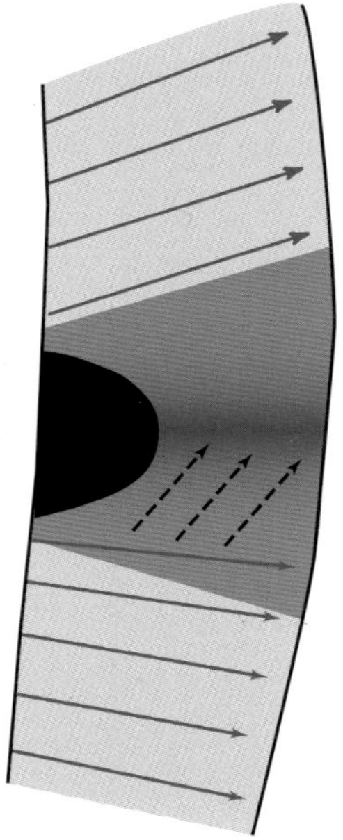

정상심근을 통한 전도는 퍼킨제 시스템을 통하여
일어나며 심내막에서 심외막으로 진행된다. 경색이
있는 경우 퍼킨제 시스템은 사망하게 되고 기능을
할 수 없다.
경색부위 위에서의 전도는 세포에서 세포로 직접
접촉하여 일어나며, 이는 서서히 일어난다.
이 느려짐은 경색부위 위의 영역이 전기적으로
중립이 되는 짧은 순간을 초래한다. 이는 일시적인
창처럼 작용하여 다시금 다른 벽으로부터의 벡터가
짧은 시간동안 저항받지 않고 나타날 수 있게
해 주는데, 이것이 Q파로 나타난다. 이 Q파는
전층 경색이 발생한 경우에 비해서 작다.
그림 13-9

비Q파 경색

이제 그림 13-10처럼 경색이 작아서 Q파를 만들 수 없으나 비정상적인 T파를 만들 수 있을 정도인 경우를 가정해보자. 이때의 심전도는 급성심근경색처럼 보이지 않고, 마치 초기에는 허혈이나 손상처럼 급성심근경색 진단에 사용되는 생화학적 표지자의 상승을 찾아냄으로써 경색을 확정한다. Q파를 남기지 않는 경색을 비Q파 경색이라 한다.

이러한 형태의 경색을 이야기하기 위해 사용된 심내막과 같이 심장의 작은 부위에 신화되는 향상 심내막하 같이 있다. 이것은 잘못이다. 이런 작은 경색은 심내막분 아니라 심근의 어떤 부위 에서도 일어날 수 있다. 이것은 심근의 인접하지 않는 영역의 경색에 의한다. 이런 이유로 Q파를 만들지 못한 작은 전층경색일 수도 있다. 더불어 요즘과 같은 혈전용해치료와 재관류 시술의 시대에서 여러분은 경색을 초래하는 과정-혈전을 더돌림으로 전층경색을 비전층경색으로 되돌릴 수 있다. 분명히 말하자면, Q파의 존재여무로 전층경색과 비전층경색을 구분할 수 없어서 이 잘못된 경을 그냥 두어야 한다.

그런데 왜 Q파와 비Q파가 아직도 지켜 논의되느냐? 구별하는 주된 목적은 환자의 예후를 파악하는데 의미가 있다.

Q파 경색은 높은 급성 사망률, 많은 양의 조직 손상 그리고 울혈성 심부전의 발생과 관계있다. 비Q파 경색은 입중치료법을 취하지 않으면 장기사망률이 높아진다. 그 이유는? 그림 13-11을 보라. 동맥의 #1 부위에 조기경색이 있다고 가정하자. 이는 심근의 작은 부위의 경색으로 거의 주의를 기울일 필요조차 없다. 틀렸다! 모든 경색은 약 40%에서 부정맥을 일으켜 급사에 빠질 수 있다.

집중치료는 경색부위가 그림 13-11처럼 #2, 3, 4 부위로 확대되는 것을 예방할 수 있다. 누적되는 효과는 더욱 많은 심근의 손심을 초래할 수 있다. 그러나 더욱 위험한 것은 그러한 각각의 사건에서 급사확률이 40%인 점이다.

통계학자들은 맨번 공중에 동전을 던질 때 앞면이나 뒷면이 나올 확률은 50%라고 하고, 그리고 우리의 40%는 그 50%에 가깝다. 연달아 네 번이 앞면이 나올 만큼 운이 있다고 생각하는가?

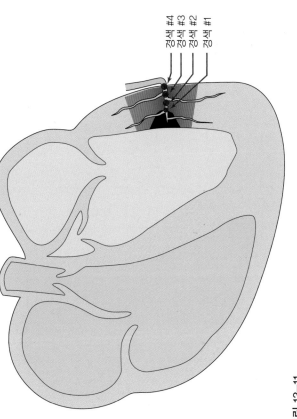

경색 #4
경색 #3
경색 #2
경색 #1

그림 13-11

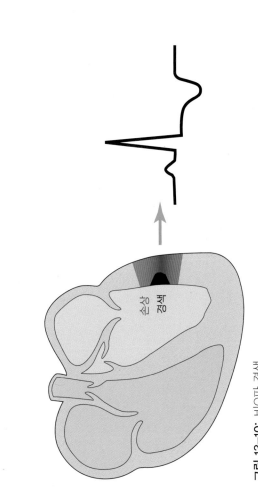

손상
경색

그림 13-10: 비Q파 경색

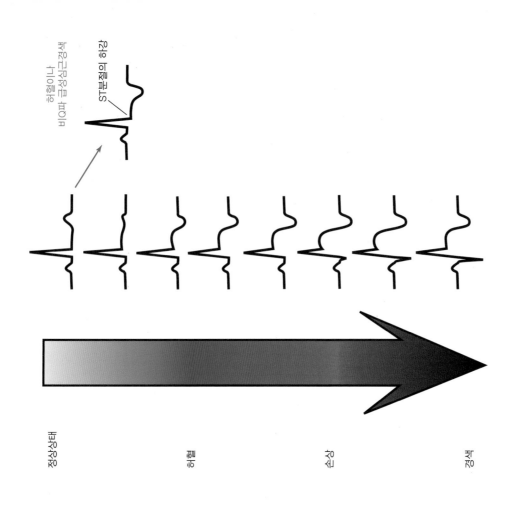

그림 13-12: 경색에서 심전도의 진행

허혈이나
비Q파 급성심근경색

ST분절의 하강

정상상태

허혈

손상

경색

경색에서 심전도의 진행

급성심근경색에서 심전도 유형은 정적인 모습이 아니라 정상상태로부터 완전한 경색에 이르기까지의 연속선상에 있다. 이 진행과정은 그림 13-12에서 보여주고 있다.

보이는 것처럼 전형적으로 발생하는 첫 번째 변화는 초기 허혈 시 T파가 뒤집히는 변화처럼 ST분절의 상승이다. 우리가 보는 바와 같이 초기 ST분절 상승은 많은 경우에 매우 극적일 수 있다. 이 단계에서 ST 분절은 일반적으로 아래쪽으로 오목하고, 편평하거나 U모비서 모양이다. T파는 이 시기에 잠시 사라진다. 경색 과정에서, q 또는 Q파가 나타나기 시작한다.

일단 급성경경색이 완료되면, 구경색의 만성적 유형이 발전되기 시작한다. 첫 번째로 사라지는 것은 ST분절의 상승으로, 이 분절은 기저선으로 회복된다. 다음으로 T파가 직립으로 회복된다. 그러나 Q파는 반흔 조직 형성으로 인해 영구적으로 남는다. 경색유형이 이 수준으로 회복되는 수주가 걸릴 것이다.

배움정리

1. 산소요구량이 증가하거나 산소공급이 감소하는 것이 허혈이나 경색의 발전되는 원인이 된다.
   참 또는 거짓

2. 심근세포의 사망은 가역적이다.
   참 또는 거짓

3. 경색은 심내막과 접하는 면이 넓은 면인 쐐기 모양이다.
   참 또는 거짓

4. 측부순환은 경색의 가능성을 증가시킨다.
   참 또는 거짓

5. 허혈과 손상은 가역적이다.
   참 또는 거짓

1. 참 2. 거짓 3. 참 4. 거짓 5. 참

상대적 변화

상대적 변화는 심전도 판독자를 정기적으로 괴롭히는 용어이다. 이것을 가울효과라고도 하는데, 이것은 동일한 정세부위를 서로 반대편 각도에서 바라보는 두 개의 전극이 있을 때 발생한다. 예를 들어 그림 13–13에서처럼 전극 A와 B를 설치해 보라. 두 전극은 정확하게 같은 시간에 동일한 사건을 볼 것이다. 그러나 그것은 서로 매우 다른 모양으로 기록된다. 어떻게 그 이유를 유추할 수 있겠는가?

전극 A를 보고 분석을 시작해 보자. 전극이 전기적으로 중성인 정세되 조직을 통하여 볼 때, 그것으로부터 멀어지는 오직 방해받지 않는 베타를 기록한다. 이것이 Q파를 나타나게 하는 것인데, 그것은 베타가 전극으로부터 멀어지기 때문이다. 다음으

로 QRS군의 다른 베타들과 ST분절 상승을 초래하는 더욱 양성인 손상부위의 베타를 기록한다. T파는 허혈과 손상부위에 의해 재분극 이상이 발생하기 때문에 뒤집힌다.

반면에 전극 B는 기본적으로 저항 받지 않은 베타가 나오는 것이 보이므로 높은 R파를 나타낸다. 그래서 그것은 손상과 허혈 부위를 각각 ST분절의 하강과 T파의 상향으로 기록한다. 필수적으로 전극 A에서 보이는 것과 거울효과를 보게 된다. 급성 심근경색과 정반대의 벽에 위치하는 전극의 기록에는 그러한 급성심근경색의 상대되는 변화가 기록된다.

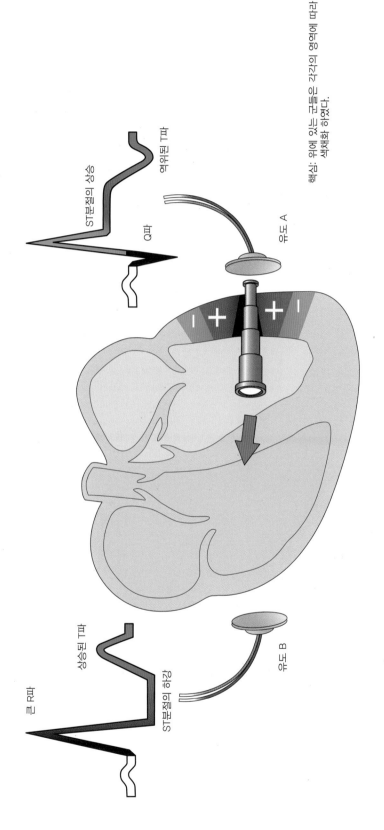

ST분절의 상승

Q파

유도 A

큰 R파

상승된 T파

ST분절의 하강

유도 B

핵심: 위에 있는 근들은 각각의 영역에 따라 색체화 하였다.

그림 13–13

13 장 ■ 급성 심근경색 (Acute Myocardial Infarction (AMI))

그래서 개별적인 심벽을 나타내는 심전도상의 영역은 무엇이고, 어떤 유도들이 정말로 상대되는가? 그림 13-14는 이 질문에 대한 도형적인 답을 보여주고 있다.

심전도에서 경색의 영역

그림 13-15에 특정 색으로 표시된 지역은 심전도 상에서 발견된 경색구역을 나타내고 있다. 이 영역들이 그림 13-14에서 Z축과 여섯 개의 죽을 이용한 지역과 심전도상 같은 것을 눈 여겨 보라. 급성심근경색이나 허혈 시의 변화가 실제적인 것인지를 확신하기 위해서는 구역 분포를 확인할 필요가 있다.

I	aVR	V₁	V₄
Lateral		Septal	Anterior
II	**aVL**	**V₂**	**V₅**
Inferior	High lateral	Septal	Lateral
III	**aVF**	**V₃**	**V₆**
Inferior	Inferior	Anterior	Lateral

그림 13-15

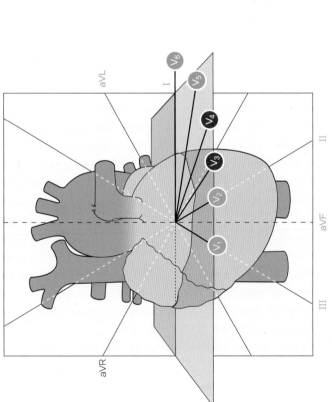

전벽 = V₃–V₄
하벽 = II, III, aVF
측벽 = I, aVL, V₅–V₆
중격 = V₁–V₂

후벽 = 상대적 변화는 V₁–V₂에 나타남.

상대적 변화가 일어나는 곳:
II,III,aVF ↔ I,aVL
V₁,V₂ ↔ V₇,V₈,V₉

핵심: V₇–V₉는 후벽유도로 이장에서 후에 언급할 것이다.

그림 13-14

결함에서 나타나는 경색의 부위

우리는 이전 단락에서 급성심근경색에서 일어나는 다양한 부위에 대해 논했다. 여러 부위 경색을 나타내는 한정된 영역과 그것과 관련된 유도들을 보았다. 그러나 이것이 실제에서 단순하게 일어나는 것은 아니다. 실제로 경색은 보통 심장의 한 구역 이상을 관련하는 동맥의 차단이 원인이다. 그러므로 심전도에서도 그렇다(완벽한 관상동맥 폐쇄를 논하기 위해서는 해부학 교재를 참고할 수 있다).

경색된 조직의 양은 막힌 동맥의 크기와 아지, 그리고 그 혈관이 관류하는 영역의 크기에 의한다. 급성심근경색 환자를 부검해 보면, 실제적으로 경색된 조직의 양과 관여하는 동맥을 볼 수 있을 것이다. 불행히도 우리는 심전도에서는 그렇게 정확하게 볼 수가 없다. 우리는 관여하는 구역을 말하고, 거기를 관류하는 동맥을 교육 받은 것으로 추측할 수 있다. 그러나 손상된 조직의 범위가 어느 정도인지 확실하려 하기는 어렵다.

이것은 심전도에 영향을 줄 수 있는 형태-변화를 초래하는 이상소견 때문이다. 심전도는 심장의 뼈대의 표현이다. 페디는 좌심실비대, 우심실비대, 전도장애를 표현하며 그래서 급성심근경색에서 심전도의 모양을 변화시킬 수도 있다. 더불어 동맥들이 심근을 지나거나 어떤 가지 변형이 있다. 그러므로 그 동맥들이 관류하는 영역도 개인마다 다양하다. 이것이 역시 심전도상 관계되는 영역을 변화시킨다. 우리는 당신에게 가장 활발된 심전도를 제공하는 것으로 시작할 것이지만, 가지배리나 우세한 동맥케나 혹은 순환 같은 것들로 인한 차이가 항상 있다는 것을 명심하라. 더불어 비록 경색이 작을지라도 순 큰 동맥은 한 구역 이상에 향상 영향을 미친다. 더불어 비록 경색의 하나가 이상의 영역에 관련하는 영향이 있다. 즉 후하벽, 측벽으로 확장된 전중벽, 후측벽 등등. 이것은 특이 하벽과 전벽으로 집범하는 경색에 있는 것도 사실이다. 이들 경색은 각각 우관상 동맥 또는 좌관상 동맥 전하행지의 폐쇄된 부위에 생긴다. Q파에 의해 표현된 오래된, 혹은 나이를 알 수 없는 좌관상동맥은 종종 하벽이나 전벽 단독에서

발전된다. 그러나 몇몇 급성 경색은 단지 한 구역을 포함한다. 상측벽, 후벽과 독립 된 우심실경색은 여기에 포함된다. 이 예들에 대해서는 이상의 빗부분에 언급하겠다. 우리는 여기에서는 일차적으로 급성경색에 접중하여야 한다. 고급 독자로 다른 장의 심전도를 보게 될 때 오래된 경색의 많은 예를 보게 될 것이다.

그것을 상기하면서 주요 동맥과 그것이 관류하는 영역을 보라(우관상동맥(RCA), 좌관상동맥 전하행지(LAD), 좌관상동맥 회선지(LCx).

하벽	우관상동맥, 좌관상동맥 회선지
하벽-우심실	우관상동맥 근위부
후하벽	우관상동맥, 좌관상동맥 회선지
우심실	단독 좌관상동맥 회선지
하벽	단독 우관상동맥, 좌관상동맥 회선지
전벽	좌관상동맥 전하행지
전중격	좌관상동맥 전하행지
전중격	좌관상동맥 전하행지 근위부
전측벽, 하측벽, 후측벽	좌관상동맥 전하행지 회선지

전벽 급성심근경색

전벽경색은 홀로 존재하는 경우는 드물다. 사실 독립된 전벽경색의 한가지 예를 제시하는 것은 불가능하다. 일반적으로 중격, 측벽이나 그 둘 다에 경색이 일어난다. 전벽에 부착하는 유도 V_3과 V_4를 그림 13-16과 13-17에서 볼 수 있다. 전벽과 중격이 동시에 연관되면(전중격 급성심근경색) 경색의 변화는 유도 V_1 ~ V_4에 나타날 것이다. 전벽과 측벽에서 경색이 발생할 때(전측벽 급성심근경색)는 이 변화는 V_3 ~ V_6에서 보일 것이고, 유도 Ⅰ과 aVL에도 나타날 수 있다. 전벽, 중격과 측벽에 모두 포함될 때 경색은 측벽에 확장된 전중격 급성심근경색이라고 알려져 있다. 이는 V_2 ~ V_5유도에 영향을 미치며, 보통 V_1, V_6, Ⅰ, aVL에도 나타난다.

V1
V2
V3
V4
V5
V6

그림 13-16: 전벽 심근경색=V_3~V_4

I
Lateral
aVR
V1
Septal
V4
Anterior
II
Inferior
aVL
High lateral
V2
Septal
V5
Lateral
III
Inferior
aVF
Inferior
V3
Anterior
V6
Lateral

그림 13-17

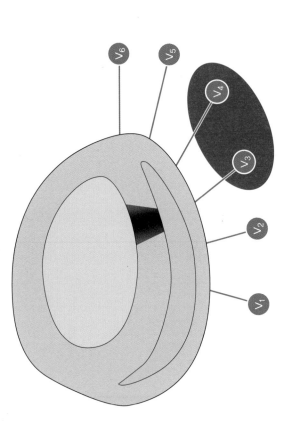

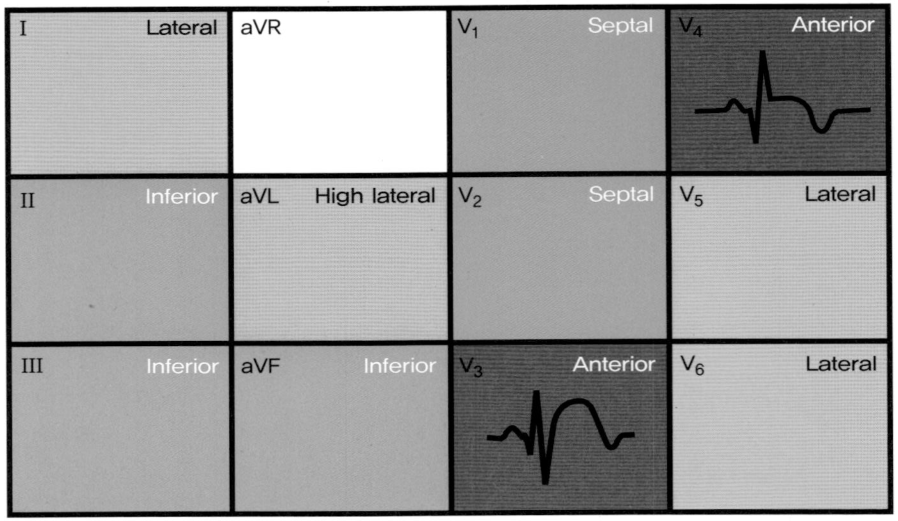

기억할 것!

심장의 대부분 경색은 하나의 독립된 영역이상을 포함한다. 경색을 찾을때는 관련된 영역을 찾아라.

전중격 급성심근경색

그림 13-18과 13-19에서 보이는 전중격 급성심근경색은 중핵 혈테이며 다른 모든 전벽경색에서처럼 혈역학적 불안정과 심인성 쇼크와 관련되는 일이 빈번하다. 이 유

형의 경색은 다른 단면(plane)이 사지유도에서 보이는 상태적인 변화가 없다는 것을 이해하는 것이 중요하다. 만약 사지유도의 변화가 보인다면 이는 상부 측벽처럼 이 유도를 나타내는 심장의 다른 벽을 포함하기 때문이다.

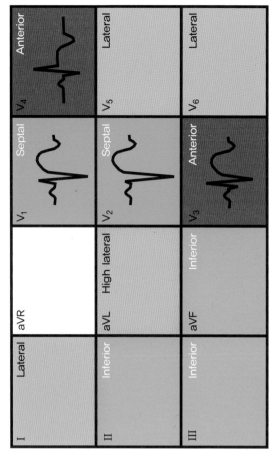

I Lateral	aVR	V₁ Septal	V₄ Anterior
II Inferior	aVL High lateral	V₂ Septal	V₅ Lateral
III Inferior	aVF Inferior	V₃ Anterior	V₆ Lateral

그림 13-19

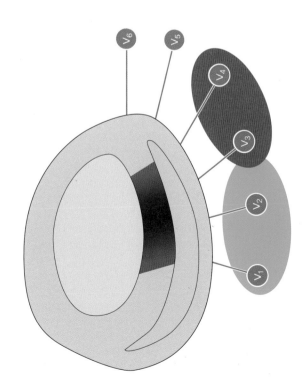

그림 13-18: 전벽 급성심근경색=V₃~V₄; 중격 급성심근경색=V₁~V₂

임상 포·인·트

유도 II, III과 aVF에서 ST분절의 하강이 보인다면, 경색이 심장의 측벽과 측벽 부위까지 이환되고 있을 것이다.

13 장 ■ 급성 심근경색 (Acute Myocardial Infarction (AMI))

183

ECG 13-1

이 심전도는 전중격 급성심근경색의 전형적인 예이다. 이 경색의 특색인 $V_1 \sim V_4$ 유도에서 ST분절의 편평함을 동반한 큰 ST분절의 상승을 볼 수 있다. aVL유도에서 미미한 상승이 있는데 이는 상부측벽심근에 약간의 경색이 있을 가능성을 의심할 수 있다. 이 상승은 II, III과 aVF 유도에 상대적 ST분절의 하강을 초래한다. 상대적 변화는 보통 첫 심전도 장후로 나타남을 주의하라(이 특수한 환자의 경과에서 측벽이 포함되면 유도 I, aVL에서 있따란 ST분절의 상승이 명확히 보일 것이다). 유도 I과 V_6에서 ST분절의 하강은 이 영역에 허혈이 일어나는 곳이 아니다. 상대적 변화를 보이는 유도들은 해당 유도로부터 180.방향에 있다. 전중격 경색의 사례에서 상호유도는 통상적으로 전극을 부착하지 않는 우측 흉벽에 있다.

상대적 유도의 개념은 꼭 이해해두어야 할 중요한 것이다. 주의 깊게 이것에 대해 공부하라. 다시 말하면 상대적 변화 유도는 같은 단면에서, 해당 유도의 180°방향에 있다. 사지유도와 흉부유도는 서로 90.방향의 각으로 놓여있기 때문에 서로 상대적으로 관계가 될 수 없다. 허혈이나 이차적 허혈이 없는 부위는 심전도와 관련되지 않는 다른 영역에 ST분절의 하강을 초래한다.

ECG 13-2

$V_1 \sim V_3$ 유도의 심전도에서 눈에 띄는 ST분절의 상승은 전중격 경색을 의미한다. V_2와 V_3 유도에 Q파, $V_2 \sim V_4$유도에서 T파의 역전이 나타난다. 이 경색은 환자가 응급실에 도착하기 수 시간 전에 진행된 것이다.

이 환자에서 T파의 모양과 이 단원의 다른 심전도를 주시하라. 여러분은 대부분의 이환된 유도에서 대칭적인 T파가 보이는 것을 알 수 있다. 진 상태이 연급한 것처럼 대칭적 T파는 매우 나쁜 것이다. 만약 당신이 그것을 본다면 당신은 포함된 벽리하적 증을류가 무엇인지에 대해서와 환자의 진행하고 있는 임상적 과정에 대해서 생각하기 시작하여야 한다. 그러나 어떤 T파는 자연적으로 대칭적이다. 정확한 구별을 위해서는 예전의 심전도와 비교하는 것이 도움이 될 것이다. 우리가 요구하는 것은 때때로 T파에 대한 심전도를 검근함 때 높은 수준의 의심을 유지하도록 하여야 한다.

지금은 또한 ST분절에 대해서 복습할 좋은 때이다. 경색에 대하여 있어서 ST분절은 대개 편평하고 상승된 모습이거나 위로 볼록한 모양을 갖는다. 급성심근경색의 가능성이 있는 심전도 해석을 할 때 이점을 분명히 할 필요가 있다.

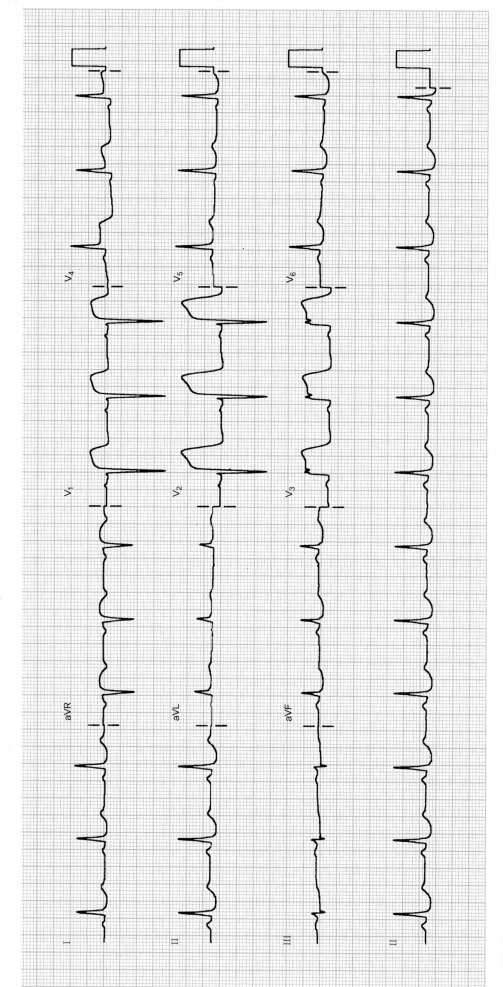

ECG 13-1

〈심전도 사례연구 계속〉

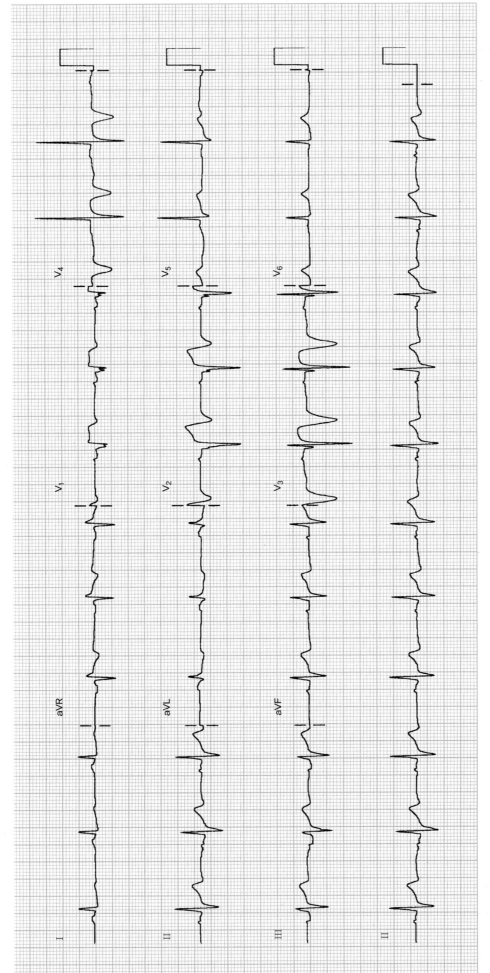

ECG 13-2

이것은 급성 심근경색에서 자주 일어나는 형태이고 심근의 많은 부분이 손상된 것이다. 상대적 변화는 II, III, aVF에서 흔히 볼 수 있다(그림 13-21).

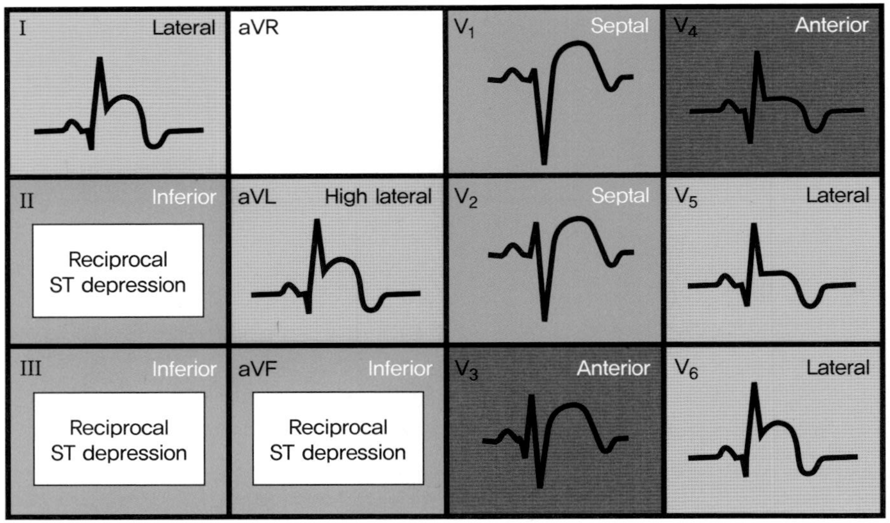

그림 13-21

측벽에 확장된 전중격 급성심근경색

측벽에 확장된 전중격 급성심근경색은 유도 V₅, V₆, I과 aVL에 경색유형이 확장되어 있을 때 일어난다(그림 13-20).

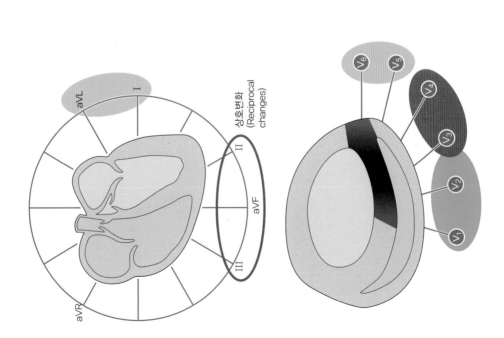

그림 13-20: 전벽 AMI=V₃~V₄; 중격 AMI=V₁~V₂; 측벽 AMI=V₅~V₆(I, aVL)

심전도 사례연구 측벽으로 확장된 전중격 급성심근경색

ECG 13-3

이 심전도를 급성심근경색 이외의 다른 것과 혼동하는 정도 어렵지만 매우 기이한 급성심근경색이다. 측벽에 확장된 전중격 급성심근경색은 불행하게도 일반적인 유형이다. 대부분 전측벽 경색에서 측벽에서의 급성심근경색은 V₂유도에 약간의 ST분절이 이상이 진 정으로 측벽에 확장된 전중격 경색인 경색일 것이다. 몇몇 저자는 이 심전도를 광범위한 전 벽경색(extensive anteriors)이라고 명명하지만 우리는 단지 측벽에 확장된 전중격 급 성심근경색이라고 부르겠다.

V₂ ~ V₆까지에서 ST분절의 상승이 보이는 이 심전도는 유도 Ⅰ과 aVL에까지 확대 된다. 유도 Ⅲ과 aVF에서의 상대적 변화도 있다. 더불어 V₃ ~ V₆과 Ⅰ과 aVL 유도 에서도 Q파가 나타나기 시작한다.

ST분절과 T파의 크기에 주의해 보라. 매우 상승되어 있어 급성 심근경색의 초급 성기 변화와 일치한다. 이 변화는 급성심근경색의 첫 15 ~ 30분 동안 일어나며, 그 대서 종종 놓치게 되는데 그 이유는 많은 환자들의 흉통이 발생한 주 2 ~ 3시간이 지 나서야 내원하기 때문이다. 잘 지나간 초급성기(well past hyperacute period)라 한다. 초급성기의 환자들은 위험에 노출된 심근이 많기 때문에 조기 재관류 시킬 경우 가장 이득을 많이 얻게 된다. 그들의 가절된 심근은 허혈기간에 비교적 짧기 때문에 가장 빨리 회복된다. 당신이 이런 변화를 보게 되면 과감하게 빨리 행동하라.

핵심

측벽에 확장된 전중격 급성심근경색은 근위부의 좌측 주 관상동맥이나 좌측 전하행지 관상동맥의 폐쇄가 원인이다.

ECG 13-4

이는 측벽에 확장된 전중격 급성심근경색의 다른 경우이다. 전통적인 급성심근경 색의 변화는 V₁ ~ V₆ 유도에 나타나고 또한 유도 Ⅰ과 aVL에도 나타났다. V₂와 V₃유 도에서는 QS파가 있다. V₄ ~ V₆, Ⅰ과 aVL유도의 Q파와 유도 Ⅱ, Ⅲ과 aVF유도에 서의 상대적인 변화도 나타났다.

V₁ 유도는 QS파를 가졌다고 왜 말하지 않는가? 아니기 때문이다. S파 전에 작은 R파가 있는 것에 주의하라(rS군이라고 말함). 이는 rS군이지 QS파가 아니다.

핵심

흉부유도에서 부진한 RR상장은 종종 오래되고, 큰 전벽 급성심근경색으로 인한 앞으로의 힘(벡터)의 감소를 반영한다.

기억할 것!

당신이 그것이 무엇이든 심전도를 봤을 때 얼마나 인상적인가에 상관없이 처음 보이는것에 현혹되지 말라. 정확한 판독을 하기 전에 전체적인 안목으로 향상을 분 석하여라.

188

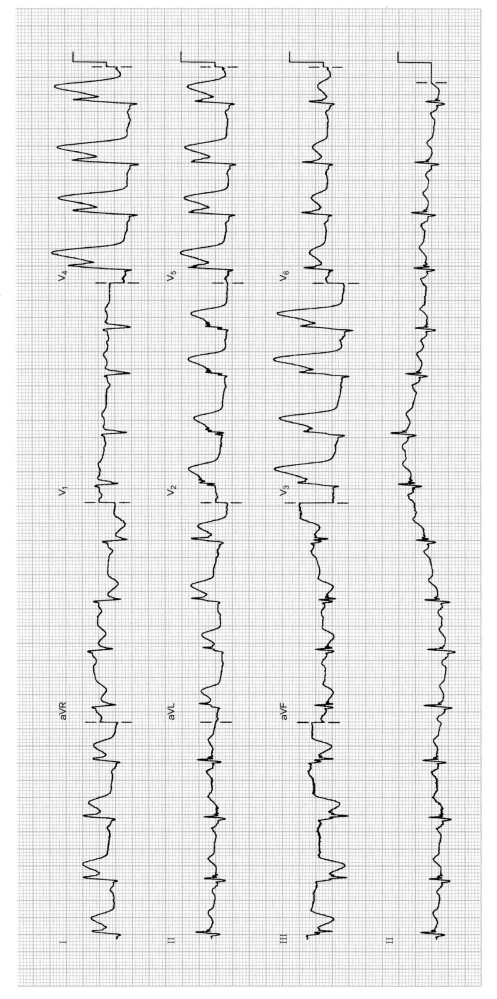

ECG 13-3

13 장 ■ 급성 심근경색 (Acute Myocardial Infarction (AMI))

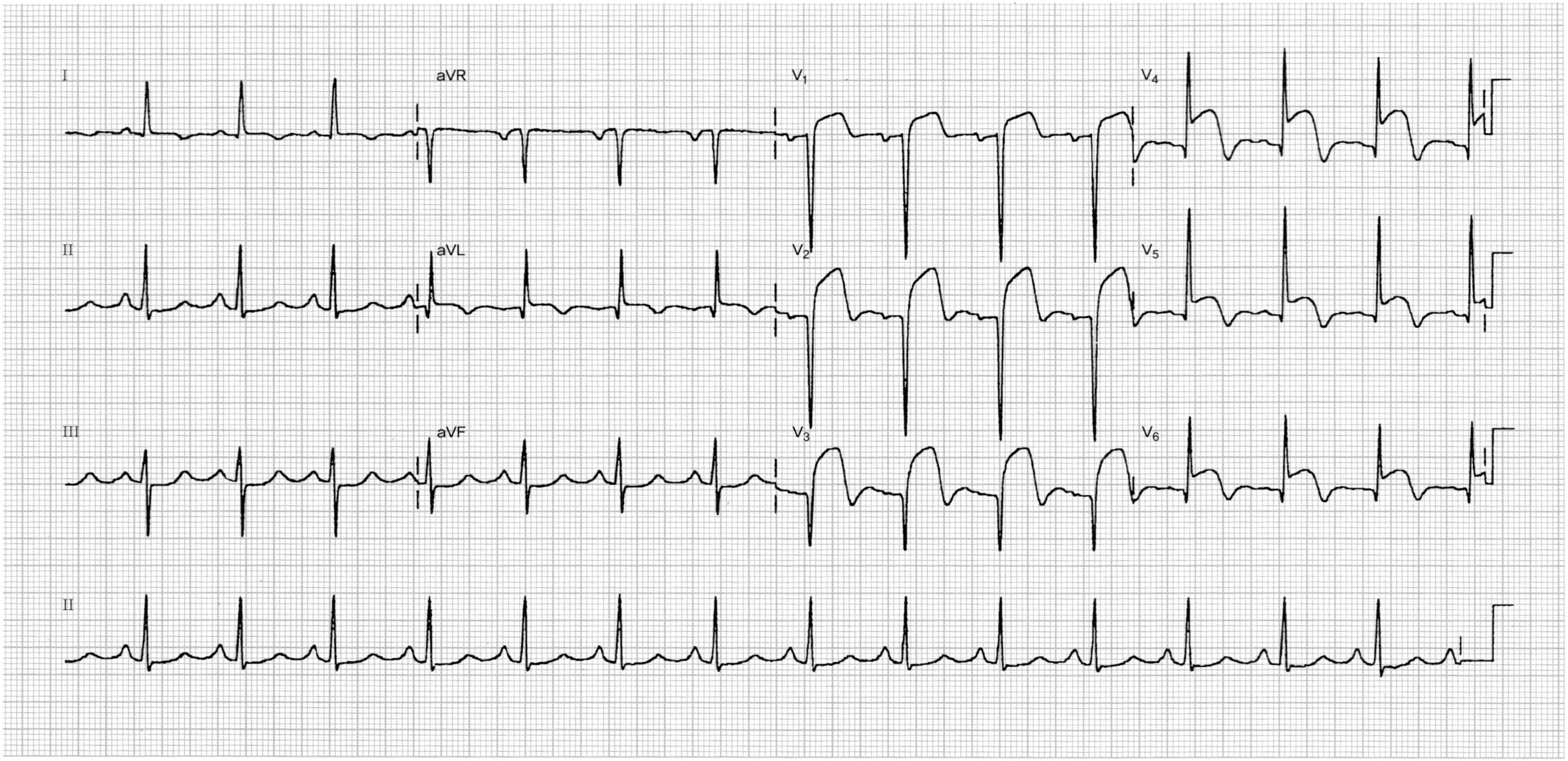

I

aVR

V₁

V₄

II

aVL

V₂

V₅

III

aVF

V₃

V₆

II

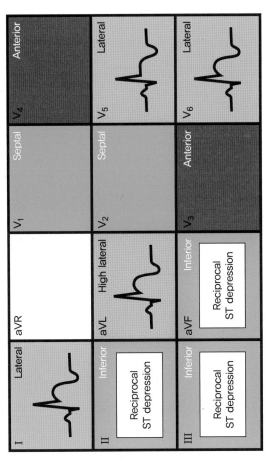

그림 13-23

전측벽, 측벽에 확장된 전후측 경색 등이다. 또한 우심실과 후벽경색이 동반되어 일어나기도 하며 본 장의 뒤에서 이에서 연결할 것이다. 상부측벽의 심근경색은 하벽 유도의 상호변화를 보임을 기억하라(그림 13-23).

심전도 사례연구 측벽 급성심근경색

ECG 13-5

이 심전도는 상부측벽 심근경색의 정확한 예이다. 유도 I과 aVL에서의 ST분절이 평평한 상승과 하벽 유도에서 상호변화를 주목하라.

유도 V₅와 V₆에서 T파의 변화를 약간 보이는 경우가 있는데 긴장을 동반한 좌심실 비대로 요인되는 경우가 많다. 그러나 이 경우 T파는 대칭성을 보이는데 대칭소견은 긴장을 동반한 좌심실비대의 경우와 일치하지 않는다.

측벽심근경색은 단독으로 일어날 수 있으나 그룹은 포함 심장의 다른 부위와 함께 일어남을 기억하라. 당신이 심근경색을 볼 때마다 항상 심전도의 모든 구역을 면밀하게 보아야 한다.

측벽 급성심근경색

측벽 심근경색은 단독으로 발생하여 유도 I, aVL, V₅와 V₆(그림 13-22)에 변화를 보이거나, 다른 경색유형과 함께 일어난다. 잘 알려진 혼합된 경색들은 하측벽,

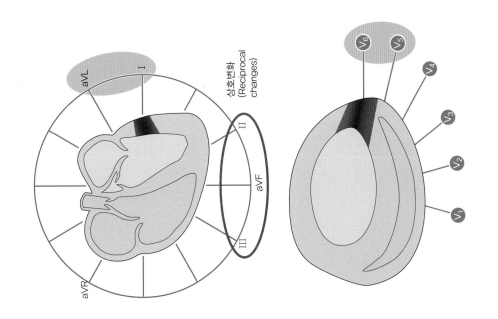

그림 13-22: 측벽 심근경색=V₅~V₆; 상부측벽 심근경색=I, aVL

〈심전도 사례연구 계속〉

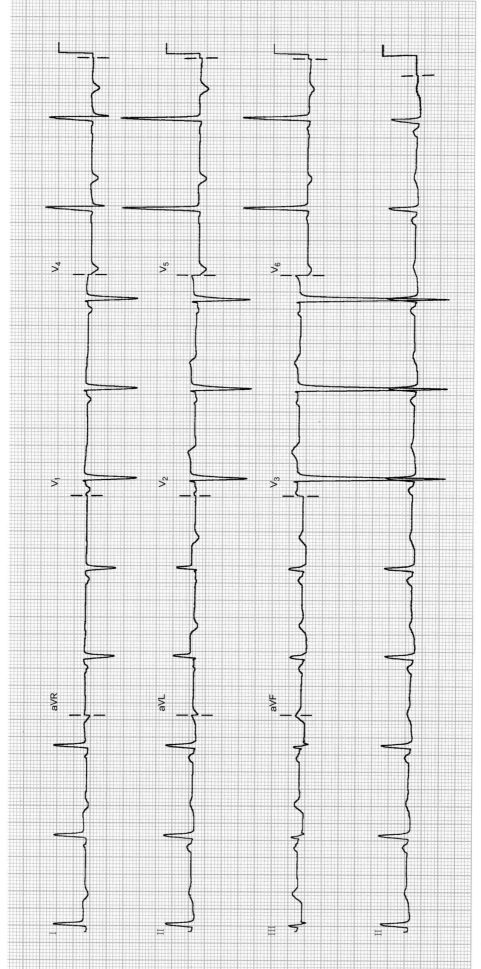

ECG 13-5

하벽 급성심근경색

그림 13-24에서 묘사한 것처럼 하벽 급성심근경색은 유도 Ⅱ, Ⅲ과 aVF에서 변화가 나타나며, 흔히 측벽, 후벽 및 우심실의 추가적인 경색을 동반한다. 여러분이 상상할 수 있는 것처럼 하측벽 심근경색은 유도 Ⅱ, Ⅲ, aVF와 $V_5{\sim}V_6$에 변화를 보이고, 상부측벽 경색이 포함되었다면 유도 Ⅰ과 aVL에도 변화가 보일 것이다(그림 13-25). 상부측벽의 경색이 동반되지 않는 경우 하벽 급성심근경색이 상호변화는 유도 Ⅰ과 aVL에 ST분절의 하강현상으로 항상 나타난다.

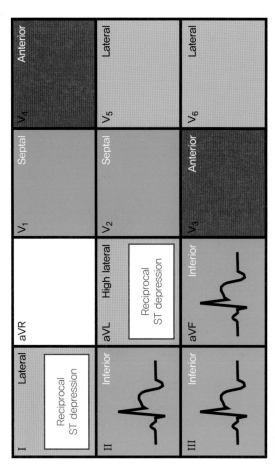

그림 13-25

I Lateral	aVR	V₁ Septal	V₄ Anterior
Reciprocal ST depression			
II Inferior	aVL High lateral	V₂ Septal	V₅ Lateral
	Reciprocal ST depression		
III Inferior	aVF Inferior	V₃ Anterior	V₆ Lateral

심전도 사례연구 하벽 급성심근경색

ECG 13-6

유도 Ⅲ과 aVF에서 Q파를 확인하셨나요? 그것은 0.03초 이상의 넓이이고 R파의 높이의 1/3이상 길이인 정확한 병적 Q파이다. 그것은 발생시점 미상의 하벽경색을 의미한다.

심근경색의 발생시점이 명확하지 않을 때 "발생시점 미상(age-indeterminate)"이라는 용어를 사용하지만 이는 급성이 아닌 것으로 열려져 있다.

독립적인 하벽 심근경색은 대부분 발생시점 미상의 경색으로 발견된다. 급성 하벽 심근경색은 보통 측벽이나 후벽 또는 우심실 등의 다른 심장의 영역을 동반하기 때문 이다. 사실상 독립적인 급성 하벽 심근경색에 발생하는 것은 결코 볼 수 없다. 따라서 Q파가 발견된다는 것은 이미 급성 심근경색에서 더 진행된 것임이며, Q파는 심전도 상에 계속 남게 된다. Q파는 보통 아주 잘 눈에 띄며 하벽 유도에서 쉽게 찾아낼 수 있다.

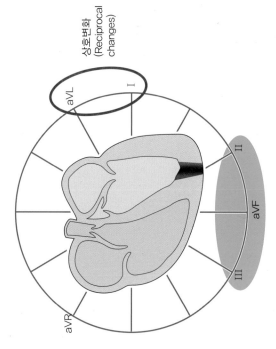

상호변화 (Reciprocal changes)

그림 13-24: 하벽 급성심근경색는 Ⅱ, Ⅲ, aVF

〈심전도 사례연구 계속〉

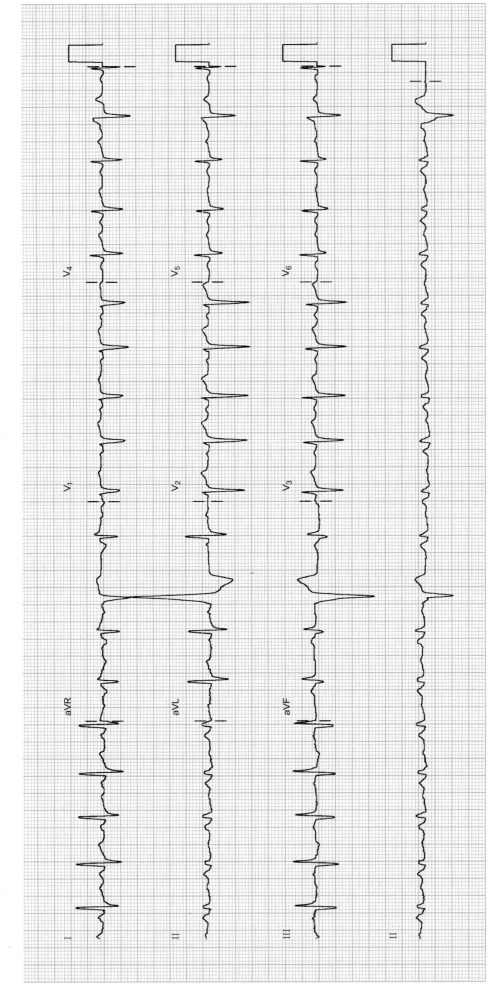

ECG 13-6

V_4 사이에 ST분절의 변화가 나타날 수 있음을 주의하라. 그러나 이 경우, 당신은 예외없이 V_5와 V_6유도에서 전형적인 변화를 보게 될 것이고, 경색이 전벽의 전층부 쪽으로 확장된 정도에 따라 인접한 유도의 변화를 동반한다.

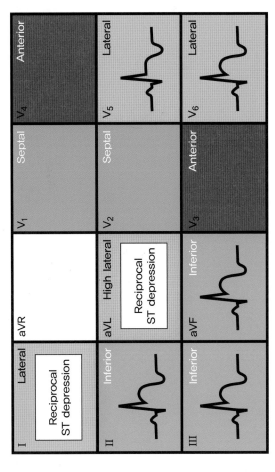

그림 13-27

하측벽 급성심근경색

하측벽 심근경색은 유도 II, III, aVF, V_5, V_6, I 과 aVL에서 변화가 나타난다(그림 13-26). 유도 I 과 aVL에서의 변화는 상부측벽이 포함되는 경우 일어난다(그림 13-27). 또한, 이 경색이 얼마나 멀리 전벽쪽으로 확장해 있느냐에 따라 유도 V_2 ~

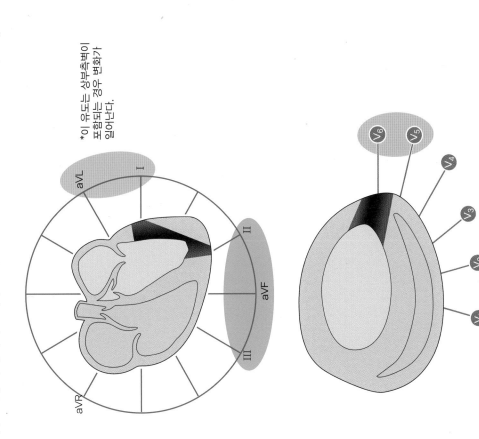

*이 유도는 상부측벽이 포함되는 경우 변화가 일어난다.

그림 13-26: 하벽 급성심근경색= II, III, aVF; 측벽 급성심근경색 AMI=V_5, V_6(I, aVL*)

1. Q파가 발생할 수 있는 유일한 상황은 전층 심근경색이다.
참 또는 거짓

2. ST절상승 급성심근경색에는 높은 급성 사망률, 조직손상의 증가 및 울혈성 심부전으로의 진행과 연관되어 있다. 비ST절상승 급성심근경색에서 점증적인 치료전략을 취하지 않는다면 장기사망률이 높아질 것이다.
참 또는 거짓

3. 12유도 심전도는 12초 동안의 심장에서 발생하는 현상을 보여주는 것이다. 연속 심전도는 환자의 허혈, 손상이나 급성심근경색을 평가할 때 아주 긴요한 것이다.
참 또는 거짓

4. 하벽에서 일어난 경색의 상호유도는?
A. 유도 I , aVL
B. 유도 V₁, V₂
C. 유도 V₅, V₆
D. A와 C가 모두 맞다.
E. 모두 틀린다.

5. 상부측벽유도에 일어난 경색의 상호유도는?
A. 유도 II , III, aVF
B. 유도 V₁, V₂
C. 유도 V₅, V₆
D. A와 C가 모두 맞다.
E. 모두 틀린다.

다음 영역과 올바른 유도를 연결하여라.

10		
6. 전벽		A. I , aVL
7. 중격		B. II , III , aVF
8. 측벽		C. V₁ ~ V₂
9. 상부 측벽		D. V₃ ~ V₄
10. 하벽		E. V₅ ~ V₆

1. 거짓 2. 참 3. 참 4. A 5. A 6. D 7. C 8. E 9. A 10. B

증례 사례연구 하측벽 심근경색

ECG 13-7

이는 하측벽 심근경색(또는 측벽에 확장된 하벽 경색)의 좋은 예이다. 유도 I과 aVL에서 ST분절이 하강하는 상호변화와 더불어 유도 II , III과 aVF에서 ST분절의 상승을 보게 될 것이다. 더불어 V₃ ~ V₆유도의 측벽 경색에 부합하는 ST분절의 상승이 나타날 것이다.

aVL 유도를 잘 보라. 이 유도에서 하향곡선을 보이는 ST분절의 하강이 보일 때 하벽 경색을 생각하여야 한다. 이는 하벽 경색의 첫 징후이며, 하벽 유도에서 ST분절의 상승이 보이기 전에 일어난다. 이것이 다른 요인에 의해 발생할 수도 있지만, 항상 양호한 경과를 고려하기 전에 치명적 상황을 먼저 배제해야 한다.

ECG 13-8

이 심전도에서는 먼저 유도 aVL을 보는게 좋다. 이는 전에 여러 번 언급한 ST분절의 병적인 하강이다. 비록 그 크기가 명확하지는 않지만 유도 I에 약간의 ST분절의 하강이 있음을 유의하라. 하벽 유도에서 전혀 ST분절 상승을 발견하지 못한다 하더라도, 특히 하혈의 기왕력이 있는 환자인 경우에는, 반드시 하벽경색을 의심하여야 한다. 그러나 유도 II , III과 aVF에서 ST분절이 상승하였다면, 급성 하벽 심근경색을 쉽게 진단하게 할 수 있을 것이다. 유도 V₃ ~ V₆에도 ST분절의 상승이 있을 수 있느네, 이것은 경색과 손상의 유형이 측벽에 확장된 하측벽 소견에 부합한다.

기억할 것!

하향곡선을 보이는 ST분절의 하강 소견은 급성 하벽 경색 증후의 첫 징후이며, 이후 하벽 경색 소견이...

〈심전도 사례연구 계속〉

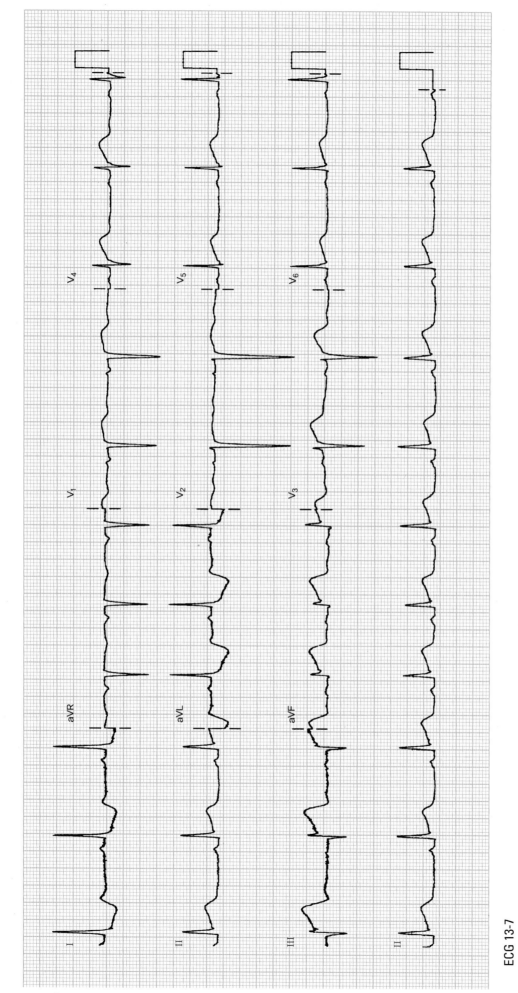

ECG 13-7

〈심전도 사례연구 계속〉

ECG 13-8

추가 심전도 유도

표준유도에 덧붙여 급성심근경색을 평가할 때 매우 알맞은 특수 흉부유도가 몇 개 있다. 이 유도는 하벽 경색과 자주 동반하여 발생하는 후벽과 우심실경색 모두를 진단하는데 도움이 된다. $V_7 \sim V_{10}$후방유도는 그림 13–28에 보는 바와 같이 후벽 급성심근경색의 진단에 매우 유용하다. 정상적으로 표준 12유도 심전도에서는 후벽경

새의 상호변화만을 볼 수 있다. 이 상호변화는 V_1과 V_2유도에서 일어난다. 후방유도의 사용은 후벽에서 일어나는 직접적인 변화를 우리에게 좀더 명확하게 보여준다. 유사하게 우심실이 배터는 전방과 우측을 향하고 있기 때문에 우측유도가 우심실 경색을 진단하는데 도움이 된다. 우심실에서 일어나는 직접적인 변화는 V_4R, V_5R과 V_6R 유도에서 명확히 볼 수 있다.

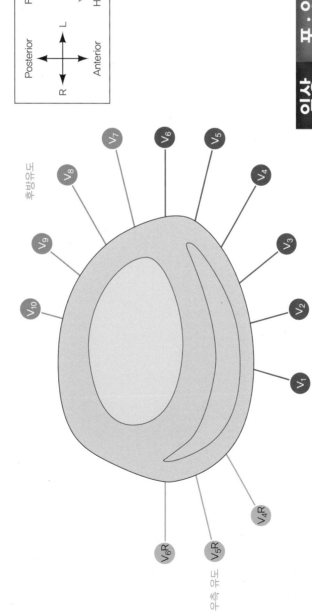

그림 13–28: 추가 흉부유도

임상 포·인·트

심전도에서 하벽 경색 유형을 보면 여러분은 우측유도를 찍어서 보는 습관을 가져야 한다. V_4R 유도에서 ST분절이 상승은 우심실 경색의 진단에 특징적이다. 이 경색은 합병증이 없는 하벽 심근경색과는 다르게 치료될 필요가 있다. 이 쉽지만 이 경색의 치료와 진단은 이 책에서 다루지 않고 개념을 소개하는 정도에 그칠 것이다.

추가 우측 유도의 위치

$V_4 \sim V_6$ 유도에 대한 거울상 위치에 붙인 우측 유도들은 V_4R, V_5R과 V_6R로 알려져 있다. 여러분이 늘 하는 것처럼 심전도 심전도 환자에게 부착하라. 그리고 그림 13-29처럼 V_4유도를 가슴상의 우측으로 붙여서 V_4R을 얻을 수 있다. V_5와 V_6을 같은 과정으로 하여 V_5R과 V_6R를 얻을 수 있다.

우측 유도들은 우측 경색에서의 ST분절 상승을 보여준다.

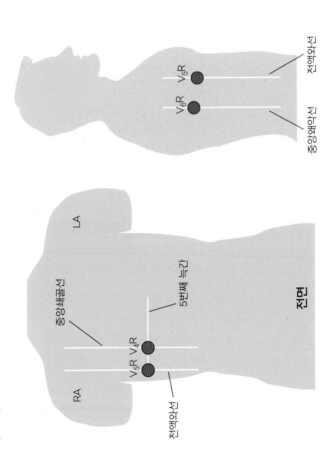

그림 13-29: 우측 유도의 위치

추가 후벽 유도의 위치

후벽유도는 후벽 급성심근경색의 진단에 사용된다. 후벽유도는 V_1과 V_2 유도에서 보이는 상호변화보다는 ST분절이 상승, T파의 역위와 Q파 등 급성심근경색의 부합하는 직접적인 변화들을 보여줄 것이다. 우자차단이 없는 환자라면 유도 $V_1 \sim V_3$에서 ST분절의 하강이 있는 경우에는 모두 후벽 유도를 찍으라.

우측유도를 구했듯이 이번에는 우V_4, V_5과 V_6유도를 움직여서 유도 V_7, V_8과 V_9번 유도의 위치를 구하라(그림 13-30).

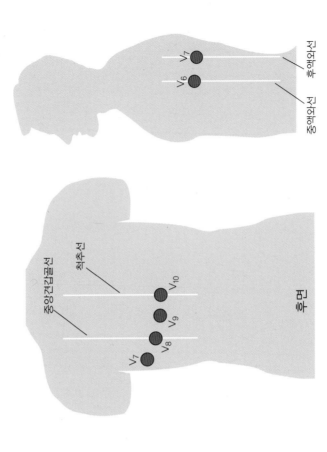

그림 13-30: 후벽 유도의 위치

포기해야 될 것들...

이 장은 심근경색의 개요와 그 심전도의 판독을 당신에게 제공하였다. 지금까지 학습한 것을 토대로 여러분은 대다수 환자에서 발생하는 분명한 경색을 잘 알아낼 수 있어야 한다. 그렇지만 여러분은 알지 못하거나 미심쩍은 것은 아직도 놓칠 것이다. 이 책은 심근경색의 모든 것을 포함하거나 이 책 하나로 관련정보를 모두 제공할 목적으로 만들어진 것은 아니다. 이 책의 범위를 넘어서는 경색과 진단의 유형도 아주 많다.

심전도를 적절하게 판독하는 요점은 심전도에서 중요 정보를 알아 내는 것, 관련 질환의 가능성을 아는 것, 그리고 그들 질환의 아주 많은 증례들을 보는 것이다. 이를 위해 12유도 심전도(12-Lead ECG: The Art of Interpretation)책을 더 공부하여야 할 것이다. 만약 당신이 급성심근경색의 진단과 관련하여 자문을 요청받는 사람이거나, 임상에서 실제로 심전도를 매일 찍는다면 여러분은 이 책을 사거나 빌릴 것을 심각하게 고려하여야 할 것이다.

12유도 심전도(12-Lead ECG: The Art of Interpretation)책은 ST분절과 T파의 이상에 관해 훨씬 깊이 있게 다루고 있고, 우심실 경색, 후벽 경색, 심첨부 경색, 각차단 환자의 경색 등에 관해 많은 다른 유형의 경색들을 깊이 있게 다루고 있다. 이들 유형 각각의 수많은 예제들과 더불어, 각 유형의 진단기준을 복습할 수 있을 것이다. 거기에는 수백 페이지의 설명과 수백 가지의 도해들, 그리고 허혈과 경색만을 위한 수많은 심전도가 책 전체를 통틀어 수록되어 있다.

마지막으로 우리는 여러분에게 조언 하나를 드리겠다: 여러분의 한계를 알아라. 아무런 감도 오지 않는 일에 직면하면 여러분의 질문에 답해줄 수 있는 사람을 찾아라.

최소한 여러분은 이 심전도가 정상인지 비정상인지는 알 수 있다. 여러분이 결국 이 심전도 소견이 무엇인지 알지 못할 때 한가지 사실은 명확해진다. 그것은 아마도 좋지 않은 것이다! 최소한 그것은 여러분이 짐작하는 것일 것이다. 비정상 심전도를 붙들고 앉아서 시간에 따라 점점 상황이 명확해질 것이라는 희망에 안주하지 말라. 심장응급은 갑자기 발생하고 여러분은 초를 다투어야 한다. 도박 하지 말라. 환자의 생명을 걸고 잘못된 접근으로 도박을 하기에는 그 대가가 너무 비싸다.

다음 심전도는 자가 학습을 위한 것이다.

1. 거짓 2. D 3. 참 4. 참 5. 거짓 6. B 7. B
8. 참

1. 허혈, 손상과 경색은 모두 회복가능한 과정이다.
참 또는 거짓

2. 경색은 항상 심내막에 일어난다. 허혈과 손상이 구역을 심내막 쪽에서는 더 좁고 심외막 쪽에서는 더 넓게 만드는 보호기전이란 무엇인가?
A. 측부순환
B. 확산
C. 테베지우스 정맥
D. 이상 모두
E. 해당사항 없음

3. 손상구역에서는 주변보다 전위가 더 낮기 때문에 심전도 상에서 ST절 상승으로 나타난다.
참 또는 거짓

4. 경색부위는 전기적인 "창" 같은 작용을 한다. Q파는 그 창을 통해서 볼 때, 반대편 벽의 지향 반지 않은 베터리로써 경색영역의 전극으로부터 반대편을 향하고 있다.
참 또는 거짓

5. 비ST절 급성심근경색은 항상 전층에서 발생한다.
참 또는 거짓

6. 급성심근경색증에서 급사를 일으킬 수 있는 부정맥이 나타나는 확률은?
A. 20% B. 40% C. 60% D. 80% E. 100%

7. 고위험 사망률과 관련된 것은?
A. ST절 급성심근경색
B. 비ST절 급성심근경색
C. ?

8. 급성심근경색에서 상호변화란 180° 반대편 벽 전극이나 유도에서 기록된다.
참 또는 거짓

여러분의 지식을 바탕으로 심전도를 해석해 보자.

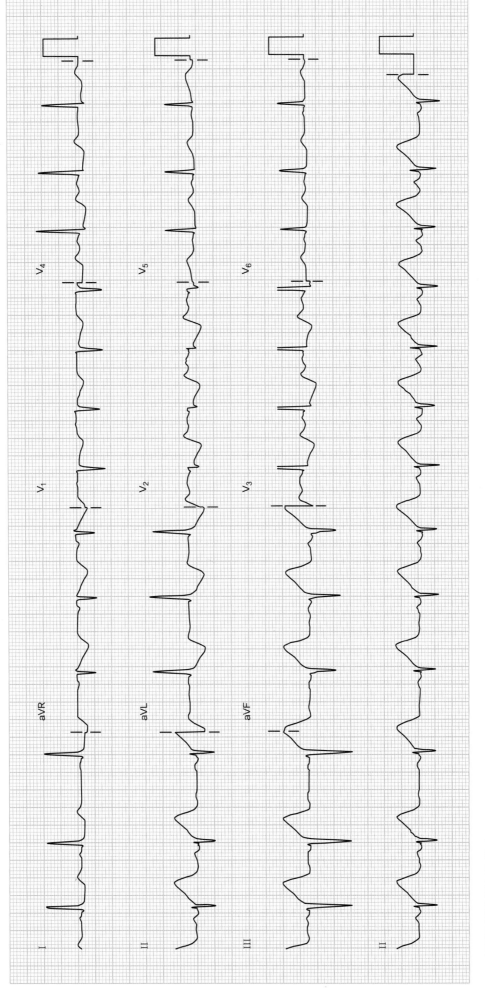

심전도 자가 테스트 13-1

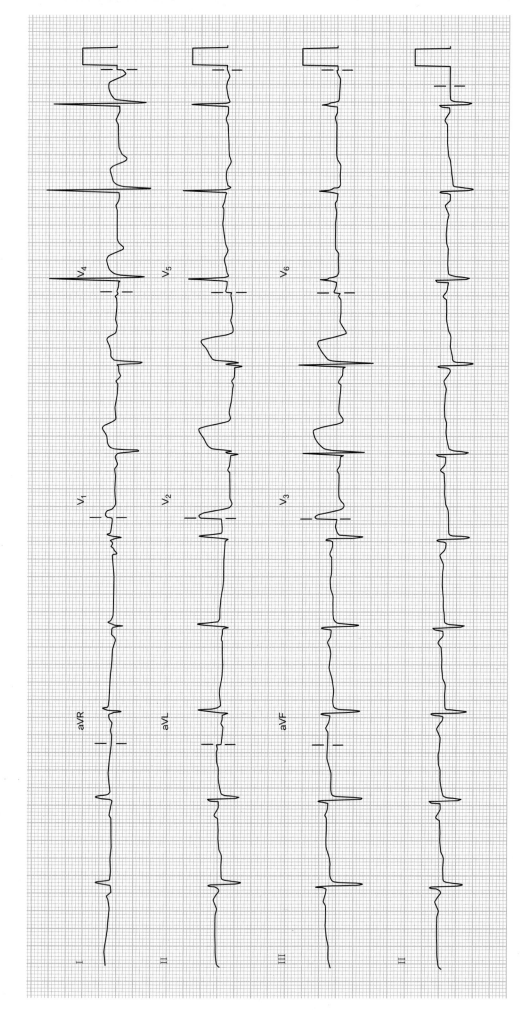

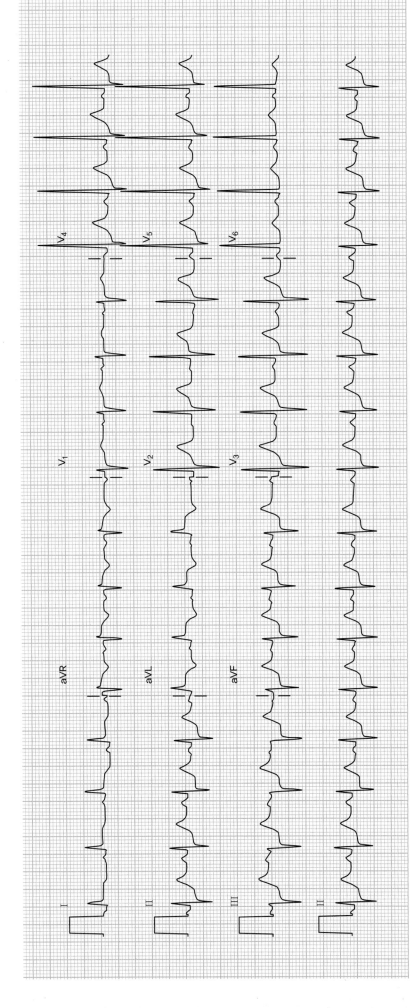

심전도 자가 테스트 13-3

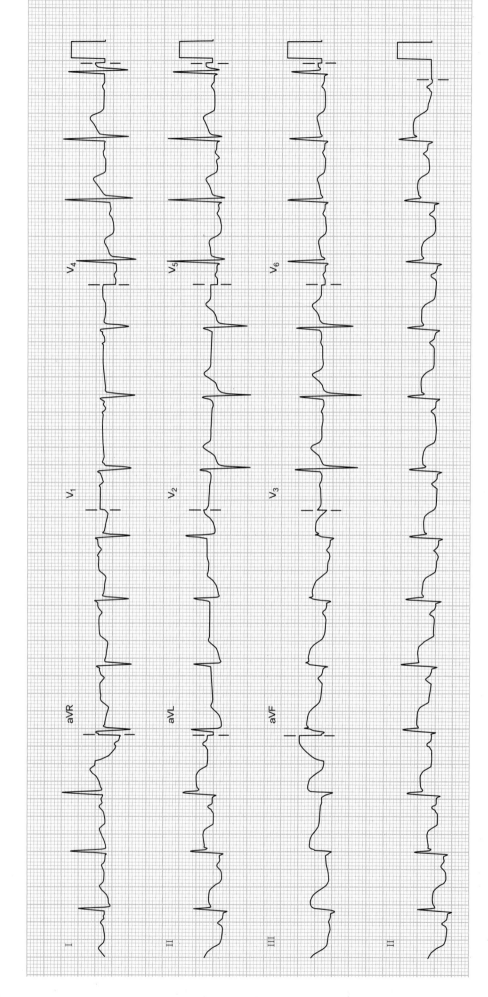

심전도 자가 테스트 13-4

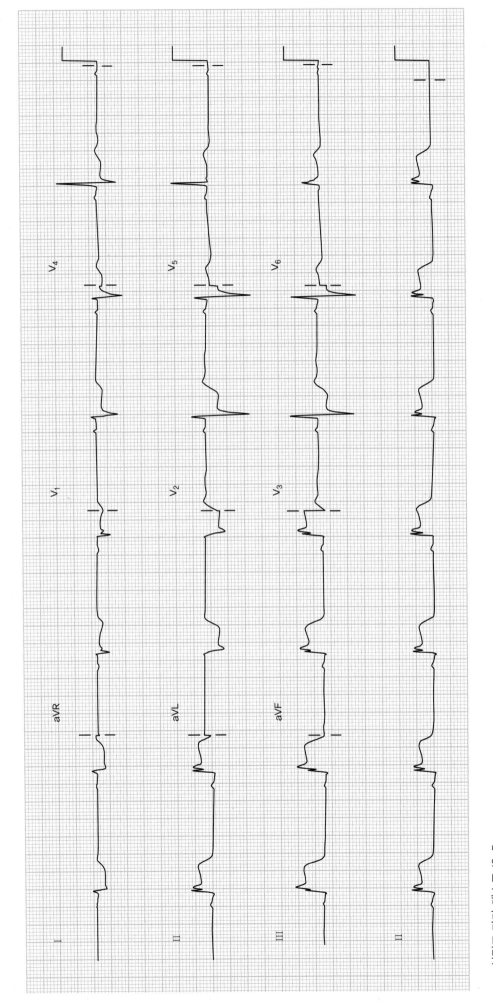

심전도 지가 테스트 13-5

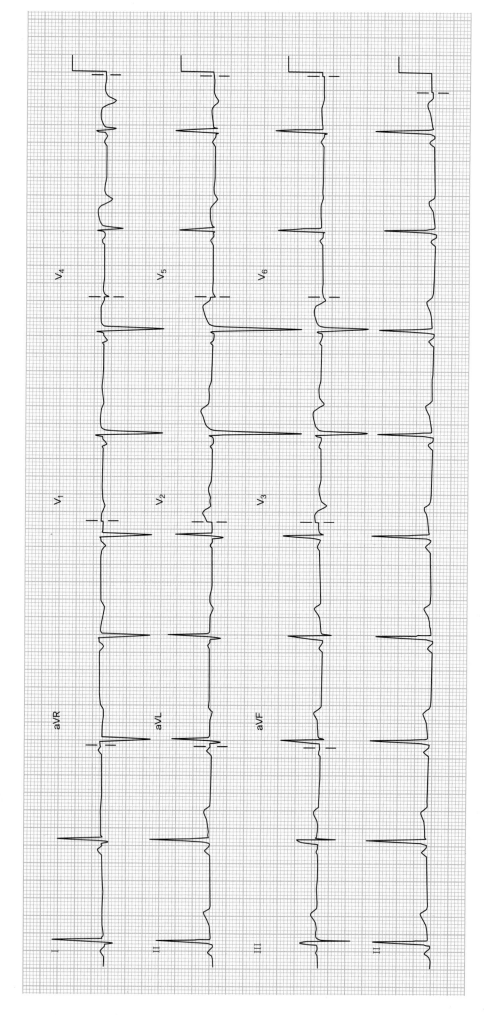

심전도 자가 테스트 13-6

심전도 자가 테스트 13-1

심전도에 대해 먼저 주의해야 하는 것이 무엇이냐? 분명한 문제로 우리 마음에 각인해야 할 것은 3가지이다: (1) ST분절의 상승과 하강 (2) 죽 (3) 리듬

이 이음을 회상할 수 있을 것이다. 그러므로 어느 급성 하벽 심근경색이다. 우신이 이 진단을 내릴 수 있다면 당신은 자신을 축하해야 할 것이다. 에나하면 이 환자의 생명을 구하게 될 수 있는 진단을 하였기 때문이다. 이 논의의 나머지 부분은 이 긴급한 하게 생명을 위협하는 진단에 비추하면 모두 이차적인 소견들이다.

ST분절의 하강은 어떠한가? 유도 I, aVL과 $V_1 \sim V_4$에서 ST분절의 하강이 보인다. 유도 I, aVL은 하벽 유도에서 앞렬된 ST분절의 상승에 대한 상호변화이다. 사지유도의 몇 부분에서 ST분절의 상승과, 사지유도의 다른 부분에서 ST분절의 하강을 보인다면 여러분은 경색을 다루고 있음을 상기하라. 이 유도의 하벽 유도에서 ST분절의 상승이 있고 상부측벽유도에서 ST분절의 하강이 있다면 하벽 심근경색을 다루고 있는 것이다. 만약 상부측벽 유도에서 ST분절의 상승이 있고 하벽 유도에서 ST분절의 하강이 있으면 여러분은 측벽 경색을 다루고 있는 것이다.

V_1부터 V_4유도에서의 ST분절의 하강은 어떠한가? 이것은 전중격의 허혈을 시사하는가? 뭐, 그럴 수도 있었으나, 이하의 것이 답이 있다. 만약 하나의 벽리과정의 환자의 모든 문제가 원이어 된다면, 두 가지 다른 별쪽 상황이 겹쳐있 결쳤다고 판단하기 보다는 하나의 정확한 진단을 내리는 것이 더 일반적이라는 것이다. 이를 우리 사례에 적용하면, 환자가 하벽 경색을 가졌다면 혈전이 하나의 관상동맥에 영향을 미치고 있음을

것이다. 전중격벽에 영향을 미치려면 또 하나의 독립적인 동맥이 관련되어야 한다(주관상동맥 혈관의 자단은 그 동맥에 의해 관련되는 모든 영역들과 관련된 모든 유도에서 급성 ST 분절 상승을 초래하는 것이지, 일부 유도에서는 ST분절의 하강이 보이고 다른 유도에서 ST분절의 상승이 나타나는 것이 아니다). 양 관상동맥에 동시에 일어나는 혈전이나 자단은 매우 희귀하다. 이는 $V_1 \sim V_4$유도에서 ST분절의 하강의 의미가 다른 어떤 원인에 의한 하강이라는 것을 의미한다. 그것이 어떤 원인이겠는가?

193페이지에서 우리는 단지 유도 II, III, aVF에만 영향을 미치는 국소적인 급성 하벽 경색은 나타나지 않는다는 것을 알고 있었다. 그들은 보통 심장의 급성 하벽 이나 부위의 손상과 경색에 관련되어 있다. 보통 측벽, 우심실, 후벽을 포함하여 하벽 경색이 발생되는 경우가 많다. 이 심전도에서는 측벽이나 상부 측벽유도에서 ST분절의 상승이 보이지 않아서 측부 경색의 동반될 가능성은 희박해졌다. 다른 두 벽중 하나의 이환되었을 것이다. 그것이 어디일까?

후벽과 우심실경색은 이 쾌 밑에서 벗어나나 베타블 이용해 시도해보자. 우심실이 가리키고 있는 베타의 방향은 무엇이고, 우심실의 경화에 의해 가장 영향을 받는 유도들은 무엇인가? 156페이지에서 우리는 우심실의 베타는 전반과 우향임을 인지하였다. 이는 일차적으로 유도 V_1과 V_2에 영향을 미친다. 그래서 우심실 경색은 $V_1 \sim V_3$ 우측 전흉부 유도에서 상승으로 나타난다. 급성 전증의 심근경색에서와 같은 유도에서 나타남을 주의하라. 우심실경색과 전증격 심근경색을 구분할 수 있는가? 우심실경색은 거의 항상 하벽 경색과 동시에 일어난다(단지 우심실 경색의 3%만이 단독으로 발생한다). $V_1 \sim V_3$유도에서 ST분절의 어떤 상승이 있는가? 없다. 이 것은 우심실경색의 어떤 가능성을 매우 희박하게 한다. 그것은 후벽 경색일 가능성이 높다는 것을 의미한다.

만약 여러분이 후벽 경색을 발견한다면 직접 유도에서는 ST분절의 상승과, 상호작용하는 유도에서는 ST분절의 하강을 볼 수 있을 것이다. 자, 여러분은 심장의 후벽에 직접 접촉하는 유도가 어느 것인지 알고 있는가? 아니, 직접 접촉하는 유도는 없다. 그러면 어떤 유도가 후벽에 정확히 반대편에 있고 그래서 상호 상(상보적) 유도인가? 그 것은 V_1과 V_2유도이며 그들의 후벽경색은 표준 12유도에서 V_1과 V_2에 ST분절의 하강이 보일 것이다. 이 경우에도 상호변화하는 $V_1 \sim V_4$유도

로 확장 되어 나타났다. 따라서 위의 심전도는 급성 하후벽 심근경색임을 보여준다.

이 사례는 약간 더 복잡하지만, 우심실 경색과 후벽 경색의 좋은 예가 된다. 우리는 이 논의에서 여러분의 흥미를 높이고 심전도 분석에서 배터리의 중요성을 보여주려 하는 것이다.

죽은 병적인 좌측 전행지 구역에 있으며 전하벽경색이 있는 환자의 좌심방비대를 나타낸다. 이 리듬은 천천히 좁아졌다가 넓어지는 동성부정맥으로 판독된다.

심전도 자가 테스트 13-2

이 심전도는 측벽에 확장된 급성 전중격 심근경색의 예이다. aVL과 V₁부터 V₅ 유도에서 ST분절의 평평한 상승에 주의하라. 이 유도는 심장의 전벽, 중격과 측벽 부위와 관련된다. 유도 aVL의 ST분절 상승을 찾아냈는가? 또는 전흉부에서의 변화에 혼란스러웠는가? 이 심전도를 체계적으로 판독하면 그 유도의 미약한 ST분절의 상승을 알아볼 수 있다. 유도 Ⅱ, Ⅲ과 aVF에서 ST분절의 하강은 측벽경색과 관련된 상호변화이다.

심전도의 나머지는 60회/분인 정상 동성 리듬이며 정상 간격과 V₁유도에서 좌심방비대 변화가 보인다.

심전도 자가 테스트 13-3

이 심전도는 측벽경색에서의 유도 Ⅱ, Ⅲ, aVF 유도에서의 상호변화와 더불어 유도 Ⅰ, aVL에서의 ST분절의 명확한 상승을 보여준다. 더불어 환자는 빈맥성 동성 부정맥이다. 이 죽은 병적 좌측편의 영역에 있으며, 좌심방비대를 나타낸다. ST 분절 하강 보고 그릇되게 QRS군이 음성이 아니라고 생각하지 말라. QRS 군만을 보면, 유도 Ⅱ와 aVF에서 부정맥이 뚜렷한 음성으로 보일 것이다.

V₂ ~ V₅유도의 ST분절의 하강은 심전도 자가 테스트 13-2에서 연급한 첫처럼 후벽의 변화로 인한 것이다. 이 후벽의 변화는 심전도에서 그다지 명확하지 않다. 심화 벽이 연관된 것일 때문이다. 약간의 추가적인 징후가 있다. 만약 반 하생들을 위한 아래의 절에서 읽어보라. 하지만 그러한 노의는 임문 단계의 하생들을 위한 것은 아니라는 것을 상기하라. 여러분의 하습 단계에서 지금 그것을 이해하지 못했다고 해서 실망할 필요는 없다.

전문학습이 필요한 경우

측벽 급성심근경색의 변화는 분명하다. 다음으로 여러분의 주목을 받는 것은 V₂유도는 이 논의에서 여러분의 흥미를 높이고 심전도 분석에서 배터리의 중요성을 보여주려 하는 것이다. 다시 한번 복습하자면, V₁과 V₂유도에서 R:S의 비의 증가를 보이는 감별 진단은 다음과 같다; (1) 어린이와 사춘기에서는 정상, (2) 우수차증, (3) 우심실비대, (4) 후벽 심근경색 및 (5) WPW 증후군 A형. 이 심전도의 토론 시 목록에서 가장 명확한 가능성은 후벽 심근경색이다. 이는 후벽 심근경색에 연관되어 있기 때문으로 인하여 전흉부유도에서 상향 T파를 가진 ST분절의 하강을 가졌다. 이 환자는 후측벽 심근경색을 가졌다 (후벽 경색의 상호변화). 이 환자는 후측벽 심근경색을 가졌다.

심전도 자가 테스트 13-4

이 심전도는 급성 하후부 경색이다. 유도 Ⅱ, Ⅲ, aVF 및 유도 V₄부터 V₆에서 ST분절의 상승이 보이며, 유도 Ⅰ과 aVL에서 상호변화로써 ST분절의 하강이 나타남에 주의한다. 이 심전도는 정상 동성 리듬이고 좌심방비대를 보인다.

전문학습이 필요한 경우

이 환자에 대한 추적검사로서, 우측의 유도 및 후벽 유도를 적용하여 우심방과 후벽의 경색이 동반되었을 가능성을 평가해 보기를 강력히 권하는 바이다. 유도 Ⅲ에서 유도 Ⅱ보다 큰 ST분절의 상승과 상승과 V₂유도에서만의 ST분절의 하강은 우심실이 연관 되었다는 증거이다.

심전도 자가 테스트 13-5

이 심전도에서는 환자가 가진 하벽 심근경색으로 인해 동성 서맥이 보인다. 하벽 유도에서 ST분절의 상승과 측벽유도에서 Ⅰ과 aVL의 상호변화에 주의하라. 다시 말하자면, 심전도 자가 테스트 13-1에서 연급한 바와 같이 전흉부에서 ST 분절의 하강은 후벽의 연관으로 인한 것이다. 급성 하벽 경색환자에서는 인제나 후벽과 우심실 유도를 찍어 보는 습관을 가지라는 것을 상기하라 (심화하습을 위해서는 210-211페이지 참고). 마지막으로 U파는 중후부유도에 연관되어 있고 이는 서맥이나 경색으로 인한 것이다.

전문학습이 필요한 경우

우심실이 포함되었을 가능성이 있으며, 이것은 유도 Ⅲ에서 ST분절이 상승이 유도 Ⅱ에서보다 크게 되는 요인이 될 것이다.

심전도 자가 테스트 13-6

이것은 측벽에 확장된 급성 전층적 심근경색의 예매한 예이다. 허혈이나 경색에 관련된 ST 분절의 하강과 상승은 매우 약한 것부터 명확하고 광범위한 변화까지 연속선 상임을 상기하라. 만약 여러분이 $V_1 \sim V_2$ 유도만을 본다면 긴장을 동반한 좌심실 비대로 인한 것이라고 단언하기 어렵다. 그러나 ST 분절이 오목하지 않고 편평한 것은 허혈을 의미함을 주의하라. 더불어 유도 $V_3 \sim V_6$에서 나타나는 변화가 있으면 경색을 확장할 수 있다. 반대로 대칭적인 T파와 함께 편평하거나 하방으로 오목한 ST분절은 경색의 전형적인 모양이다.

이 심전도는 정상 간격과 U파가 있는 동서맥이다. 좌심방비대와 좌심실비대도 심전도 상에 관찰된다. 축과 간격은 정상이다. 유도 Ⅰ과 aVL에서 보이는 Q파는 경색이 원인이 아니고 septal Q파이다(0.03초보다 넓지 않고, R파 높이의 1/3이상 깊지 않은 것에 주목하라).

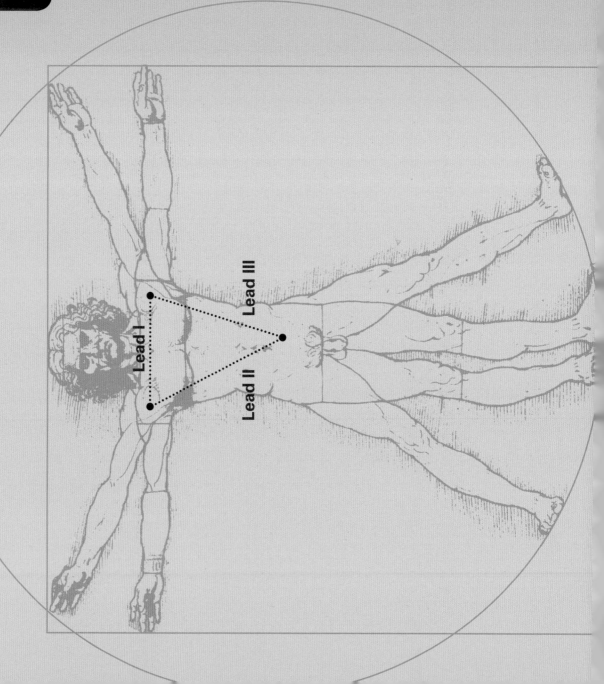

3부

최종복습

지금부터 이 교과서에서 배운 모든 것을 함께 복습할 기회이다. 심전도 판독에 대한 지식을 실제 적용해 보는 복습의 장이다.

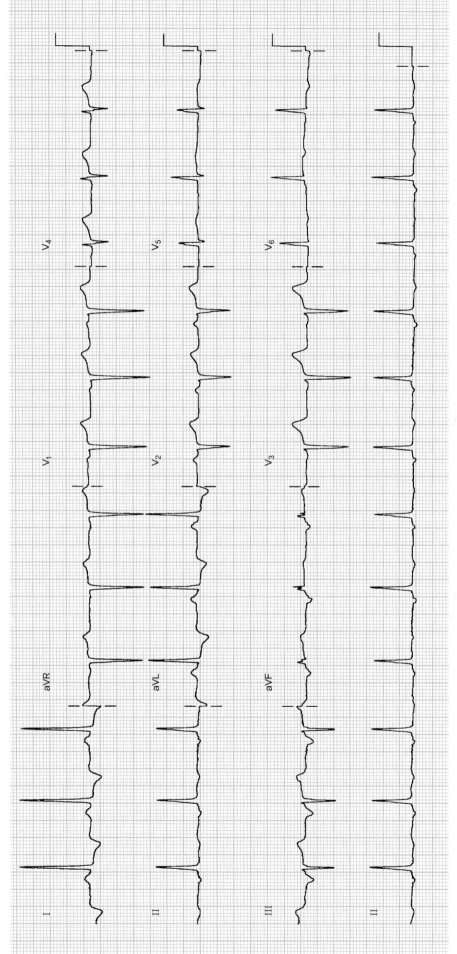

최종 복습 심전도 1

최종 복습 심전도 2

최종 복습 심전도 3

■ 최종 복습(Final Review)

최종 복습 심전도 4

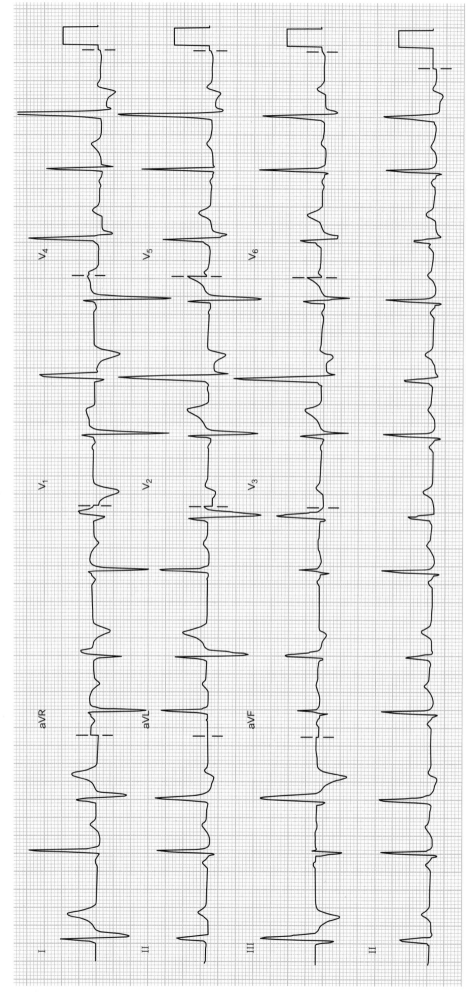

최종 복습 심전도 5

I

II

III

II

aVR

aVL

aVF

V_1

V_2

V_3

V_4

V_5

V_6

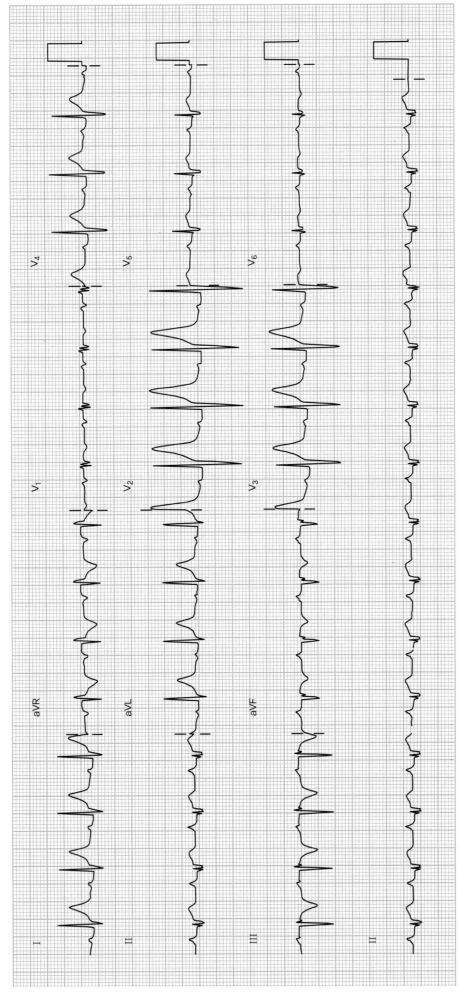

최종 복습 심전도 6

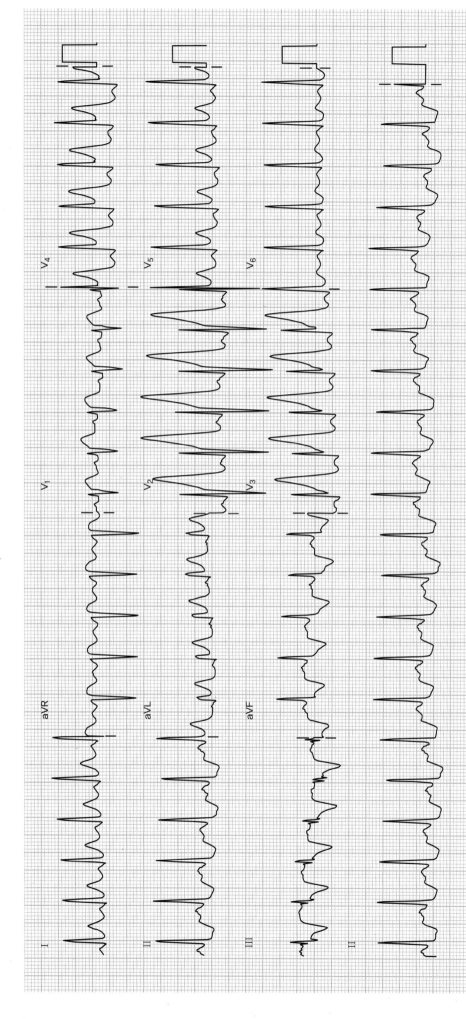

최종 복습 심전도 7

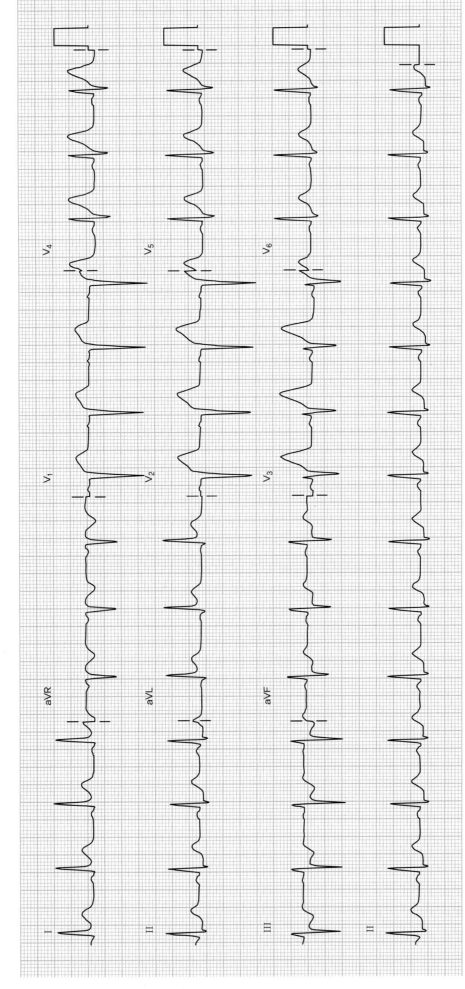

최종 복습 심전도 8

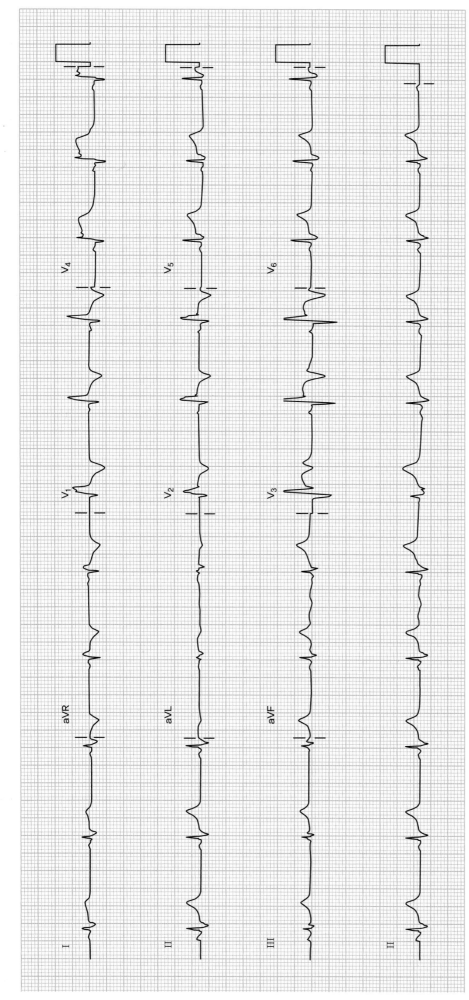

최종 복습 심전도 9

■ **최종 복습(Final Review)**

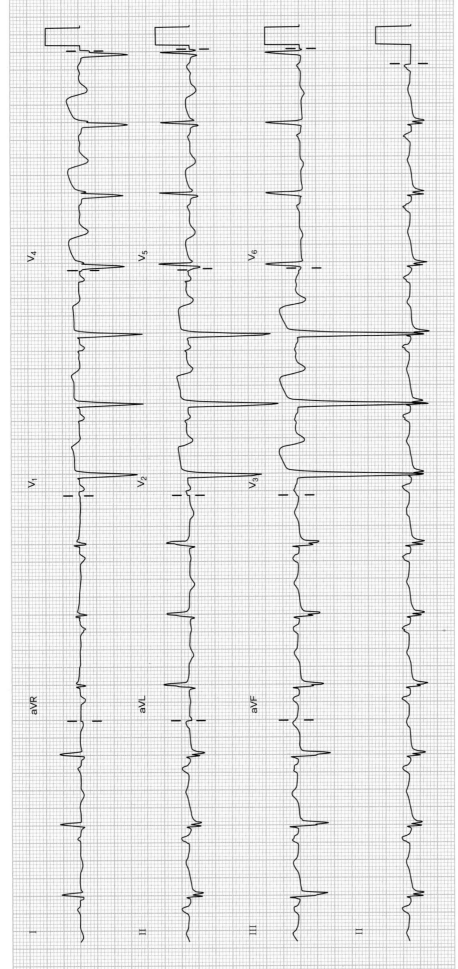

최종 복습 심전도 10

최종 복습 용어

최종 복습 심전도 1

지금 보는 첫 번째 심전도는 아주 정상적이다. 그러나 좀 더 자세히 심펴보면 변화가 있다. 심박수가 대략 분당 74회이다. 리듬은 어떤가? 리듬은 구칙적이고 정상 PR 간격을 가지며 모든 QRS군(complex) 앞에 P파가 있다. 문제는 P파가 정상이 아니라는 것이다. 유도 II, III, aVF에서 음성파이고, 유도 I, II에서 P파는 정상으로 수직상태이다.

P파는 정상적으로 동방결절에서 내려가 방실결절까지 간다. 탈분극파가 하부 유도로 향하여, 이들 유도에서 양성파로 나타난다. (전극을 향해 나가는 파가 양성파인 것을 주목한다) 심방의 탈분극파가 하부유도에서 멀어질 때 음성 P파가 나타난다.

이소성 심방의 심박조율기나 방실결절에 처음 자극을 입으킬 때 이런 현상이 생겨난다. 심방을 탈분극 시키기 위해 아래쪽 유도로부터 파가 빠져나가며, 이런 유도에 심전도상 역전된 P파로 표현된다.

그렇다면 왜 그런가? 이소성 심박조율기인가, 접합부 심박조율기인가? 해답은 항상 의문점에 되자다. 이 두 가지를 구분하는데 도움이 되는 것은 PR 간격이다. 자극이 심방에서 시작한다면, 파는 심실에 이르기 전에 방실결절을 통해 나아가야 한다. 방실결절에 의해 만들어진 생리적 지연부위는 정상적이어야 한다. 더 긴 PR 간격을 만들면서 계속 생겨난다.

자극이 방실결절에서 만들어졌다면, 생리적 지연부위의 일부 또는 전부가 통과되어 더 PR 간격이 짧아지거나 없어질 것이다. 이런 이유로, 심전도 리듬은 이소성 심방율동과 더 일치한다.

QRS군 즉 또한 정상 4분면 안에 있다. 심방의 박동원이 이소성이어서 심방파의 오류가 있기 때문에 심방비대라고 말할 수 없다. 좌심실비대(left ventricular hypertrophy, LVH)의 기준은 두 가지이다;

(1) aVL은 11mm보다 더 깊고, (2) 유도 I은 12mm보다 더 깊다. 약간 증가한 ST분절과 T파 이상이 있지만, 불구하거나 약간 하어진 형태로 나타난다(T파는 모두 비대칭임)이라는 사실에 주목한다.

최종 복습 심전도 2

이 심전도에서 주목할 것은 QRS의 크기이다. QRS가 실제로 매우 작다! 큰 QRS군을 볼 때마다 전압을 바꿔 생겨나는 눈금에 오차가 있을 수 있으므로 눈금자를 점검하는 습관이 있다. 이 경우 정상적인 확대에며, 전압이 실제와 같다. 심전도에서 낮은 전압의 기준은 5mm 이하이고, 전 흉부 유도 모두가 10mm이하이다.

이 심전도는 이런 기준에 맞고 낮은 전압의 심전도이다. 낮은 전압 심전도의 가장 흔한 원인은 광범위한 삼출물이다. 이 환자에서 매우 광범위한 심낭삼출액(pericardial effusion)이 있음에 유의한다!

최종 복습 심전도 3

이 심전도는 분당 60회의 정상동성리듬이다. PR간격도 정상이지만, QRS 간격은 넓다. QRS 간격은 0.12초 이상이다. QRS간격이 0.12초 이상이면, 우각차단(RBBB), 좌각차단(LBBB) 또는 심실내 전도장애상태(IVCD)이다. (지금은 IVCD에 대해 잊어버리자. IVCD는 심화 개념으로 여기서는 다루지 않는다. 하가지만 기억한다. – 우각차단이나 좌각차단과 맞지 않으면, 이는 심실내전도장애상태가 필요을 있으므로, 여러분은 서둘러 도움을 요청해야 한다.)

이 심전도는 유도 I파 V₆에서 휘어진 S파와 유도 V₁에서 양성 QRS군군을 보여서 우각차단과 일치한다. 유도 1에는 토끼 귀 모양 형태가 없다. 이는 대개 유도 1에서 흔하게 있고, 완독 오류나 유도의 많은 원인들 중 하나이다. 휘어진 S파에 초점을 맞추어 보면 우각차단 상태가 더 일치한다.

좌심방비대 기준이 V₁에서는 나타나지 않기 때문에 심전도에 심실내전도장애상태가 나타난다. 이 심전도는 우심실비대나 좌심실비대의 증가가 없다. ST파와 T파는 정상이 아니지만 각 진단에서 몇 가지의 불가적이 있을 수 있다. (이 회의 밤위를 넘어서) 평행한 ST에서 허혈에 주의한다. 심전도 소견을 환자 병력과 임상적으로 연관하도록 명심한다.

최종 복습 심전도 4

눈에 거슬리는 이 심전도에서 가장 두드러진 것은 QRS 간격이다. QRS군이 0.12초는 직접적인 세포에서 세포 전도보다 더 빠르기 때문에, 심실이 탈분극 하는데 필요한 시간은 짧고, QRS파가 폭이 좁아진다. 심전도에서 비정상적인 QRS 폭은 대략 0.14초로 약간 넓다. 심전도상 심실에서 비정상 QRS군이 발생하였음을 보여준다.

이 심전도에서 넓은 QRS군이 심실에서 심실에서 발생하는 것을 알려주는 또 하나가 QRS군 그 자체가 처음부터 편향된 형태이다. 정상적으로 심실에서 발생하는 것은 정상적으로 변형되었을 때, 처음 자극을 1/1,000 초 동안은 대개 정상 전도로를 통하여 전도된다. 그 결과, 그 전도로를 따라 내려가면서 부응하는 부위와 만나면서 심실의 나머지 부분을 통해 세포에서 세포로 자극 전도를 일으킨다. 대부분의 경우, 정상 전도로를 통한 조기 전도는 정상적으로

전도로 박동처럼 정확하게 같은 방향으로 편향을 일으킨다. 다시 말해, 정상박 동의 음성 편향 상태로 시작하면, 변형된 박동은 음성 편향으로 시작할 것이다. 정상 박동이 양성 편향으로 시작하면, 변형 박동은 양성 편향 방향으로 시작할 것이다. 변형 박 동은 처음에 0.02초가 될 수 있지만, 결주 같은 방향이 될 것이다. 심전도에서 변형 박동을 일반적으로, 정상 QRS와 반대방향으로 변형을 시작한다. 이런 해석은 변형 박동은 일반적으로, 정상 QRS와 반대가 되며, QRS가 심실에서 기원한 것이다.

마지막으로, P파는 비정상적인 박동을 통해 바로 동성부정맥 양상으로 전도된다. 다시 말하면, 멈추는 것은 보상 휴지기 상태이다. 되돌아보면, 보상 휴지기 상태는 P−P파 간격으로 생겨나는 다수의 휴지기 상태이다. 이것은 동방결절이 비정상적인 탈분극에 의해 다시 만들어지지 않기 때문에 일어난다. 보상 휴지기 상태는 심실에 서 시작한 박동과 대개 관련된다.

이렇게 보상 휴지기가 있다는 것을 확실하게 말할 수 있는가? 심전도 리듬 스트립의 오른쪽 끝에서 세 번째 QRS군을 본다. QRS군 시작 오른쪽에 약간 튀어나온 것이 있 는가? 그것이 P파이다. 캘리퍼로 측정 한다면, 스트립 마지막 2/3도에서 P−P간격을 찾을 수 있다(스트립에 시작될 때 P−P 간격이 약간 길다. 그리고, 다섯 번째 QRS군이 약간 느려지고 나머지 심전도에 겹쳐 남아 있다). 이들 모두 종합해 보면, 리듬은 동부정맥 상태를 가진 심실이단맥이다.

자, 리듬 스트립으로 내려가 정상 QRS군으로 심전 도를 해석하면 될까? 간격과 축이 정상이다. 3가지 기준에 따르면, 좌심실 비대의 증가가 있다: 유도 V₁의 S파와 유도 V₅의 R파의 합이 35mm상이고, 유도 aVL에서 R파가 11mm보다 크며, 유도 I의 R파는 12mm보다 크다. 끝으로 유도 III의 Q파를

이상이다. 그러면 우각차단인가, 좌각차단인가, 아니면 심실내전도장애유형인가? 그런데 그것은 우각차단이 아니다. 유도 V₁에서 단형 rS파와 유도 I과 V₆에서 단형 R파가 있는가? 그렇다! 이것은 좌각차단 형태이다.

QRS파의 시작이 심실상성인가, 심실성인가? 정상 범위내에서 PR 간격을 가진 QRS파 앞에 P파가 있으므로, 대답은 간단하다. 이것은 좌각차단을 가진 정상동성리 듬이다. 그런데 죽은 인후 4분원 안에 있다. 가능하다면, 이후을 이전 심전도와 비교 한다. 죽이 기울어져 있다면, 기울어진 요인이 급성인가, 아니면 연결과 관련된 것 인가에 주의한다.

비대는 이면가? 심전도에서 승모판성 P파 모양을 가진 좌심방비대의 흔적이 있다(심 리듬 스트립을 보고, 켈리퍼를 사용하여 P파를 측정한다). 좌심실비대나 우심실비대 에 대한 어떤 것을 말할 수 있는가? 그 대답은 아니다. 심실탈분극 파는 좌각자단에 서 나무나 벗어나서 심실비대에 대해 말할 수 없다. 좌각차단은 이 환자에서 심실비대에 대한 모든 정보를 얻을 수 없다.

최종 복습 심전도 5

이 심전도를 처음 볼 때 눈에 뛰는 것은 리듬이다. 정상 QRS군과 넓은 QRS 군이 번갈아 정상적으로 하나씩 나타나는 반복된 양상이다. 이것은 이단맥의 예이지만, 변형된 접합부성 이단맥이나 심실성 이단맥인가?

변형된 QRS군에 대해 논의를 시작한다. 넓은 QRS군은 우각차단형태를 갖는다. 변형된 QRS군의 방성결함이나 심실결함이 심실에서 유래된다면, 우각차단형태가 심전도 판독에 도움이 될까?

우각은 회귀시간이 길기 때문에 좌각보다 차단되기가 더 쉽다. 자극이 회귀상태에 있는 부위에 가해질 때, 나머지 부분을 차단시키고 그 자극을 바로 세포에서 세포로 직접 전달할 수 밖에 없다. 이것이 심실상성으로 변형전도되는 QRS군에서 간헐적 으로 보이는 넓은 우각차단을 발생시킨다. 그러나 심실조기수축이 가장 흔한 형태는 역시 우각차단 형태이다. 그래서 우각차단 형태가 존재하는 것은 도움이 되지 않는다. 심실자극의 모두는 아니지만, 심실 자극의 세포에서 세포로 직접 전달될 때 발생 하기 때문에 접합부성리듬보다 심실리듬이 훨씬 더 낮다. 접합부성 리듬에서, 적어 도 자극의 일부분은 정상 전기전도체계의 일부분을 통해서 전달된다. 정상전도체계

주목한다. 0.03초보다 넓고, r파의 위 1/3보다 더 길다. 유도 II와 aVF에 있는 q파는 뚜렷하지 않지만, 유도 III에서 보면 모두 의미 있다고 본다. 따라서, 오래된 하부 심근경색(IWMI)의 기준이 된다.

최종 복습 심전도 6

이 심전도는 모양이 거칠다. 가장 두드러진 한 가지는 T파 모양으로 여기에 대해 노의를 시작한다. T파는 크고 - 대부분 유도에서 R파 높이의 2/3이상보다 크다. 또한 T파는 대칭적이다. 크고 대칭적인 T파가 고칼륨혈증을 의미한다는 것을 직감적으로 생각해야 한다.

심전도의 나머지 부분을 보면, 정상간격을 유지하는 정상동성리듬이다. PR간격에 대해 비정상적인 것을 발견하는가? 그렇다. 몇 개의 유도에서 하강이 있다. 무엇이 PR하강의 원인 중 하나인가? 심낭염이다. 명심하자. 죽은 좌축편위 및 좌심실비대 유형을 보여준다.

ST 분절은 어떤가? 유도 III을 제외하고 각 유도에서 상승하였다. ST 분절이 이처럼 급격히 상승하는 것은 한 가지 임상 형태에서 흔하다. 어떤 것인가? 심낭염이다! 이 심전도에서 심낭염에 대해 언급했던 것은 이번이 두 번째 임을 주목하고 정확하게 심낭염이 틀림없다. 바로 심낭염이다.

이들 모두 종합하면, 심전도상 심낭염과 고칼륨혈증 환자인 것이다. 심낭염과 고칼륨혈증이 흔히 동반된 상황에 대해 생각할 수 있는가? 그렇다. 급성 및 만성 신부전이 생각될 수 있는 흔한 원인이다. 신부전증은 신장이 혈에 용질농도를 잘 걸러내지 못하여 고칼륨혈증과 요독증을 일으킨다. 요독증은 결국 요독성 심낭염으로 미며, 신장 질환 환자의 흔한 합병증이다. 심전도는 치료시간을 절약한다. 다음에 무엇을 해야 하나? 즉시 고칼륨혈증을 교정하고, 몇 가지 검사를 한 후, 환자를 치료한 투석팀을 부른다.

전문학습이 필요한 경우

이 심전도에서 흉부 유도의 초기 변이를 주목한다.

최종 복습 심전도 7

이 심전도는 매우 큰 T파와 ST상승이 있다. 이것이 고칼륨혈증과 심낭염의 또 다른 사례가 될 수 있는가? 대답은 아니다. 그 이유는 둥근 ST절 상승이 없다. 사실, 하부 유도는 ST절 하강이 있다. 사지유도에서 ST상승과 상호 사지유도에서 ST 분절 하강은 심근경색이다. 확실히 하려면, 환자 임상 결과와 심전도 판독을 향상시킨다.

급성심근경색에서 심장 어느 부위가 손상을 받는가? 심장중격($V_1 \sim V_2$까지), 전벽($V_3 \sim V_4$까지), 측벽(1, aVL, $V_5 \sim V_6$까지) 모두 침범된다. 이는 측벽으로 연장된 전중격 급성심근경색이며, 유도 II, III와 aVF의 하부 유도의 상호변화이다.

나머지 심전도 분당 130회의 동성빈맥으로, 정상 간격, 정상 축을 갖는다. 확실히 하기 위해, 유도 I의 R파가 좌심실비대 기준이 되는 13mm 정도 길이가 된다.

전문학습이 필요한 경우

이 심전도의 T파는 뾰족하게 크며, 큰 ST분절 상승과 관련된다. 이는 급성심근경색 초기 상태의 전형적인 것이다.

최종 복습 심전도 8

이 심전도는 전형적인 급성심근경색이며 유도 $V_1 \sim V_3$까지 평평한 ST상승과 대칭적인 T파를 전향적으로 보인다. 따라서 유도 I과 aVL은 몇 개의 ST상승을 보인다. 이 심전도는 측면으로 확장된 전중격 급성심근경색이다. 하부 유도는 상호변화에 따른 ST 하강을 보인다. 대칭적이며, 크고 넓은 T파 연장과 유도 $V_1 \sim V_2$에 QS군에 주목한다.

나머지 심전도는 분당 80회의 정상리듬과 간격을 보여준다. 유도 I의 R파는 11 ~ 12mm 사이의 약간의 불가치성을 보여 좌심실비대 기준에 들어가지 않는다.

최종 복습 심전도 9

이 복습을 쉽게 마무리할 시간이다! 이 환자에서 흉부 유도의 초기 변이를 주목한다. 이 심전도는 화실히 초급수준의 심전도는 아니지만, 심전도가 심근의 작은 수축이기를 바랬다. 무엇보다도 먼저, 이 심전도에 대한 특이한 것은 무엇인가? 유도 V_1에서 V_4까지 Q파와 중·하부유도 V_1에서 V_5, aVL의

전문학습이 필요한 경우

이 심전도에서 흉부 유도의 초기 변이를 주목한다. (1) 오래 지속되는 청소년형(juvenile pattern), (2) 우심실비대, (3) 후벽심근경색. 임상적 상관관계와 주변 유도는 성확한 진단 결정에 도움이 될 것이다.

가질 때까지 실마리를 찾고 정보를 얻는 것은 여러 분에게 달려있다는 것을 항상 명심한다. 생명을 위협하는 것을 찾고 접근하고 접근할 필요가 있다. 그 붓도처럼 끄기를 가지고 접근하고 접근할 필요가 있다. 실수를 묻어두기는 어렵지만, 그런 실수를 하지 말자.

심박수를 보면, 심전도는 분당 약 75회의 심방과 심실 박동수를 보인다. PR과 QRS 간격은 정상 범위에 있고, QT 간격은 0.52초로 약간 연장되어 있다. 리듬은 정상동 성리듬이다.

죽은 이때가? complex는 유도 I에서 양성, 유도 aVF에서 음성, 유도 II에서 음성이다. 심전도는 왼쪽 전체 반자차단과 연관된 좌축편위 소견이다. 이 심전도를 처음 보았을 때, 여러분은 strain이 있는 왼심실비대(left ventricular hypertrophy, LVH)가 있다고 바로 진단을 내릴 수 있다. 이 심전도는 급성심근경색처럼 보이는 좋은 예가 된다.

휘어진 모양의 좌심실비대는 몇 가지 기준을 만족시켜야 함을 강조한다(167-168쪽 참조). 이 심전도에 맞는 유일한 기준은 $S(V_1 \text{ 또는 } V_2) + R(V_5 - V_6) \geq 35mm$이다. 그러나 자세히하게 측정하면, S와 R의 합은 34mm에서, 좌심실비대의 기준을 만족하지 않는다. 좌심실비대가 없다면, 휘어진 모양을 갖는 좌심실비대가 될 수 없어 배제된다.

ST 분절을 확인한다. ST분절은 높은 ST상승을 보이는 깊은 QRS 군을 갖는 휘어진 모양의 좌심실비대로 잘못 판독될 수 있다. 그러나, 앞서 말한 바와 같이, 이 심전도에는 LVH가 보이지 않는다.

휘어진 모양의 좌심실비대에서 보이는 ST분절을 비교한다. 휘어진 모양의 비대는 좁아져 있는 J 지점과 매우 관련이 있다; 즉, ST분절의 시작이 날카롭지 않고 완만한 곡선이다. ST분절은 대개 위쪽으로 오목하고 비대칭적인 T파가 뒤따른다. 이런 J 지점은 날카롭고 ST분절은 아래로 편평하거나 오목하여 STEMI에 LVH with strain은 아니다. T파는 유도 V_2에서 V_6까지 역전되어 있어, 허혈이나 경색과 일치한다.

심근경색이라는 또 하나의 증거는 사지유도에서 보인다. 무딘한 ST상승이나 하강이 없다고 하더라도, 유도 aVL은 아주 작은 ST상승을 보이고, 아래쪽 유도는 상호변화를 의미하는 작은 ST 하강을 보인다.

ST절 상승은 확실한 진단소견이다. 이는 심근경색에서의 ST절과 연장은 분명한 전형적 급성심근경색이다.

P파를 가진 접합부 조기수축이다. PR 간격과 QT 간격은 정상이지만, QRS 간격은 왜 넓은가? 0.12초 이상이기 때문이다. 넓은 QRS 간격이 생겼을 때 정상적으로 먼저 우각차단에 대해 생각해 볼 수 있는가? 그렇다. 휘어진 S파가 있다. 유도 I과 V_6에서 휘어진 S파를 볼 수 있다. 그렇다. 유도 V_1에서 QRS군은 양성파인가? 그렇다. 그러나 전형적인 RSR' 형태는 아니다. Q파가 있고 넓고 R파가 있다. 그렇다면 우각차단인가? 닮은 우각차단이다. 유도 V_1에서 QRS군은 QR 군이라 한다. 다시 말하면, 첫 번째 토끼귀 모양이 없어지고, 휘어진 Q파를 만든다.

전벽에서 측면으로 연장된 전층의 급성심근경색 진단을 하려면, 앞서 사용한 기준이 우각차단과 일치하는가? 아니다. 우각차단에서 정체와 범위는 심전도상 정상적인 QRS 넓이와 같다. 진단이 우각차단이라면, 이것이 좌각차단이 넘어선 것이다. 불행하게도, 이런 것은 실질적으로 심전도 입문서 범위를 넘어선 것이므로 이런 표준을 찾으려면 더 기다려야 할 것이다. QRS군의 전압은 전체적으로 낮지만, 사지유도에서 5mm, 전흉부 유도 10mm에서 낮은 전압 기준에 들어가지는 않는다.

최종 복습 심전도 10

최종 복습 심전도 10을 시작하기 전에, 이 심전도가 가진 모양의 심전도임을 확인한다. 임상적인 관점에서, 심전도 소견만 보고 환자 증상을 확인하지 못하는 것이 문제이다. 심전도 소견이 줄어지면, 대부분의 경우 자신만의 해석을 하게 된다. 여러분은 도움을 요청할 것인가? 가장 확실하게, 여러분에게 자신의 한계점을 인정하고 도움 요청을 두려워하지 말라고 강조한다. 때때로 도움이 없을 수 있다. 이런 논의를 위해서, 이런 경우를 가정한다.

이런 심전도는 논리적으로 순차적으로 접근한다. 심전도 검사와 판독은 탐정이 범죄현장에 접근하는 것과 매우 비슷하다. 여러분은 논리적으로 해석하고 중요한 자료를 수집하고 해석장에 접근하는 것과 매우 비슷하다. 여러분이 논리적으로 해석하는 것과 매우 비슷하다.

이런 모든 것을 종합하면, 이 심전도는 급성심근경색이라는 진단을 내린다. 유도 V₁에서 V₅까지 ST분절 상승은 측벽까지 확장된 전층성 ST상승 심근경색(STEMI)이라는 것을 알려준다.

환자의 임상 증상은 항상 확보되어야 한다. 반복되거나 순차적인 심전도는 정색 양상이 진행될 때 이런 변화를 보일 수 있다.(임상적 해심 : 심전도는 증상이 나타나는 데 수 시간이 걸릴 수 있는 역동적인 과정을 빼른 스냅 사진임을 기억한다. 가능하다면, 시간차를 두고 심전도를 촬영한다.)

왼쪽 전벽 반자자단이 있는 오래된 심근경색과 관련된 것일 수 있다.

다행히도, 환자는 비교할 수 있는 오래된 심전도 기록이 있어서 이런 문제를 해결할 수 있을 것이다. 만약 기록이 없다면, 좌심방비대가 새로 발생했다고 가정해야 한다.

끝으로, 환자의 QT 간격이 연장되어 있다. 이런 QT 간격 연장이 가장 가능성 있는 원인은 급성 정색이다. 환자는 주의 깊게 검사가 필요할 것이며, 여러분은 시간을 두고 상태를 점검하고 필요 시 치료할 수 있다. 환자의 QT 간격을 연장시킬 수 있는 약물을 투여할 때 주의하여야 한다.

심전도는 임상증상을 완전히 평가하고 모든 가능성 있는 감별진단들을 아는데 필요한 좋은 자료이다. 심전도상 유사소견(ECG impostor)이 철저히 확인되어야 하고, 유사소견(impostor)은 실제 정색이 아니라는 것을 확인해야 함을 의미한다.

여러분들이 정색에 대해 의문을 갖는다면, 곧에 눈을 교정시키고 깊이 있는지 없는지 의심하지 말고, 문제해결을 확인한다.

핵심

마지막 결론

최종 복습의 심전도는 어렵다. 우리는 심전도 병리의 성립의 높은 수준의 예들을 보여주었다. 만약 여러분이 모두 다 풀지 못했더라도 괜찮다. 이런 예들을 심전도의 예들을 기억하는 것이 매우 어렵다는 것을 보여주려고 하였다. 심전도를 단계별로 공부하는 것은 아니다. 단계적 접근은 가능한 원인들을 좁은 시각에서 정확하도록 해석하도록 이끌어 줄 것이다. 여러분들이 일게 될 여러 가지 임상 증상들의 감별 진단에 관한 중요한 질문들을 스스로 묻는다. 여러분이 발견할 수 있는 사실들을 간결하게 메모하여 환자에게 적용한다. 여러분들이 이런 예들을 이해하고 해석에 관련된 개념들을 아는 것을 즐기기를 바란다. 아무도 죽하 한다. 여러분은 더 이상 초보자가 아니다.

AIWMI : acute inferior wall myocardial infarction
(전면하벽심근경색)

AFib or AF : atrial fibrillation(심방세동)

AMI : acute myocardial infarction(급성심근경색)

APC or PAC : atrial premature contraction
(심방조기수축)

ASMI : anteroseptal myocardial infarction
(전방중격심근경색)

BPM : beats per minute(분당 박동수)

CAD : coronary artery disease(관상동맥 질환)

CHF : congestive heart failure(울혈성심부전)

CNS : central nervous system(중추신경계)

COPD : chronic obstructive pulmonary disease
(만성폐쇄성폐질환)

ED : emergency department(응급실)

HB : heart block(방실차단)

IACD : intraatrial conduction delay(심방내 전도지연)

IRBBB : incomplete right bundle branch block
(불완전 우각차단)

IVCD : intraventricular conduction delay
(심실내 전도지연)

IWMI : inferior wall myocardial infarction
(하벽심근경색)

JPC or PJC : junctional premature contraction
(접합부성 조기수축)

LA : left arm (lead)(왼쪽 팔(유도))

LAD : left axis deviation(좌축 편위)

LAE : left atrial enlargement(좌심방비대)

LAF : left anterior fascicle(왼앞가지섬유속)

LAH : left anterior hemiblock(좌전각반차단)

LBBB : left bundle branch block(좌각차단)

LCx : left circumflex artery(좌회전 관상동맥)

LL : left leg (lead)(왼쪽다리(유도))

LPF : left posterior fascicle(왼뒤가지섬유속)

LPH : left posterior hemiblock(좌후각반차단)

LVH : left ventricular hypertrophy(좌심방비대)

MAT : multifocal atrial tachycardia(다소성심방빈맥)

MI : myocardial infarction(심근경색)

NSR : normal sinus rhythm(정상동성리듬)

NSSTTWC : nonspecific ST-T wave change
(비특이성 ST파와 T파)

PSVT : paroxysmal superventricular tachycardia
(발작성 심실상성빈맥)

PWMI : posterior wall myocardial infarction
(후벽심근경색)

RA : right arm (lead)(오른쪽 팔(유도))

RAD : right axis deviation(우축 편위)

RAE : right atrial enlargement(우심방비대)

RBBB : right bundle branch block(우각차단)

RL : right leg (lead)(오른쪽 다리(유도))

RVH : right ventricular hypertrophy(우심실 비대)

RVI : right ventricular infarction(우심실경색)

VFib or VF : ventricular fibrillation(심실세동)

VPC or PVC : ventricular premature contraction
(심실조기수축)

VT : ventricular tachycardia(심실빈맥)

WAP : wandering atrial pacemaker(유주심박조율)

WPW : Wolf-Parkinson-White syndrome(WPW증후군)

A

Aberrancy(이탈) - 심장을 통한 전기자극의 비정상적전도 상태. 이런 이탈 전도는 정상통로로 가쳐진 잇과 형태가 다른 넓은 QRS군으로 생성된다.

Accelerated idioventricular rhythm(가속심실고유리듬) - 심실고유리듬의 빠른 박동으로 분당 40~100회 박동수.

Accelerated junctional rhythm(가속방실접합부리듬) - 방실접합이나 주변 조직에서 생겨나는 이탈율동으로 예상보다 빠르거나 더 가속화된다. 박동수는 분당 60~100회이다.

Accessory pathways(부전도로) - 자극이 심방에서 심실로 전도 될 때 방실결절이 아닌 정로.

Action potential(활동전위) - 심근의 전기적 박동으로 수축이 유도됨. 4단계가 있다.

Amplitude(진폭) - 파나 QRS군의 중높이.

Anterior wall(전벽) - 해부학적으로 심장이 전면에 있는 수직벽으로 흉벽 전면에 제일 가깝다.

Anteroseptal(전면중격) - 해부학적으로 심장내부 전면벽과 심실사이의 중격.

Arteries(동맥) - 심장에서 혈액을 운반하는 순환기계의 혈관.

Atria(심방) - 작고, 얇은 벽을 지닌 심장의 방. 심실로 펌프질한다. 좌심방, 우심방 두개가 있다.

Atrial fibrillation(AFib)(심방세동) - 갑자기 생겨나는 심방조율기의 무질서한 발작. 식별할 수 있는 P파가 없고 QRS군이 불규칙하거나 규칙적 유행으로 나타난다. 이 무질서한 발작은 심방 기계적 수축이 소실된 상태로 나아간다.

Atrial flutter(AFlutter)(심방조동) - 회귀전도에 의해 생기는 빠른 심방리듬(심방율동은 대게 분당 300회)으로 심전도상에서 P파가 톱니처럼 나타난다. 심실반응은 일정하지 않다.

Atrial premature contractions(APC)(심방조기수축) - 심방내 이소성 심박조율기 세포가 동방결절보다 빠르게 박동할 때 심방조기수축이 생긴다. 결과는 예상보다 더 빠르게 생겨나는 QRS군이 된다.

Atrioventricular(AV) node(방실결절) - 전기전도 체계의 일부. 심방에서 심실로 전도가 느려져 심방수축이 충분히 이루어진다. 심방의 느린 전도는 심실을 "남기게 해서 심장 박출량을 최대치로 유지시켜 준다.

Augmented limb leads(증폭사지유도) - aVR, aVL과 aVF의 사지유도.

AV blocks(방실차단) - 질병, 약물 혹은 미주신경 자극에 의해 생기는 방실결절의 생리적 차단. 1도방실차단, 모비츠 I 형 2도방실차단(Wenchebach), 모비츠 II 형 2도방실차단, 3도방실차단이 있다.

AV dissociation(방실해리) - 심방과 심실에 독립적인 자극으로 발생하는 방실결절의 완전 방실 차단. 방실해리에서 심방율동은 QRS군을 가진 심실박동으로 식별해낼 수 있는 이상 증후이다.

AV node(방실결절) - 방실결절

Axis wheel(회전축 측정자) - 심장의 전기축을 계산히 쓰는 도구.

B

Bachmann bundles(바크만 속) - 심방간 중격을 통해 자극을 전달하는 전기전도체계의 일부.

Bifascicular block(양속차단) - 좌속 전면이거나 좌속 후면가지이든, 둘중 하나와 우측가지 부하와 왼가지의 속가지중 한부위와 혼합됨.

Biphasic(양방향) - 음, 양 두방향을 지닌 파동으로 사용되는 용어. 대개 P파와 T파가 함께 사용된다.

Bradycardia(서맥) - 분당 60 회보다 느린 율동.

Brugada's sign(브르가다 징후) - 브로가다 징후는 R파에서 S파까지 0.10초 이상 긴 S파의 말에 까지 이르는 진 이상 간격 나타낸다. 이것이 생기면 심실상성 빈맥과 비교해 넓은 QRS군을 가진 심실빈맥으로 식별해낸다.

Bundle brach(간) - 전기 전도계의 일부이다. 왼가지와 오른가지 두 가지가 있으며, 히스속에서 시작하여, 퍼킨지시스템에서 끝난다.

Bundle brach block(BBB)(각차단) - 전기전도체의 왼가지나 오른가지의 생리적 차단이다.

Bundle of His(히스속) - 전기전도계의 한 부분이다. 방실결절과 방실결절에서 시작해서 각에서 끝난다.

C

Calibration box(측정상자) - 심전도가 표준형태에 일치하도록 확인하기위해 사용되는 심전도 기저선에 들어있는 상자 혹은 단계의 변위상태이다. 표준 측정상자는 높이 10mm, 넓이 0.20초 간격이다. 측정상자는 높이 25mm이상 높이나 너비에 대비해 50mm표준을 평가할때 절반기준이나 이중 표준에도 둘 수 있다.

Calipers(캘리퍼) - 거리를 측정하기 위해서 뾰족한 두 개의 끝마디가 달린 도구. 심전도, 건축, 항해에서 측정도구이다.

Clockwise rotation(시계방향회전) - 전흉부 유도에서 느린 전위 상태를 설명하는데 사용되는 용어.

Compensatory pause(대상성휴지기) - 두개의 정상 전도되는 박동 사이 전촉보다 긴 조기 QRS군을 따라 즉시 생겨나는 휴지기로써 율동의 주기를 바꾸지 않고, 조기 QRS군 주위에 나타난다. 본질적으로 조기 휴지기는 조기 QRS군의 짧은 간격을 보상해서 완전 주기대로 박동되도록 해준다.

Concordance(조화) - 각자단이 있는 QRS군 말단과 같은 방향에서 T파가 접속된 상태. 이는 대개의 경우 재분극 이상을 나타낸다.

D

Coronal plane(관상면) - 신체나 기관을 전후 면으로 좌우를 나누기 위하여 좌우를 연결하는 해부학적 용어.

Counter-clockwise rotation(반시계방향회전) - 전흉부 리드에서 조기전위 상태를 설명하기 위해 사용되는 용어.

Depolarization(탈분극) - 세포막내외의 전압차가 없어져 세포외의의 평형을 이루기위해 세포가 흠극 활동을 따게됨. 탈분극화는 활동전위에 의해 활성화 되는 동안 휴지기 뒤에 일어난다.

Discordance(불일치) - T파가 각자단이 있는 QRS군 말단의 반대방향에 있는 상태. 대개의 경우 이는 정상상태이다.

Distal(원위부) - 해부학적으로 정중선이나 몸부터 비교적 먼 부위를 나타낸다. 원위부는 근위부보다 중심선에서 더 떨어져 있다; 손은 주관절에 대한 원위부이다.

ECG ruler(심전도 측정자) - 여러 가지 측정체와 측정자가 들어있는 심전도 평가에 사용되는 도구.

E

Ectopic atrial tachycardia(이소성 심방빈맥) - 이소성 심방 박동 때문에 생기며 보통 분당 100~180회의 빈맥율동이다. 빈맥이 생겨나면 통상적으로 이완기가 유지되지 않는다.

Electrical axis(전기축) - 활동기둥은 모든 심실근에 대한 개별 벡터를 종합한 것이다.

Electrical conduction system(전기전도계) - 심장의 전기적 활동을 조정하는 특수세포. 전기적 수축을 시작(심박조율)하고 전기 전도하느니 관여함. 심방과 심실수축 과정을 조정해서 혈액을 효율적으로 뿜어낸다.

Electrical potential(전위) - 세포벽 내외에 부하되는 전기력의 차. 심근은 안정기 때 전하는 대개 -70~-90mV 정도이다.

Electrodes(전극) - 심장의 생체전기 각을 기록하기 위해 흉부에 부착하는 전기감지기.

Endocardium(심내막) - 심방과 심실벽의 내면.

Escape beat(이소성 박동) - 정상심박동조율기가 작동하지 않는 경우 일어나는 박동. 이 경우 우에 R-R간격은 길어진다.

Extreme right quadrant(사지 우사분원) - -90° ~ -180°까지 범위로 나타나는 6분면의 4분원.

H

Hemiblock(반차단) - 왼가지의 한가지나 왼쪽 전 모드 후면 섬유속의 차단 부위.

Hexaxial system(6면체) - 사지유도선(I, II, III, aVR, aVL, aVF)에 의해 생기는 관상면을 설명하기 위해 개발한 체계.

Hyperacute infarct(초급성 경색) - 대개 처음 15분에 아주 갑자기 발생하는 급성근경색에서 나타나는 심전도 유형. 관련 유도에서 매우 크고 뾰족한 T파가 특성이다.

Hyperkalemia(고칼륨혈증) - 혈중 비정상적으로 상승한 칼륨치.

I

Idioventricular rhythm(심실고유리듬) - 심장의 최종 심박조율이 심실에서 발생할 때 생기는 리듬. 심실에서 발생하기 때문에 QRS군이 넓고 전기다.

Incomplete right bundle branch block(IRBBB)(불완전 우각차단) - V_1 유도에서 정상동조율 '정상 QRS간격을 유지하는 상태를 불완전 우각차단 상태로 본다. 임상적으로 중요성은 이것이 때로는 완전한 우각차단 상태로 발전 된다는 것이다.

Inferior wall(IW)(내벽) - 해부학적으로 심장 하벽은 횡격막 위에 위치한다.

Innervation(신경지배) - 전기자극에 대한 심근세포의 작용.

Intraatrial conduction delay(IACD)(심방내전도지연) - 왼쪽이나, 오른쪽에 심방 비대가 있는 유전도적 용어.

Intraventricular conduction delay(IVCD)(심실내전도지연) - QRS군이 하나 또는 두 개의 유도에서 비정상적 모양이거나 좌자각단이나 우자각단 표준에 맞지 않게 간헐적으로 QRS복이 0.12초보다 커지는 상태.

Internodal pathways(결절내 전도로) - 동방결절에서 방실결절까지 자극을 전하는 심방에서 볼 수 있는 전기 전도계의 3가지 전도로.

Intrinsicoid deflection(근접흥파) - 심내막의 퍼킨지시스템부터 심외막까지 전기자극을 전달하는데 소요되는 시간. QRS군 시작부터 R파가 내려가기 시작할 때까지 측정하며, 대개 Q파가 없는 리드에서 측정한다.

Ion(이온) - 용해 중 양성 아니면 음성을 띤 입자. 인체에는 주로 양성을 띤 이온 이 나트륨(Na+),칼륨(K+), 칼슘(Ca++)이며. 염소(Cl-)이 주로 음성을 띤 이온이다.

Ischemia(허혈) - 유효신소량과 영양소 가 감소되어 상대적, 또는 활동성으로 심근 위의 관류감소상태.

Isoelectric lead(등전위유도) - 전기적 축으로부터 정확히 90 °인 유도로, 대개 음성이 아니며 전축유도선이며 양이온이나 음이온이 아닌 가장 가까운 것중 하나.

J

J point(J점) - QRS군과 ST분절사이 전이점.

J wave(J파) - 저체온 환자에서 나타나는 , QRS군 끝에 생기는 큰 말단 후팀극파(툼니 형이나 낙타등 모양) .파를 오스본파라고도 한다.

Josephson's sign(조셉슨 징후) - 심실 빈맥에서 보이는 S파의 아래점 가까운곳의 작은 톱니 모양선.

Junctional escape beat(접합부성 이탈용동) - 방실결절에서 시작하는 일탈 용동.

Junctional premature contraction (JPC)(접합부성 조기수축) - 방실결절에서 조기에 생기는 용동으로, 방실결절에서 원위부에 정상 전도계를 따라 심실의 일탈용동이 일어나므로 QRS군이 좁고 정상으로 보인다.

Junctional rhythm(접합부성 리듬) - 근육부 심박조율기가 좌측이 안 되어, 방실결절에서 나타나는 이탈용동으로 분당 40 ~ 60회 사이로 박동함.

Junctional tachycardia(접합부성빈맥) - 100회 이상의 큰 접합부성 리듬.

L

Lateral wall(측벽) - 심장 외측벽으로 왼쪽 면이 속함.

Lead placement(전극의 위치) - 심전도 전극의 정확한 위치.

Leads(유도선) - 1. 심장이 생성한 작용을 측정하기 위해 사용되는 전극이나 전도계. 2. 카메라 초점에 유사하게 전극배치로 생성되는 심장의 실제 전기적 활동.

Left anterior fascicle(LAF)(왼앞가지섬유속) - 전기전도계의 일부이며 좌심실 전면과 상부를 자극. 퍼킨제 세포에서 끝나는 한 가닥의 코드.

Left anterior hemiblock(LAH)(좌전각반차단) - 왼앞가지섬유속이 유수차단. 좌축편위의 원인이 된다.

Left atrial enlargement(LAE)(좌심방 비대) - 어떤 내재과정의 의해 발생하는 좌심방비대.

Left axis deviation(LAD)(좌축편위) - 심실의 전기축을 좌측의 비정상적 사분원(-30 ~ 90°)으로 이동하는 것이다.

Left bundle branch(LBB)(왼가지) - 좌심실에 자극을 일으키는 전기전도계의 일부. 히스속에서 시작해서 좌전면과 좌후면가지로 갈라진다.

Left bundle branch block(LBBB)(좌각차단) - 전기자의 생리적 자단으로 QRS군이 0.12초 이상으로 심전도 유형을 바꾸는 원인이 되며 V1 유도에서 단정 S파와, 유도과 V6에서 단정 R파가 나온다.

Left posterior fascicle(LPF)(왼뒤가지섬유속) - 전기전도 체계의 한 부분. 좌심실 후면과 하면 부분을 자극시킨다. 넓게 분포해서 퍼킨제 세포에서 끝나는 한 많은 구조물 하고 있다.

Left posterior hemiblock(좌후각반차단) - 좌후가지 섬유속의 자단으로 우축편위의 원인이 된다.

Left ventricular hypertrophy(LVH)(좌심실 비대) - 어떤 내재과정에 의해 발생하는 좌심실비대.

Limb leads(사지유도) - 심장 관상면을 따라 전, 후분선으로 구분하는 6면향 유도. 이 유도에는 I, II, III, aVR, aVL과 aVF가 있다.

M

Mobitz I second-degree heart block (Mobitz I 2° AVB)(모비츠 I형 2도 방실차단) - Wenckebach로도 알려지고 있음. 심박동이 완전히 사라질 때까지 PR간격이 늘어나는 리듬.

Mobitz II second-degree heart lock

Purkinje system(푸르킨예 시스템) - 심장 전기계의 최종공통로로 작용하는 특수한 세포군이다. 직접 심근에 전달한다.

Q

Q wave(Q파) - QRS군의 첫 음성파

Q wave infarct(Q파 경색) - 급성이나 만성 경색에 나타나는 이비있는 Q파. 이는 근 전반에 나타나는 경색조직을 의미한다.

QR' wave(QR'파) - V₁에서 좌각차단파 전향적 경색에서 나타나는 QRS군. 정체때문에 R파가 없어지고 Q파로 대체된다.

QRS complex(QRS 군) - 심실 탈분극에 의해 나타나는 QRS군. 하나 혹은 다수 파로 구성되며, Q파, R파, S파가 혼합되어 나타난다.

QRS interval(QRS 간격) - QRS군에 의해 생겨나는 시간간격.

QRS notching(QRS 절흔) - QRS군 끝에 보이는 작은 혹 모양이나 V자 모양. 양성 원인에 의해 나타난다.

QS wave(QS파) - 정의하면 R파가 없는 음성으로 이루어진 V₁에서 볼 수 있는 파.

QT interval(QT 간격) - QRS군의 시작부터 T파가 끝날 때까지 공간을 제어하는 시간간격. 심장박동에 따라 변한다.

Pericarditis(심낭염) - 심막에 노출된 염증상태.

Pericardium(심막) - 심장외부의 선이나 표면.

Polarization(분극) - 세포가 음성으로 변해 다른 세포외액과 불균형을 이루는 상태. 활동전압이 있고, 분극은 휴지기 조기동안 계속된다.

Posterior wall(PW)(후벽) - 해부학적으로 심장내, 흉곽 혹은 흉부 뒷면에 제일 가까운 곳에 있는 수직벽.

P.P interval(P.P 간격) - 두 개 연속적인 QRS군 시작전에 P파 사이의 간격.

PR interval (PR 간격) - P파 시작에서 QRS군 시작자에 공간에 나타나는 시간간격.

PR segment(PR 분절) - P파 끝과 QRS 군과군이 시작되는 사이 공간을 제어하는 분절.

Precordial leads(전흉부 유도) - 흉부유도를 설명하는데 사용되는 또 하나의 용어임. V₁~V₆까지 표시된다. 심장의 시상면을 따라 잘라진다.

Proximal(근위부) - 해부학상, 중심선으로 부터의 상대적 거리와 방향을 말한다. 근위부에 있는 것이 원위부에 있는 것보다 중심선에 가깝다; 주관절이 손의 근위부이다.

Normal quadrant(정상 4분원) - 0~90°까지 나타내는 6면의 4분원.

Normal sinus rhythm(NSR)(정상동성리듬) - 동방결절이 심 조율기능을 하는 심장의 정상상태. 간격이 모두 일정하고 정상 편의이안에 있다.

P

P-mitrale (승모판성 P파) - 혹 모양이 폭자가 각각 0.12초와 0.04초보다 넓은 2중 혹모양인 M자형 P파이다. 사지유도 I, II, III에서 볼 수 있다. 좌심방비대를 의미한다.

P pulmonale (폐성 P파) - 사지유도 I, II, III에서 볼 수 있는 2.5mmol상 높은 큰 P파이다. 우심방비대를 나타낸다.

P wave(P파) - 심방 탈분극상태를 확인하는데 사용되는 편의임. QRS군이나 심장박동의 첫 파동이다.

Pacemaker(심박조율기) - 심장 탈분극 작용이 시작하고 주기가 이루어지는 박동을 명시하는 지점이다. 심근조절기능 동시 V₁~V₆까지 표시된다. 심장의 시상면을 따라 잘라진다.

Paroxysmal supraventricular tachycardia(PSVT)(발작성 심실상성빈맥) - 갑자기 시작해 끝나는 심실상성 빈맥.

(Mobitz II 2° AVB)(모비츠 II형 2도 방실차단) - 주변 QRS군의 PR간격이 늘어나지 않고 사라지는 리듬. 방실결절의 절환에 의해 발생하는 완전한 심장차단의 전조상태이다.

Multifocal atrial tachycardia(MAT)(다소성 심방빈맥) - 다수의 심방조율에 의해 발생하는 불규칙적 리듬 현상. 적어도 3가지 다른 모양의 P간격의 변화가 나타남.

Myocardial infarction(MI)(심근경색) - 죽은 심근조직이 생성되거나, 있을 때 나타나는 급성 혹은 만성 과정.

Myocytes(심근세포) - 심장근육을 이루는 세포.

N

Noncompensatory pause(비대상성휴지기) - 조기QRS군 생성이후 리듬이 변하고, 심박조율이 재설정되며 리듬주기를 변화시키는 조기QRS군 다음에 온 이어지는 휴지기상태. 원래 이런 휴지는 방조율기가 짧은 간격을 보장하지 않고 그 이후 박동이 완전히 바꾸어진다.

Non-Q wave infarction(Q파 없는 경색) - ST파 하강이나 특별한 변화 없이 급성으로 나타나는 작은 심근경색. 진단은 혈액검사 나오는 효소의 상승에 의해 진단된다.

QTc Interval(교정 QT간격(QTc) - 심박 동수로 교정계산된 QT간격.

Quadrants(4분원) - 6편제를 다음과 같이 4개의 4분원으로 나눌 수 있다. 청상, 좌, 우, 극도의 우축편위, 각 4분원은 6면제의 90°를 나타낸다.

R

R wave(R파) - QRS군의 첫 양성 파.

Rabbit ears(토끼귀) - 우각차단이 V1에서 전통적으로 볼 수 있는 RSR' 모양에 대한 속어.

Rate(박동수) - 분당박동수

Refractory state(불응기) - 탈분극이 있고난 직후 짧은 시간으로, 심근이 아직 재분극 되지 않아 자극을 발산하거나 전도하지 못하는 기간.

Retrograde conduction(역전도) - 심실이나 방실결절에서부터 심방까지, 방실결절을 통해 전기자극의 역전도.

Right atrial enlargement(RAE)(우심방비대) - 어떤 내재작용에 의해 생겨나는 우심방의 비대.

Right axis deviation(RAD)(우축편위) - 심실전기축이 오른쪽 4분원(90~180°)으로 이탈된 현상.

Right bundle branch block(RBBB)(우각차단) - QRS군이 0.12초 이상으로 폭이 확대된 특이한 심전도 유형을 가진 우르가의 생리로 차단. 유도 I 과 V6에서 휘어진 S파와 V1에서는 RSR' 유형을 가짐.

Right ventricular hypertrophy(RVH)(우심실 비대) - 어떤 내재 작용에 의해 생겨나는 우심실에 비대.

R-R interval (R.R간격) - 두 개로 연결되는 QRS군의 R파사이 공간에 생겨나는 간격.

S

S wave(S파) - QRS군이 두번째 음성파.

Sagittal plane(시상면) - 해부학적으로 신체나 기관을 좌우선분으로 구분하는 전면부터 후면까지의 면.

SA node(동방결절) - 주 심박조율기.

Second marks(2차 마크) - 심전도 밑에 시간간격을 나타내는 작은 표식이다. 대개 분류법에 따라 각각 3초나 6초로 표시되어 있다. 25mm표준에서는 5개의 큰 상자가 1초를 나타낸다.

Septal Q waves(중격 Q파) - 심실내 중격이 작동되기 때문에 유도 I 과 aVL에서 나타나는 작으나 의미 없는 Q파.

Septum(중격) - 해부학적으로 두 심방과 두 심실 사이 벽.

Sinoatrial block(동방 차단) - 동방결절 내에서 생성된 자극이 심방을 탈분극시키기는 것이 차단되거나 지연되는 동안 나타나는 심장의 전도장애. P, PZ간격이 정상간격이다.

Sinoatrial node(SA)(동방결절) - 주 심박조율기.

Sinus Arrest(동 정지) - 일정기간 심방 조율기 정지에 의해 생기는 리듬. 엄격한 표준이 없고 동결절 휴지가 동 정지 된 상태.

Sinus arrhythmia(동 부정맥) - 호흡주기에 의해 생겨나는 리듬이 숙과 감속이 이루어지는 정상동조율의 변화. 리듬은 흡기 때는 더 느려지고, 흡기 때는 더 빨라진다.

Sinus bradycardia(동서맥) - 동방결절에서 생겨나는 느린 율동(분당60회 이하).

Sinus pause(동 휴지) - 동조율기능이 없을 때의 시간 간격, 시간 간격이 다수 정상 P, PZ간격이 아니다.

Sinus tachycardia(동빈맥) - 동방결절에서 생겨나는 빠른 율동(분당 100회 이상)

Slurred S wave(휘어진 S파) - 유도 I 과 V6에서 우자차단을 나타내는 S파의 느린 상승. 여러가지 항태가 있을수 있다.

ST segment(ST 분절) - QRS군 끝에서부터 T파가 시작할 때까지 생겨나는 부위. 전기적으로 심실탈분극과 재분극 사이 정지시간을 나타낸다. 기계적으로 또는 심근 수축 유지시간을 나타낸다.

Strain pattern(긴장성유형) - 좌 또는 우심실 비대와 연계되어 평편하고 비대칭적 T파와 ST분절의 변화를 포함함.

Supraventricular(심실상성) - 심실 상부에 생긴 자극이나 리듬에서 연급.

T

T wave(T파) - 심실 재분극으로 생기는 파동.

Tachycardia (빈맥) - 분당 100회 이상 빠른 율동.

Threshold potential(전위역치) - 활동 전위를 일으키는 전기 값.

Third - degree heart block(3° AVB)(3도 방실 차단) - 심방과 심실이 따로 박동하게 하는 방실결절의 완전차단. 3도 방실차단에서는 심방박동이 심실박동보다 빠르다.

Torsade de pointes(염전성 심실빈맥) - QRS군의 양성에서 음성으로 변해, 아무렇게나 돌아갈 때 물결치듯 굽이치는 사인곡선 율동.

TP segment(TP 분절) - T파 끝과 다음 P파 시작 사이 기저선부. QRS군 사이 이하 개 TP 분절에서 다음 TP 분절까지 이어지는 선이 바로 심전도의 기저선이 된다.

가는 분당 100회 이하로 나타나는 불규칙한 율동. 변화되는 PR간격에 따라 적어도 3가지 다른 P파 형태가 나타난다.

Wave(파) - 가저선으로 부터의 양성, 음성방향으로 나타나는 파동. 이는 심장주기의 전기적 사건으로 표현된다.

Wenckebach(벤켄바흐) - 모비츠 I 형 2조 방실차단 상태로 일컬어지고 있다. 심박동이 완전히 사라질 때까지 PR간격이 계속적으로 길어지는 특성을 가진 점진율동.

Wolff- Parkinson-White syndrome (WPW 증후군) - 짧은 PR 간격, 델타파, 비특이적 ST-T파 변화, 발작적 소견을 가진 빈맥을 특징으로 하는 증후군.

제적 수축력 상실 상태로 나아간다.

Ventricular flutter (심실조동) - 분당 200~300회 이상 생겨나는 빠른 심실 빈맥.

Ventricular premature contraction (VPC or PVC)(심실조기수축) - 심실세포의 조기 발작으로 생겨나는 이상 QRS군이다.

Ventricular tachycardia(VT)(심실빈맥) - 매우 빠르른 심실 심박조율기가 분당 100~200회 박동. 심실은 언제나 심방으로부터 분리되어 있다.

Wondering atrial pacemaker(WAP) (유주심박조율) - 다수의 심방 심박조율기가 각각 자기 페이스로 자극시켜 있으

w

V

Vector(벡터) - 전기 자극의 강도와 방향을 보여주는데 사용되는 도식용어.

Veins(정맥) - 혈액을 심장으로 운반하는 순환기계의 혈관.

Ventricles(심실) - 1차적 펌프작용을 하는 심장에서 크고 두꺼운 근육으로 된 심실. 좌심실, 우심실 두개가 있다.

Ventricular escape beats(심실이탈동) - 심실세포에서 박동이 되는 이소성 박동.

Ventricular fibrillation(V fib)(심실세동) - 우연히 발생하는 수 많은 심실 심박조율기가 혼돈된 발작. 식별해 낼 수 있는 QRS군이 없다. 혼돈된 발작은 심실의 기

U

Tp wave(Tp파) - 심방이 재분극으로 나타나는 파동. 대개, 매우 빠르게 빈맥상태에서 PR전 하강이나 ST분절 하강상태로 나타난다.

Transition zone(전이부) - 전흉부 유도에서 등전위점이 주로 음성에서 양성으로 나아가는 QRS군으로 나타나는 부분.

Transmural(심실벽전층이) - 심실벽 전 면을 포함. 심내막, 심근, 심외막이며 예를 틀면 전층이 급성심근경색.

U wave(U파) - T파가 생긴 후, 다음 P파가 생기기전에 볼수 있는 작고 평탄한 파동. 이는 심내막 재분극화와 심실의 탈분극후에 나타난다.

색인(Index)

ㄱ

기속방실접합부리듬_67
기속심실고유리듬_69
각차단_93, 133
거울이미지_114
거울효과_179
경색_174
고칼륨혈증_15, 106
관상면_25
근원섬유_16
급성 관상동맥 증후군_175
긴장_159

ㄴ

느리게 이어진 S파_128, 129

ㄷ

다소성심방빈맥_64
동 부정맥_60
동 빈맥_61
동 서맥_61
동 심방차단_62
동 휴지기/정지_62
동결절_48
동전위_118

ㄹ

루이스각_23

ㅁ

묘석모양 ST절_105

ㅂ

박동수_54
반차단_135
방실 차단_86
배제의 진단_138
베타_21

ㅅ

보상성 휴지기_147
불안정형 협심증_175
비 Q파 경색_177
비 ST분절 상승 심근경색_175
비대_148
비특이적 ST-T파_146

소통통로_18
손상_172
승모판성 P파_149
시상면_25
심낭염_82
심내막하 허혈_101
심박조율기_147
심방 경색증_83
심방내 전도 지연_151
심방세동_65
심방조기수축_63
심방조동_65
심실고유리듬_75
심실긴장 양상_101
심실내 전도지연(IVCD)_116
심실류_101
심실빈맥_70
심실성 리듬_134
심실세동_72
심실의 조기재분극_100
심실이탈율동_68
심실이탈율동_73
심실조기수축_68
심실조동_72
심장순환_173

ㅇ

아래벽부(하벽)심근경색_26
양심방비대_152
양전하_18
염전성 심실빈맥_71
왼가지_126, 132
왼뒤가지섬유속_7, 126, 132, 135
왼앞가지섬유속_7, 126, 132, 135

오른가지 _ 126, 132
우각차단 _ 127, 130, 146
우심방비대 _ 150, 151
우심방확대 _ 114
우심실비대 _ 114, 123, 156
우심증 _ 123
우축편위 _ 120
유주향조율 _ 64
융합박동 _ 70
음전하 _ 18
의미있는 (병적) Q파 _ 96
이섬유속차단 _ 136, 146, 147
이소성 P파 _ 80
이소성심방빈맥 _ 63

ㅈ

저마그네슘혈증 _ 15
저칼슘혈증 _ 15
전기축 _ 117
전위차 _ 17
전층적 급성심근경색 _ 182
전측벽 급성심근경색 _ 182
접합부성 이탈율동 _ 66
접합부성리듬 _ 67

접합부성조기수축 _ 66
정상동성리듬 _ 60
좌각차단 _ 132, 134, 146
좌심방비대 _ 149, 151
좌심실비대 _ 123, 153
좌전각반차단 _ 123
좌전반차단 _ 135, 136, 137, 146
좌축편위 _ 120
좌후각반차단 _ 123
좌후반차단 _ 135, 138, 147
중성전위 _ 17
직각자 _ 37

ㅊ

조급성심근경색 _ 105
축부순환 _ 173

ㅋ

접속통로 _ 18
캘리퍼 _ 33

ㅌ

테베지우스 정맥 _ 173

ㅍ

파킨제 시스템 _ 126
폐성 P파 _ 150
포획박동 _ 70

ㅎ

하벽 심근경색 _ 123
허혈 _ 172
혐기성 대사 _ 172
활동전위 _ 17, 117
회전축 증감자 _ 36
후벽 심근경색(PWMI) _ 114
흉부유도 _ 25
히스속 _ 126, 132

기타

1도 방실차단 _ 73, 86
3도 방실차단 _ 74, 86, 147
actin-myocin 복합체 _ 15
J지점 _ 99

Mobitz I형 2도 방실차단 _ 86
Mobitz II형 _ 74
Na-K ATPase 펌프작용 _ 17
PR 간격 _ 41, 81
PR 분절 _ 40, 82
P파 _ 39, 78
QRS 기간 _ 93
QRS 복합체 _ 127
QRS군 _ 41, 89
QT 간격 _ 45, 107
QTc 간격 _ 45
QT간격 연장 _ 107
Q파 _ 39, 95
Q파 경색 _ 176
RSR'복합체 _ 129
R파 _ 39
ST 분절 _ 43, 99
ST분절 상승 심근경색 _ 175
S파 _ 39
Tp파 _ 40
troponin-tropomyosin 복합체 _ 15
T파 _ 43, 99
T파모양 _ 102
U파 _ 45
Wenckebach _ 86